Strahlenschutz für Röntgendiagnostik und Computertomografie

Ihr Bonus als Käufer dieses Buches

Als Käufer dieses Buches können Sie kostenlos unsere Flashcard-App „SN Flashcards"
mit Fragen zur Wissensüberprüfung und zum Lernen von Buchinhalten nutzen.
Für die Nutzung folgen Sie bitte den folgenden Anweisungen:

1. Gehen Sie auf **https://flashcards.springernature.com/login**
2. Erstellen Sie ein Benutzerkonto, indem Sie Ihre Mailadresse angeben,
   ein Passwort vergeben und den Coupon-Code einfügen.

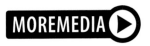

Ihr persönlicher „SN Flashcards"-App Code   D5C24-6143C-F42CD-5C12D-64A09

Sollte der Code fehlen oder nicht funktionieren, senden Sie uns bitte eine E-Mail mit
dem Betreff **„SN Flashcards"** und dem Buchtitel an **customerservice@springernature.com**.

Jens-Holger Grunert

Strahlenschutz für Röntgendiagnostik und Computertomografie

Grundkurs und Spezialkurse

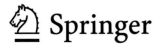 Springer

Prof. Dr. med. Jens-Holger Grunert
Facharzt für Radiologie
Röntgenpraxis Georgstraße
Hannover, Deutschland

ISBN 978-3-662-59274-8   ISBN 978-3-662-59275-5   (eBook)
https://doi.org/10.1007/978-3-662-59275-5

Die Deutsche Nationalbibliothek verzeichnet diese Publikation in der Deutschen Nationalbibliografie; detaillierte
bibliografische Daten sind im Internet über http://dnb.d-nb.de abrufbar.

Springer
© Springer-Verlag GmbH Deutschland, ein Teil von Springer Nature 2019

Fotonachweis Umschlag: © Prof. Dr. med. Jens Holger Grunert, Hannover (Symbolbild mit Fotomodell)
Umschlaggestaltung: deblik Berlin

Springer ist ein Imprint der eingetragenen Gesellschaft Springer-Verlag GmbH, DE und ist ein Teil von Springer
Nature.
Die Anschrift der Gesellschaft ist: Heidelberger Platz 3, 14197 Berlin, Germany

Vorwort

Wie muss ich mich bei einer Durchleuchtung hinstellen, um meine Strahlenexposition zu minimieren? In welchem Ausmaß bin ich durch eine Strahlenschutzschürze geschützt? Von wo gehen die für mich gefährlichen Streustrahlen aus? Wie wird meine Personendosimetrie ermittelt, und wo werden meine persönlichen Messwerte archiviert? Wer darf die rechtfertigende Indikation stellen und wie erhalte ich meine Fachkunde im Strahlenschutz? Was hat sich mit der neuen Strahlenschutzgesetzgebung geändert?

Der Autor dieses Buches ist seit über 10 Jahren als Dozent und wissenschaftlicher Leiter von medizinischen Strahlenschutzkursen zur Röntgendiagnostik aktiv und kennt die Fragen, die die Teilnehmer der von ihm geleiteten Kurse bewegen. Gleichzeitig ist er selbst als niedergelassener Radiologe mit Themen des Strahlenschutzes in seinem Arbeitsalltag konfrontiert. Ziel des Buches ist es, ein grundlegendes Verständnis der Gesetzmäßigkeiten im Strahlenschutz zu vermitteln, die es dem Leser ermöglichen, richtige Verhaltens- und Verfahrensweisen für den Berufsalltag abzuleiten. Es ist als kursbegleitendes Lehrbuch für die Strahlenschutzkurse zur Erlangung der Fachkunde in der Röntgendiagnostik und Computertomografie konzipiert. Durch die enge Anbindung der Gliederung und der Inhalte des Buches an die gesetzlichen Vorgaben der Fachkunde-Richtlinie ist sichergestellt, dass alle erforderlichen Kursinhalte berücksichtigt sind. Darüber hinaus umfasst die Zielgruppe auch ärztliches und nichtärztliches Personal, das sich für den Strahlenschutz in der Röntgendiagnostik interessiert, sei es im Rahmen der Ausbildung, zur Prüfungsvorbereitung oder im beruflichen Alltag.

Die Sichtweise des Autors ist primär medizinisch mit Betonung praktischer Aspekte des Strahlenschutzes in der Röntgendiagnostik sowie der Computertomografie. Aspekte des Strahlenschutzes betreffend die Nuklearmedizin bzw. die Strahlentherapie werden nur insoweit berücksichtigt, wie es von der Richtlinie zu den Strahlenschutzkursen gefordert wird und wie es dem allgemeinen Verständnis zum Strahlenschutz dient. Neuere technologische Entwicklungen im Rahmen der Digitalisierung der Röntgendiagnostik werden ausgiebig behandelt, wogegen auf die Darstellung älterer nur noch selten angewandter Techniken wie zum Beispiel die Filmverarbeitung verzichtet wurde.

Seit dem 01.01.2019 gilt eine neue Strahlenschutzgesetzgebung. Viele Details haben sich hinsichtlich der gesetzlichen Vorgaben im Vergleich zur alten Röntgenverordnung geändert. Dieses Buch soll helfen, sich in dem Paragrafendickicht der neuen Gesetzgebung zurechtzufinden, kann jedoch keine Rechtsberatung ersetzen. Für rechtsverbindliche Aussagen sollte man sich an die zuständigen Behörden wenden. Ebenso übernimmt der Autor keinerlei Haftung für Fehler in der Darstellung physikalisch-technischer Prozesse einschließlich der Angabe von Dosiswerten. Für Anregungen und Verbesserungsvorschläge wäre der Autor sehr dankbar.

Mein besonderer Dank gilt Frau Dr. med. vet. Dorothea Grunert für umfassende Korrekturtätigkeit und Anregungen, Herrn Ralf Herbers von der HS-Strahlenschutz GmbH für zahlreiche Informationen zur neuen Strahlenschutzgesetzgebung sowie dem Springer-Verlag für die gute Zusammenarbeit.

Hannover, Deutschland   Jens-Holger Grunert

April 2019

Inhaltsverzeichnis

Verzeichnis der Abkürzungen

Abkürzungsverzeichnis		
Abkürzung	Abkürzung für	deutsch/erweiterte Bedeutung
µm	Mikrometer	10^{-6} m
ABS	Acryl-Butadien-Styrol	Kunststoff für die Hülle der Gleitschattendosimeter
ADR	automatic dose regulation	automatische Dosisregulationen
AEC	automatic exposure control	automatische Röhrenstrommodulation
ALARA	as low as reasonably achievable	Grundsatz im Strahlenschutz
BÄK	Bundesärztekammer	
BfS	Bundesamt für Strahlenschutz	
BG	Berufsgenossenschaft	
BMU	Bundesministerium für Umwelt, Naturschutz und nukleare Sicherheit	
BP	Belichtungspunkt	
Bq	Becquerel	
BV	Bildverstärker	
CaF_2	Kalziumfluorid	
CCT	kraniale Computertomografie	
CESM	contrast enhanced spectral mammography	Kontrastmittelmammografie
CNR	contrast to noise ratio	Kontrast-Rausch-Verhältnis
CR	computed radiography	digitale Radiografie mit Speicherfolien
CsJ	Cäsiumjodid	
CT	Computertomografie	
CTDI	computed tomography dose index	CT-Dosis-Index
$CTDI_{vol}$	volume computed tomography dose index	Volumen-CT-Dosis-Index
$CTDI_w$	weighted computed tomography dose index	gewichteter CT-Dosis-Index
CT-Expo	Computertomografie-Exposition	Computerprogramm zur Berechnung der Strahlenexposition beim Patienten in der Computertomografie

Abkürzungsverzeichnis

Abkürzung	Abkürzung für	deutsch/erweiterte Bedeutung
D	absorbed dose	Energiedosis
DEXA	dual energy X-ray absorptiometry	Methode zur Knochendichtemessung
DFP	Dosisflächenprodukt	
DI	deviation index	Deviationsindex
DICOM	digital imaging and communications in medicine	Datenformat in der medizinischen Bildgebung
DIN	Deutsches Institut für Normung	
DL	Durchleuchtung	
DLP	Dosislängenprodukt	
DLR	digitale Lumineszensradiografie	digitale Speicherfolienradiografie
DNA	deoxyribonucleic acid	Desoxyribonukleinsäure
DQE	detective quantum efficiency	Quantenwirkungsgrad eines Bildempfängersystems
DR	digital radiology	digitale Radiografie mit Flachbilddetektoren
DRW	diagnostischer Referenzwert	
DSA	digitale Subtraktionsangiografie	
DVT	digitale Volumentomografie	
E	effective dose	effektive Dosis
EHz	Exaherz	10^{18} Herz
EI	exposure index	Dosisindikator
EI_T	target exposure index	optimaler Dosisindikatorwert
EMI	Electric and Musical Industries Ltd.	britische Firma, die den ersten klinischen Computertomografen entwickelt hat
EPD	elektronisches Personendosimeter	
eV	Elektronenvolt	
F	Brennfleck	
FFS	Film-Folien-System	
FoOA	Fokus-Objekt-Abstand	
GHz	Gigaherz	10^9 Herz
GSDF	DICOM-Grayscale-Standard-Display-Function	Leuchtdichtekennlinie für Befundungsmonitore
Gy	Gray	Einheit der Energiedosis
H	dose equivalent	Äquivalentdosis
H^*	Wasserstoffradikal	
$H'(0{,}07)$	Richtungsäquivalentdosis in 0,07 mm Gewebetiefe	
$H'(3)$	Richtungsäquivalentdosis in 3 mm Gewebetiefe	
$H^*(10)$	Umgebungsäquivalentdosis in 10 mm Gewebetiefe	
HBO	hyperbare Oxygenierung	
HE	Hounsfield-Einheit	
Hp	personal dose equivalent	Personendosis

Abkürzungsverzeichnis

Abkürzung	Abkürzung für	deutsch/erweiterte Bedeutung
Hp(0,07)	Oberflächen-Personendosis	
Hp(3)	Augenlinsen-Personendosis	
Hp(10)	Tiefen-Personendosis	
H_T	equivalent dose	Organdosis
HU	hounsfield unit	Hounsfield-Einheit
HWZ	Halbwertszeit	
ICRP	International Commission on Radiological Protection	internationales Gremium für die Festlegung weltweit geltender Standards im Strahlenschutz
ICRU	International Commission on Radiation Units and Measurement	internationales Gremium für die Festlegung weltweit geltender Standards hinsichtlich der Dosismessung
IEC	International Electrotechnical Commission	internationales Normungsgremium für Elektrotechnik
IHE PDI	integrating the healthcare enterprise portable document imaging	medizinisches Bilddatenformat, Spezifikation des DICOM-Standards
ImPACT	ImPACT CTDosimetry spreadsheet	Computerprogramm zur Berechnung der Strahlenexposition beim Patienten in der Computertomografie
INWORKS	international nuclear workers study	Studie über die gesundheitlichen Folgen der Strahlenexposition von Beschäftigten in der Nuklearindustrie in den USA, Großbritannien und Frankreich
K	Kilobit	10^3 Bit
KIS	Krankenhausinformationssystem	
L	Linienzahl	Kenngröße eines Streustrahlenrasters
LET	linear energy transfer	Lineares Energieübertragungsvermögen
LiF	Lithiumfluorid	
LNT	linear no threshold	lineare Dosis-Wirkungs-Beziehung ohne Schwellendosis
Lp	Linienpaar	
LUT	Lookup-Tabelle	
mAs	Milliamperesekunde	10^{-3} Amperesekunde
MeV	Megaelektronenvolt	10^6 Elektronenvolt
MFA	medizinische(r) Fachangestellte(r)	
MGD	mean glandular dose	relevante Dosis in der Mammografie
MHz	Megaherz	10^6 Hertz
MinIP	minimum intensity projection	Minimumintensitätsprojektion
MIP	maximum intensity projection	Maximumintensitätsprojektion
mm	Millimeter	10^{-3} Meter
MP BetreibV	Medizinprodukte-Betreiber-Verordnung	
MPE	Medizinphysikexperte	
MPG	Medizinproduktegesetz	

Abkürzungsverzeichnis

Abkürzung	Abkürzung für	deutsch/erweiterte Bedeutung
MPR	multiplanar reformatting	Multiplanare Reformation
MRT	Magnetresonanztomografie	Kernspintomografie
MSCT	multislice-CT	Mehrzeilen-CT
MTA-R	medizinisch-technische(r) Assistent(in) Röntgen	
MTF	modulation transfer function	Modulationsübertragungsfunktion
MÜF	Modulationsübertragungsfunktion	
NAR	Normenausschuss Radiologie	
NiSV	Verordnung zum Schutz vor schädlichen Wirkungen nicht ionisierender Strahlung bei der Anwendung am Menschen	
nm	Nannometer	10^{-9} Meter
NNH	Nasennebenhöhle	
NSF	nephrogene systemische Fibrose	
ODM	organ dose modulation	organbasierte Röhrenstrommodulation
OFiA	Objekt-Film-Abstand	
OH*	Hydroxylradikal	
OSL	optisch stimulierte Lumineszenz	
P	CT-Pitchfaktor	
pa	postero-anterior	
PACS	picture archiving and communication system	digitales Bildarchiv
PAS	publicly available specification	technische Spezifikation, die innerhalb einer Firma oder einer Gruppe von Firmen in Zusammenarbeit mit dem DIN als Werknorm oder übergeordnete Werknorm erstellt wird
PET	Positronen-Emissions-Tomografie	
PHz	Petaherz	10^{15} Herz
pm	Picometer	10^{-12} Meter
PR	Projektionsradiografie	
PSA	persönliche Schutzausrüstung	
PTB	Physikalisch-Technische-Bundesanstalt	
Q	quality factor	Qualitätsfaktor
QS-RL	Qualitätssicherungsrichtlinie	
r	Schachtverhältnis	Kenngröße eines Streustrahlenrasters
Rad	radiation absorbed dose	alte Einheit für Dosis
RBW	relative biologische Wirksamkeit	
Rem	roentgen equivalent in man	alte Einheit für Dosis
RIS	Radiologieinformationssystem	
Rn-222	Radon 222 Isotop	
RöV	Röntgenverordnung	
RPL	Radiophotolumineszenz	

Abkürzungsverzeichnis

Abkürzung	Abkürzung für	deutsch/erweiterte Bedeutung
SNR	signal to noise ratio	Signal-Rausch-Verhältnis
SSD	shaded surface display	3D-Bilddarstellung in der Computertomografie
SSDE	size-specific dose estimates	Dosisabschätzung in der Pädiatrie
SSK	Strahlenschutzkommission	
SSR	Strahlenschutzregister	
StrlSchG	Strahlenschutzgesetz	
StrlSchV	Strahlenschutzverordnung	
sts	sliding thin slab	CT-Verfahren zur Bilddarstellung
Sv	Sievert	Einheit der Äquivalentdosis
SV-RL	Richtlinie für Sachverständigenprüfungen	
T	target	Zielorgan bei Strahlenexposition
$T_{1/2}$	Halbwertszeit	
TCM	tube current modulation	Röhrenstrommodulation
TFT	thin film transistor	
THz	Teraherz	10^{12} Herz
Ti	target region	Zielregion
TLD	Thermolumineszenzdosimeter	
UFC	ultra fast ceramic	Szintillatorsubstanz in CT-Festkörperdetektoren
Ugeo	geometrische Unschärfe	
UNSCEAR	United Nations Scientific Committee on the Effects of Atomic Radiation	
VNC	virtual non contrast	virtuelles Bild ohne Darstellung des Kontrastmittels anhand einer dual-energy CT-Untersuchung nach Kontrastmittelgabe
VRT	volumen rendering technique	3D-Bilddarstellung in der Computertomografie
WL	window level	Fensterlage
w_R	radiation weighting factor	Strahlungswichtungsfaktor
w_T	tissue weighting factor	Gewebewichtungsfaktor
WW	window width	Fensterweite
Γ_H	Äquivalentdosisleistungskonstante	

Teil I

Grundkurs im Strahlenschutz für Ärzte und Medizinphysik-Experten

Entdeckung der Röntgenstrahlen und Grundlagen der Strahlenphysik

Inhaltsverzeichnis

1.1   Die Entdeckung der Röntgenstrahlen und deren Bedeutung für Grundlagenwissenschaft und Anwendungen außerhalb der Medizin

Wilhelm Conrad Röntgen (Nobelpreis für Physik 1901) war nicht der erste Mensch, der Röntgenstrahlen erzeugt hat. Zahlreiche Experimentatoren waren vor ihm auf die Idee gekommen, Elektroden innerhalb evakuierter Glasröhren unter eine hohe Spannung zu setzen. Die dabei erzeugten sogenannten „**Kathodenstrahlen**" waren bereits 1858 von Julius Plücker entdeckt worden. Für eine ausreichend hohe Spannung stand Röntgen ein Funkeninduktor von Heinrich Daniel Rühmkorff zur Verfügung. Auch der Einsatz von fluoreszierenden Substanzen zum Nachweis der Kathodenstrahlen war wissenschaftlicher Standard. In dem Labor von Röntgen befanden sich verschiedene fluoreszierende Substanzen wie z. B. ein Schirm mit Bariumplatinzyanid, mit dem er die von ihm entdeckten neuen Strahlen nachweisen konnte.

© Springer-Verlag GmbH Deutschland, ein Teil von Springer Nature 2019
J.-H. Grunert, *Strahlenschutz für Röntgendiagnostik und Computertomografie*,
https://doi.org/10.1007/978-3-662-59275-5_1

Die Besonderheit in dem Versuch von Röntgen bestand darin, dass er die Röhre mit einer dicken Schicht aus schwarzer Pappe umgeben hatte, die für die Kathodenstrahlen oder Lichtwellen undurchdringlich war. So konnte das Aufleuchten des Schirmes im dunklen Labor am Abend des 8. November 1895 nicht als ein Phänomen angesehen werden, das von den bekannten Kathodenstrahlen ausgelöst worden war. Es war das große Verdienst von Röntgen als erster zu erkennen, dass es sich hierbei um eine neue Art von Strahlung handeln musste. Des Weiteren war es seine Leistung, innerhalb von wenigen Wochen die grundlegenden physikalischen Eigenschaften der nach ihm benannten Röntgenstrahlung hinsichtlich Absorption, Ionisation und Schwärzung von Fotoplatten zu beschreiben und zu quantifizieren. Im Rahmen seiner Experimente entstand mit dem Röntgenbild der Hand seiner Frau Anna Bertha vom 22. Dezember 1895 die wohl erste fotografische Dokumentation einer Röntgenaufnahme eines menschlichen Körperteils. Auch das erste Strahlenmessgerät, das auf dem Effekt der Ionisation beruhte, wurde von Röntgen entwickelt (Sándor 2014).

Es war ihm jedoch nicht vergönnt zu klären, ob es sich bei den von ihm entdeckten Strahlen um eine korpuskulare oder eine elektromagnetische Strahlung handelte. Für den Nachweis elektromagnetischer Wellen waren die Erzeugung von Beugung und Interferenzen notwendig. Die üblichen Beugungsgitter, die bei Lichtwellen Interferenzen erzeugen konnten, waren für die Röntgenstrahlung nicht fein genug. Erst 1912 konnte Max von Laue (Nobelpreis für Physik 1914) mithilfe eines Kristalls Beugung und Interferenzen bei Röntgenstrahlen nachweisen.

Entdeckungen wie die elementspezifische sogenannte „**charakteristische Röntgenstrahlung**" (Charles Glover Barkla, Nobelpreis für Physik 1917) und der **Compton-Effekt** bei harter Strahlung (Arthur Holly Compton, Nobelpreis für Physik 1927) hatten Einfluss auf Modellvorstellungen des Atoms. Durch Experimente mit Beugung der Röntgenstrahlen an in Kristalle übergeführten Molekülen konnte eine Aussage über deren räumliche Struktur gemacht werden. Dies führte im Jahre 1953 zur Entdeckung der Doppelhelixstruktur der DNA und der Enträtselung des Mechanismus der genetischen Reproduktion durch James Watson und Francis Crick (gemeinsamer Nobelpreis für Medizin 1962). In der Astronomie werden Analysen von Röntgenstrahlen genutzt, um kosmische Ereignisse zu detektieren. Auch für technische Anwendungen wie z. B. im Rahmen der Materialprüfung werden Röntgenstrahlen eingesetzt. Es gibt neben den medizinischen Anwendungen in Diagnostik und Therapie viele Bereiche der Naturwissenschaften und der Technik, die von der Entdeckung der Röntgenstrahlung profitiert haben.

1.2   Entstehung und Eigenschaften ionisierender Strahlung

1.2.1   Aufbau des Atoms

Sowohl die Entstehung ionisierender Strahlung als auch deren Interaktion mit Materie sind ohne Grundkenntnisse über den Aufbau der Atome nicht zu verstehen.

Bereits im vierten Jahrhundert vor Christi lehrte der griechische Philosoph Demokrit, dass die Materie aus unteilbaren Teilchen zusammengesetzt ist. Er nannte die Teilchen Atome nach dem griechischen Wort „atomos" unteilbar. Joseph John Thomson postulierte 1903 aufgrund der Beschäftigung mit Kathodenstrahlen ein Atommodell, das aus positiven und negativ geladenen Teilchen, den Elektronen, besteht. Das Rutherfordsche Atommodell von 1911 (Ernest Rutherford, Nobelpreis für Chemie 1908) beschreibt einen positiv geladenen Atomkern, der nahezu die gesamte Masse des Atoms enthält, sowie eine Atomhülle aus Elektronen. 1913 schlägt Niels Bohr (Nobelpreis für Physik 1922) ein Modell vor, in dem neuere Erkenntnisse der **Quantenmechanik** aufgenommen wurden. James Chadwick (Nobelpreis für Physik 1935) gelang 1932 der experimentelle Nachweis für die Existenz des Neutrons.

Der **Atomkern** besteht aus Nukleonen (positiv geladene **Protonen** und elektrisch neutrale **Neutronen**) und hat eine **positive Ladung**. Die Anzahl der Protonen definiert die **Kernladungszahl**, die identisch mit der **Ordnungszahl** Z des Elementes im Periodensystem ist. Die Summe aus der Anzahl der Protonen und der Neutronen wird **Massenzahl** genannt. Alle Atome eines Elements haben zwar die gleiche Kernladungszahl bzw. Ordnungszahl, sie können aber eine unterschiedliche Anzahl von Neutronen und damit eine unterschiedliche Massenzahl haben. Atome eines Elements mit unterschiedlicher Massenzahl werden **Isotope** genannt. Isotope werden durch den Namen des Elements mit zusätzlicher Angabe der Massenzahl gekennzeichnet (z. B. Radon-222 bzw. Rn-222). Vereinzelt findet sich noch der Zusatz „m" für „**metastabil**" wie beim Technetium-99m.

Der Atomkern wird von negativ geladenen **Elektronen** auf bestimmten definierten Bahnen umkreist. Diese definierten Bahnen ermöglichen eine Bewegung der Elektronen um den Atomkern herum, ohne dass es zu einem Energieverlust der Elektronen durch Aussendung einer Strahlung kommt. Diese Bahnen werden **Schalen** genannt und nach dem Alphabet beginnend mit K bezeichnet (K, L, M, N, O, P, Q; von zentral nach peripher) (Abb. 1.1). Eine verfeinerte Analyse von **Röntgenspektren** verschiedener Elemente ermöglicht eine weitergehende Differenzierung der Schalen mit unterschiedlichen Energieniveaus der Elektronen innerhalb einer Schale (I, II, III usw.)

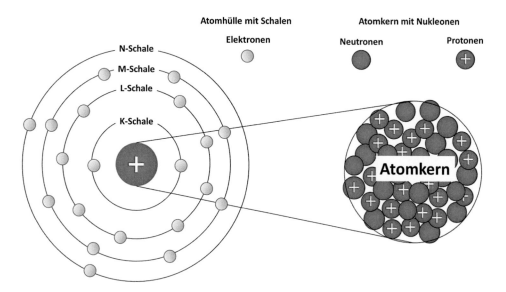

Abb. 1.1 Schalenmodell eines Atoms nach Niels Bohr. Elektronen umkreisen einen positiv geladenen Atomkern auf definierten Umlaufbahnen (Schalen), ohne kinetische Energie zu verlieren (Schemazeichnung nicht maßstabsgerecht)

1.2.2   Arten ionisierender Strahlung

1.2.2.1   Röntgen- und Gammastrahlung

▶ Röntgen- und Gammastrahlen sind elektromagnetische Wellen, die sich im Vakuum mit Lichtgeschwindigkeit ausbreiten.

Röntgen- und **Gammastrahlen** unterscheiden sich von anderen **elektromagnetischen Strahlungen** wie Radiowellen, Infrarotstrahlung, sichtbarem Licht und Ultraviolettstrahlung durch eine höhere Frequenz und damit verbunden eine sehr kurze Wellenlänge mit Durchdringung der Gewebe (Abb. 1.2, Tab. 1.1). Röntgenstrahlen und Gammastrahlen unterscheiden sich überwiegend hinsichtlich ihrer Strahlenenergie. Gammastrahlen sind hochenergetische Röntgenstrahlen, die z. B. beim radioaktiven Kernzerfall auftreten.

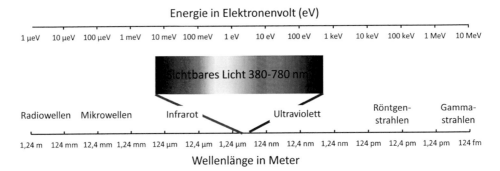

Abb. 1.2 Elektromagnetische Strahlung in Abhängigkeit von der Energie und der Wellenlänge der Strahlung (logarithmische Skala)

Tab. 1.1 Unterteilung der elektromagnetischen Wellen in Abhängigkeit von der Wellenlänge und der Frequenz

Parameter	Radio-wellen	Mikrowel-len	Infrarot	Sichtbares Licht	Ultraviolett	Röntgen-strahlen	Gamma-strahlen
Wellenlänge	>1 m	1 m bis 1 mm	<1 mm bis 780 nm	<780 nm bis 380 nm	<380 nm bis 1 nm	<1 nm bis 10 pm	<10 pm
Frequenz	<300 MHz	>300 MHz bis 300 GHz	>300 GHz bis 385 THz	>385 THz bis 789 THz	>789 THz bis 300 · PHz	>300 PHz bis 30 EHz	>30 EHz

1 mm (Millimeter) = 10^{-3} m	1 MHz (Megaherz) = 10^6 Hz
1 µm (Mikrometer) = 10^{-6} m	1 GHz (Gigaherz) = 10^9 Hz
1 nm (Nanometer) = 10^{-9} m	1 THz (Teraherz) = 10^{12} Hz
1 pm (Picometer) = 10^{-12} m	1 PHz (Petaherz) = 10^{15} HZ
	1 EHz (Exaherz) = 10^{18} Hz

▶   Elektromagnetische Strahlung transportiert und überträgt Energie. Die Energieübertragung erfolgt durch Lichtquanten (Photonen). Die Energie einer Strahlung mit der Einheit Elektronenvolt (eV) entspricht der Energie eines einzigen Photons dieser Strahlung.

Die Energie einer Strahlung ist proportional zur Frequenz und umgekehrt proportional zur Wellenlänge der elektromagnetischen Welle (Tab. 1.2 und 1.3). Die **Strahlenenergie** bestimmt die Eigenschaften der Strahlung und damit auch die Art der Wechselwirkung der

Tab. 1.2 Energie einer elektromagnetischen Strahlung in Abhängigkeit von der Frequenz und der Wellenlänge

Formel	$E_p = h \cdot f = h \cdot \dfrac{c}{\lambda}$ E_p: Energie des Photons h: Plancksches Wirkungsquantum ($4{,}135667662 \cdot 10^{-15}$ eVs) f: Frequenz der elektromagnetischen Welle (Hertz, 1 Hz = 1/s) c: Lichtgeschwindigkeit im Vakuum ($2{,}99792458 \cdot 10^8$ m/s) λ: Wellenlänge der elektromagnetischen Welle (m)
Einheit	Elektronenvolt, 1 eV = $1{,}6022 \cdot 10^{-19}$ Joule

Tab. 1.3 Beispiel für die Berechnung der Frequenz und der Wellenlänge einer Röntgenstrahlung

Fragestellung		Die Energie einer Röntgenstrahlung beträgt 120 keV (Kiloelektronvolt). Wie groß sind die Frequenz und die Wellenlänge der Strahlung?
Ausgangsformel		$E_P = h \cdot f = h \cdot c/\lambda$ E_P: Energie des Photons h: Plancksches Wirkungsquantum ($4{,}135667662 \cdot 10^{-15}$ eVs) f: Frequenz der elektromagnetischen Welle (Hertz, 1 Hz = 1/s) c: Lichtgeschwindigkeit im Vakuum ($2{,}99792458 \cdot 10^8$ m/s) λ: Wellenlänge der elektromagnetischen Welle (m)
Berechnung der Frequenz	Formel	$f = \dfrac{E_P}{h}$
	Rechenweg	$\dfrac{120 \cdot 10^3 \text{ eV}}{4{,}14 \cdot 10^{-15} \text{ eV·s}} = 2{,}9 \cdot 10^{19}$ 1/s
	Ergebnis	Die Frequenz einer Strahlung von 120 keV beträgt $2{,}9 \cdot 10^{19}$ Hz.
Berechnung der Wellenlänge	Formel	$\lambda = \dfrac{c}{f}$
	Rechenweg	$\dfrac{3 \cdot 10^8 \text{ m/s}}{2{,}90 \cdot 10^{19} \cdot 1/s} = 1{,}03 \cdot 10^{-11}$ m
	Ergebnis	Die Wellenlänge einer Strahlung von 120 keV beträgt $1{,}03 \cdot 10^{-11}$ m.

Strahlung mit der durchstrahlten Materie. Die Strahlenenergie, die sich auf das einzelne **Photon** der Strahlung bezieht, darf nicht mit der **Energiedosis** verwechselt werden, die im Rahmen der Strahlenabsorption auf das Gewebe übertragen wurde.

▶   Energiereiche Strahlung hat eine hohe Frequenz und eine kurze Wellenlänge. Energiearme Strahlung hat eine niedrige Frequenz und eine lange Wellenlänge.

▶   Aufgrund der Fähigkeit der Röntgenstrahlung, Elektronen aus der Atomhülle herauszulösen und damit positiv geladene Atome (Ionen) zu erzeugen, wird sie als ionisierende Strahlung bezeichnet.

▶   Elektromagnetische Strahlung mit hoher Energie, die im Rahmen der Radioaktivität entsteht, wird Gammastrahlung genannt.

Der Begriff „Gammastrahlung" galt ursprünglich für elektromagnetische Strahlung, die im Rahmen der natürlichen oder künstlichen Radioaktivität durch Prozesse im Atomkern freigesetzt wird. Der Begriff „Röntgenstrahlung" wurde für künstliche mittels Röntgenröhren erzeugte Bremsstrahlung verwendet. Da die Strahlung bei radioaktiven nuklearen Prozessen üblicherweise höherenergetisch ist (im Bereich von Megaelektronenvolt, MeV), wurde der Begriff „Gammastrahlung" zunehmend auf jede höherenergetische elektromagnetische Strahlung >200 keV angewandt. Es gibt jedoch auch radioaktiv entstandene „weiche Gammastrahlung" mit einer Energie von unter 200 keV (z. B. Technetium-99m mit 143 keV) bzw. durch **Linearbeschleuniger** erzeugte „ultraharte Röntgenstrahlung" von vielen MeV. Hier überschneiden sich die Begrifflichkeiten.

▶   Radioaktiv entstandene Strahlung weist in der spektralen Analyse im Gegensatz zur kontinuierlichen Verteilung der Röntgenbremsstrahlung eine diskrete Verteilung mit Spektrallinien auf.

Bremsstrahlung

Röntgenstrahlung entsteht durch den Aufprall von beschleunigten Elektronen auf eine **Anode** aus Materie wie z. B. **Wolfram oder Molybdän**. Die Beschleunigung der Elektronen erzielt man durch eine hohe elektrische Spannung von mehreren tausend Volt (Kilovolt, kV), die an zwei Elektroden (**Kathode, Anode**) in einem Vakuum angelegt wird. Die beschleunigten negativ geladenen Elektronen verlieren in der Nähe der positiv geladenen Atomkerne des Anodenmaterials aufgrund der elektrostatischen Anziehung (**Coulomb-Wechselwirkung**) einen Teil ihrer kinetischen Energie, ändern ihre Richtung und werden abgebremst (Abb. 1.3). Bei diesem Bremsvorgang entsteht zum größten Teil Hitze, die das Material der Anode zum Glühen bringt. 99 % der emittierten Gesamtenergie ist Wärmeenergie in Abhängigkeit von dem Anodenmaterial und der Röhrenspannung. Der Anteil der **Bremsstrahlung** an der emittierten Gesamtenergie beträgt lediglich 1 %.

Je mehr sich die negativ geladenen Elektronen dem positiv geladenen Kern nähern, desto stärker werden sie abgebremst und umso größer ist die Energieübertragung auf die

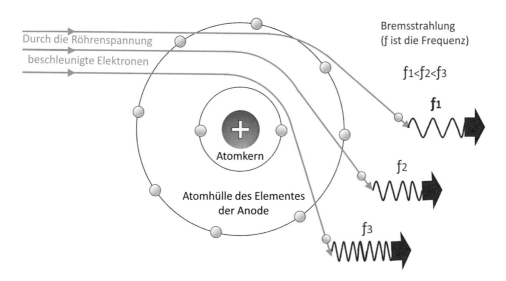

Abb. 1.3 Entstehung der **Bremsstrahlung**. Die im Vakuum der Röntgenröhre durch die angelegte Hochspannung beschleunigten negativen Elektronen werden von den positiv geladenen Atomkernen abgelenkt und abgebremst. Je mehr sich ein Elektron dem Atomkern annähert, desto größer ist sein Verlust an kinetischer Energie und desto energiereicher (höhere Frequenz) ist die Bremsstrahlung

Photonen der emittierten Strahlung. Da die Energie und damit auch die Frequenz der emittierten Bremsstrahlung von der Entfernung der auftreffenden Elektronen zum Atomkern des Anodenmaterials abhängt und der Abstand für jedes Elektron unterschiedlich ist, werden bei dem Bremsvorgang alle Frequenzen bis zur maximalen Frequenz (**Grenzfrequenz**, abhängig von der Röhrenspannung) in unterschiedlicher Intensität erzeugt.

▶ Das abgebremste Elektron gibt einen geringen Teil seiner kinetischen Energie in Form von elektromagnetischer Röntgenstrahlung ab. Diese Art von Röntgenstrahlung nennt man Bremsstrahlung.

Ähnlich wie bei der Spektralanalyse des sichtbaren Lichtes durch Beugung eines Lichtstrahls im Prisma kann das **Spektrum** der emittierten Röntgenstrahlung (Intensität der Strahlung in Abhängigkeit von der Strahlenenergie) durch Beugung mittels eines Kristalls analysiert und grafisch dargestellt werden. Bei der Bremsstrahlung handelt es sich um eine **polychromatische Strahlung** mit einer kontinuierlichen Verteilung der Energie der Photonen. Der Gipfel der Strahlungsintensität liegt in der ersten Hälfte der Verteilung. Die maximale Photonenenergie des Spektrums (**Grenzenergie**) entspricht der Röhrenspannung, die zwischen der Kathode und der Anode angelegt wurde und die für die Beschleunigung der Elektronen verantwortlich ist.

Das Anodenmaterial hat auf die **Grenzenergie** keinen Einfluss (Abb. 1.4). Es beeinflusst jedoch die Intensität der erzeugten Strahlung ähnlich wie der **Röhrenstrom**. Dieser Effekt

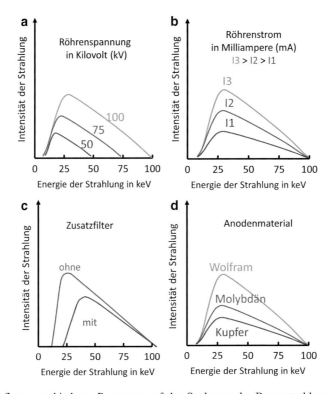

Abb. 1.4 Einfluss verschiedener Parameter auf das Spektrum der Bremsstrahlung:. **a**) Spektrum der Bremsstrahlung in Abhängigkeit von der Röhrenspannung (in kV (Kilovolt)): In Abhängigkeit von der angelegten **Röhrenspannung** verschiebt sich die Grenzenergie (maximale Energie der Strahlung). Gleichzeitig sinkt das Maximum der Strahlenintensität mit abnehmender Röhrenspannung. **b**) Spektrum der Bremsstrahlung in Abhängigkeit vom **Röhrenstrom**; Die Grenzenergie bleibt erhalten, lediglich die Intensität der Strahlung ändert sich. **c**) Spektrum der Bremsstrahlung in Abhängigkeit von den **Zusatzfiltern**: Die Strahlenintensität wird überwiegend in den niedrigen Energiebereichen reduziert. **d**) Spektrum der Bremsstrahlung in Abhängigkeit vom **Anodenmaterial**: Die Strahlenintensität ist bei Verwendung einer Wolframanode am größten

ist abhängig von der Ordnungszahl Z des Anodenmaterials. So erzeugt eine Wolframanode (Ordnungszahl Z = 74) eine deutlich höhere Strahlungsintensität als eine Molybdänanode (Ordnungszahl Z = 42).

Charakteristische Strahlung

Bei genauerer Analyse des Spektrums einer emittierten Röntgenstrahlung erkennt man, dass aus der kontinuierlichen Energieverteilung der Bremsstrahlung einzelne Intensitätsspitzen herausragen (Abb. 1.5). Die Energieniveaus (angegeben in keV (Kiloelektronenvolt)) der charakteristischen Strahlung haben für jedes Anodenmaterial die gleichen Werte und sind unabhängig von der angelegten Röhrenspannung. Da aufgrund der Energieniveaus dieser Spitzen das Element bestimmt werden kann, das die Strahlung aussendet,

Abb. 1.5 Spektrum der von einer Wolframanode emittierten Röntgenstrahlung (Filter 3mm Aluminium) in Abhängigkeit von der Strahlenenergie. Die Bremsstrahlung wird von der charakteristischen Strahlung mit den Intensitätsspitzen K_α und K_β überlagert (nach Petzold und Krieger 1988)

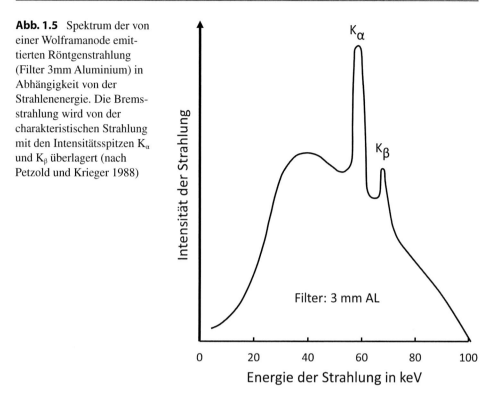

wird die Strahlung „**charakteristische Strahlung**" genannt. Das Energiespektrum der Bremsstrahlung wird von dem Energiespektrum der charakteristischen Strahlung überlagert.

Die charakteristische Strahlung entsteht beim Zusammenstoß einzelner beschleunigter Elektronen mit Elektronen aus der Atomhülle des Anodenmaterials (Abb. 1.6). Hierbei werden Elektronen des Anodenmaterials aus einer inneren Schale der Atomhülle „herausgeschossen". Der vakante Platz wird durch ein Elektron einer äußeren Schale aufgefüllt, die wiederum aufgefüllt wird usw. Ein Wechsel eines Elektrons von einer äußeren auf eine innere Schale einer Atomhülle hat eine Veränderung der Energie dieses Elektrons zur Folge. Die freigewordene Energie wird von dem springenden Elektron auf ein Photon der emittierten elektromagnetischen Strahlung übertragen. Die Energieniveaus der charakteristischen Strahlung entsprechen demnach den Energiedifferenzen zwischen den Elektronen der jeweiligen Schalen, zwischen denen die Elektronensprünge stattgefunden haben.

▶ Die Energiewerte der Spektrallinien der charakteristischen Röntgenstrahlung sind ausschließlich vom Anodenmaterial abhängig.

Da in jedem Element die Elektronen in den verschiedenen Schalen unterschiedlich stark angebunden sind, haben die gleichnamigen Schalen unterschiedlicher Elemente auch unterschiedliche Energieniveaus. Ein Sprung auf die K-Schale wird als „K-Linie", ein

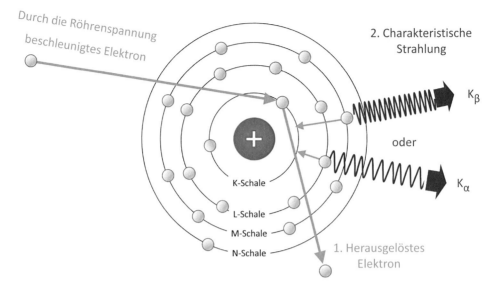

Abb. 1.6 Erzeugung der charakteristischen Strahlung: 1. Ein beschleunigtes Elektron trifft auf ein Elektron einer inneren Schale der Atomhülle des Anodenmaterials und „schießt" dies aus der Atomhülle. 2. Die entstandene Lücke wird durch Elektronen äußerer Schalen aufgefüllt (z. B. K_α-Strahlung durch Sprung eines Elektrons von der L-Schale auf die K-Schale und K_β-Strahlung durch Sprung eines Elektrons von der M-Schale auf die K-Schale). Die hierbei jeweils freigesetzte Energie wird als charakteristische Strahlung emittiert. Die Energie der charakteristischen Strahlung entspricht den Energiedifferenzen zwischen den Elektronen der Schalen

Tab. 1.4 Charakteristika der emittierten charakteristischen Strahlung (Spektrallinien) einer Anode aus Wolfram bzw. Molybdän

Name der Spektrallinie	Übergänge der Elektronen der Schalen K, L, M bzw. N (Unterschalen II bzw. III) auf die K-Schale	Energie der emittierten charakteristischen Strahlung einer Wolfram-Anode in keV (Kiloelektronenvolt)	Energie der emittierten charakteristischen Strahlung einer Molybdän-Anode in keV (Kiloelektronenvolt)
$K_{\alpha1}$	L_{III}->K	59,32	17,48
$K_{\alpha2}$	L_{II}->K	57,98	17,37
$K_{\beta1}$	M_{III}->K	67,24	19,6
$K_{\beta2}$	N->K	69,07	
Hübner 1974			

Sprung auf die L-Schale als „L-Linie" usw. definiert. Eine weitergehende Differenzierung erfolgt mit den Indices „α", „β", „γ" und einer Nummerierung.

Eine Übersicht der emittierten **Spektrallinien** der als **Anodenmaterialien** verwendeten Elemente **Wolfram** und **Molybdän** zeigt Tab. 1.4.

Die Mammografie ist das einzige medizinisch eingesetzte Röntgenverfahren, bei dem die charakteristische Strahlung einer Anode aus Molybdän mit einer Energie der K-Linien

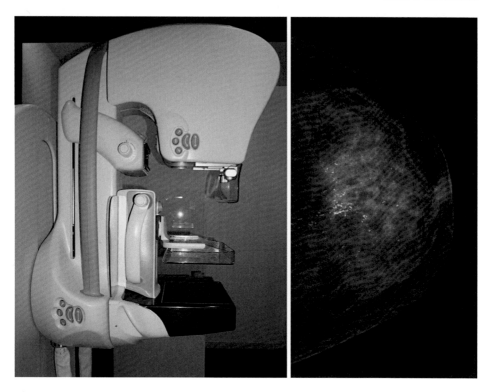

Abb. 1.7 Mammografiegerät und Mammografie mit Darstellung malignomtypischer Mikroverkalkungen (weiße Kalkpunkte)

von weniger als 20 keV (zusätzlich zur Bremsstrahlung mit einem niedrigen Energiemaximum von unter 30 keV) zu einem signifikanten Anteil für die Bildgebung eingesetzt wird. Hierbei macht man sich den hohen Kalk/Weichteilkontrast im niedrigen Energiebereich zu Nutze. Der durch diese niederenergetische (weiche) Strahlung sehr empfindliche Nachweis feinster Verkalkungen (Mikrokalk, kleiner als 100 µm) ist für die Früherkennung von Brustkrebs von entscheidender Bedeutung (Abb. 1.7).

Aufhärtung der Strahlung
Niederenergetische Strahlung ist oft nicht in der Lage, Körperstrukturen ausreichend zu durchdringen und mit der austretenden Strahlung ein Bild zu erzeugen, da sie stärker vom durchstrahlten Körper absorbiert wird und damit lediglich zur Strahlenbelastung des Körpers beiträgt. Bereits bei der Erzeugung der Röntgenstrahlen wird der niederenergetische Anteil der Gesamtstrahlung beim Durchtritt durch die Röntgenröhre, durch das umgebende Öl, das Austrittsfenster sowie das Tiefenblendensystem überproportional geschwächt. Diese sogenannte **Eigenfilterung** der Röntgenröhre zusammen mit dem Röhrengehäuse entspricht einer Filterung durch ein Aluminiumblech von ca. 2,5 mm Dicke (entsprechend einem sogenannten Aluminium – Gleichwert von 2,5 mm). Durch **Zusatzfilter** wie dünne

Abb. 1.8 Spektren einer
Röntgenstrahlung bei Ver-
wendung unterschiedlich
dicker Aluminiumbleche als
Filter. Filter reduzieren
überwiegend die niederenergetischen Anteile der Strahlung
(Aufhärtung der Strahlung)
(nach Petzold und Krieger
1988)

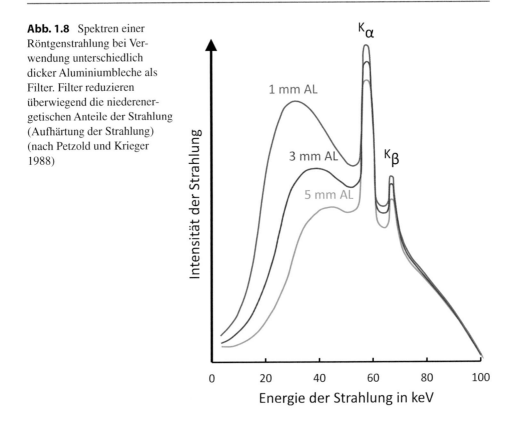

Aluminium- (1 mm) oder Kupferbleche (0,1–0,2 mm) kann der niederenergetische Strah-
lungsanteil weiter herausgefiltert werden, sodass überwiegend der höherenergetische Anteil
der Strahlung für die Bildgebung zur Verfügung steht und die Strahlenexposition für den
Patienten reduziert ist (Abb. 1.8). Dieses Vorgehen nennt man **Aufhärtung** der Strahlung.
Gleichzeitig wird die spektrale Verteilung der Strahlung einheitlicher, d. h. homogener. Das
Verhältnis der niederenergetischen und höherenergetischen Strahlungsanteile in der spektralen Verteilung zueinander definiert die **Strahlenqualität**.

Der Nachteil einer Aufhärtung der Strahlung durch Filter ist die Schwächung der Intensität der Gesamtstrahlung mit Verlängerung der Belichtungszeiten sowie ein Verlust an
Kontrast zwischen Knochen- und Weichteilstrukturen aufgrund der relativen Zunahme des
höherenergetischen Strahlungsanteils.

Entsprechend der Leitlinie der Bundesärztekammer muss bei Aufnahmen am Körperstamm von Säuglingen, Kindern und Jugendlichen eine zusätzliche Filterung (Metall-
plättchen) von mindestens 0,1 mm Kupfer-Gleichwert in den Strahlengang eingebracht
werden. Röntgenuntersuchungen in der pädiatrischen Radiologie erfordern daher besonders leistungsstarke Röntgenanlagen, da einerseits die Gesamtstrahlung durch die Zusatzfilter geschwächt wird, andererseits für Kinder in der Leitlinie besonders kurze Belich-

tungszeiten gefordert werden (z. B. Belichtungszeiten bei Untersuchungen des kindlichen Thorax ≤ 5 ms im Gegensatz zu Untersuchungen bei Erwachsenen mit Belichtungszeiten ≤ 20 ms).

Auch beim Durchtritt der Strahlung durch den Körper kommt es zu einer Aufhärtung der Strahlung im Gewebe, besonders im Knochen.

▶ Filter bewirken eine Aufhärtung, Homogenisierung und Schwächung der Strahlung. Filter dienen dem Strahlenschutz des untersuchten Patienten bei gleichzeitiger Verringerung des Bildkontrastes.

1.2.2.2 Radioaktivität

Ionisierende Strahlung entsteht auch beim **radioaktiven Zerfall** instabiler Atomkerne (**Radionuklide**). Atomkerne (Nuklide) bestehen aus positiv geladenen Protonen und nicht geladenen Neutronen. Mit wachsender Ordnungszahl haben die stabilen Kerne einen zunehmenden Neutronenüberschuss (N/Z-Verhältnis >1). Bei Atomen mit einem größeren Missverhältnis der Anzahl von Neutronen und Protonen kann es zu einer Instabilität der Kerne kommen, die zu einer spontanen Kernreaktion führt. Eine Kernreaktion kann auch künstlich durch den Beschuss des Atomkerns mit hochbeschleunigten atomaren Teilchen wie z. B. Neutronen herbeigeführt werden.

Die im Rahmen der Radioaktivität freigesetzte Strahlung weist neben sehr energiereicher elektromagnetischer Gammastrahlung auch Strahlung bestehend aus den Kernzerfallsprodukten auf (**korpuskulare Strahlung**).

Arten korpuskularer Strahlung
Typische korpuskulare Strahlungen sind

- doppelt positiv geladene Kerne von Heliumatomen mit zwei positiv geladenen Protonen und zwei elektrisch neutralen Neutronen (**Alphastrahlung**),
- Elektronen (Beta-Minus-Strahlung),
- **Positronen** (atomare Teilchen mit den physikalischen Eigenschaften von Elektronen jedoch mit einer positiven Ladung, **Beta-Plus-Strahlung**) als auch
- freie Neutronen.

Zu den direkt ionisierenden Strahlen gehören alle Strahlen aus elektrisch geladenen Korpuskeln wie Alpha- oder Betateilchen, Protonen oder Elektronen. Indirekt ionisierend wirken Photonen (Röntgen-oder Gammastrahlen) und ungeladene Korpuskeln (Neutronen).

▶ Sofern die Teilchen einer korpuskularen Strahlung eine Ladung besitzen, bewirken sie bei der Interaktion mit der bestrahlten Materie eine direkte Ionisation.

▶ Elektromagnetische Röntgen – oder Gammastrahlung als auch Strahlung bestehend aus ungeladenen Neutronen lösen durch Stoßprozesse mit anderen atomaren Teilchen eine indirekte Ionisation des durchstrahlten Gewebes aus.

Natürliche und künstliche Radioaktivität

Bei der Radioaktivität wird zwischen einer natürlichen und einer künstlichen Radioaktivität unterschieden. Bei der **natürlichen Radioaktivität** kommt es zu einem spontanen Kernzerfall von instabilen Isotopen auch Radionuklide genannt. Hierbei werden Teile des zerfallenden Kerns als Strahlung abgegeben. Viele Radionuklide verwandeln sich beim ersten Zerfall in ein stabiles nicht radioaktives Nuklid. Andere natürliche Radionuklide erzeugen durch den Kernzerfall weitere instabile Radionuklide, sodass es zu regelrechten radioaktiven Zerfallsreihen kommt. Charakteristisch für die natürlichen Zerfallsreihen sind ein Mutternuklid mit einer sehr langen Halbwertszeit (Größenordnung von Milliarden von Jahren), die Entstehung eines unterschiedlichen Radioisotops des Edelgases Radon und ein Bleiisotop als stabiles Endprodukt (Tab. 1.5).

Bei der **künstlichen Radioaktivität** werden Radionuklide durch künstlich hervorgerufene Kernumwandlungen erzeugt. Sie entstehen durch den Beschuss stabiler Nuklide mit geladenen Teilchen (Protonen, Deuteronen (bestehend aus einem Proton und einem Neutron) oder Heliumkerne) mittels Teilchenbeschleuniger oder durch die Einwirkung von Neutronen, die von sogenannten Neutronenquellen im Rahmen von Kernspaltungsprozessen in Kernreaktoren geliefert werden.

In der Nuklearmedizin wird der größte Anteil der in-vivo Untersuchungen mit dem Gammastrahler **Technetium-99m** durchgeführt, der aufgrund seiner kurzen Halbwertszeit von 6,01 Stunden nicht lange gelagert werden kann. Zur Herstellung von Technetium-99m wird in einem Atomreaktor Uran-235 Neutronen ausgesetzt. Hierbei entsteht im Rahmen der Kernumwandlung unter anderem Molybdän-99, das eine Halbwertszeit von 66 Stunden hat. Das isolierte Molybdän-99 wird abgeschirmt in sogenannten **Generatoren** an die Krankenhäuser oder Praxen geliefert (Abb. 1.9).

Molybdän-99 wandelt sich durch die Abgabe von Betastrahlung in Technetium-99m um, das wiederum aus den Generatoren als Eluat herausgelöst wird und für die Diagnostik eingesetzt werden kann. Die Dosiswerte für Untersuchungen in der Nuklearmedizin mit Technetium-99m und anderen Radionukliden liegen oft deutlich unter den Dosiswerten in der diagnostischen Radiologie. So beträgt die effektive Dosis einer Schilddrüsenszintigrafie

Tab. 1.5 Die drei großen natürlichen Zerfallsreihen

Uran-Radium	Uran-Actinium	Thorium
Uran-238	Uran-235	Thorium-232
⇩	⇩	⇩
Radon-222	Radon-219	Radon-220
⇩	⇩	⇩
Blei-206	Blei-207	Blei-208
Eisenlohr und Jaeger 1974		

Abb. 1.9 Generator zur Erzeugung von Technetium-99m aus Molybdän-99

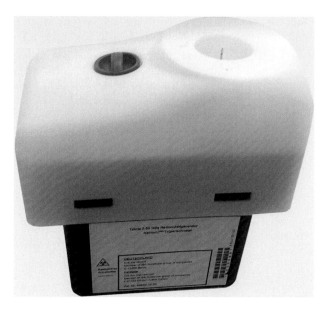

Tab. 1.6 Äquivalentdosis (H) in Abhängigkeit der Aktivität eines Radionuklids (A), des Abstandes von der Strahlenquelle (r) und der Dauer der Exposition (T) unter Verwendung der Äquivalentdosisleistungskonstante Γ_H

Formel	$H = \dfrac{\Gamma_H \cdot A}{r^2} \cdot T$
	H: Äquivalentdosis in mSv (Millisievert)
	Γ(Gamma)$_H$: Äquivalentdosisleistungskonstante in mSv·m²·h⁻¹·GBq⁻¹
	A: Aktivität des Gammastrahlers in GBq (Gigabecquerel = 10^9 Becquerel;
	1 Becquerel = ein radioaktiver Zerfall pro Sekunde)
	r: Abstand von der Strahlenquelle in m (Meter)
	T: Dauer der Exposition in h (Stunden)

(75 MBq Tc-99m) ca. 1 mSv und einer Skelettszintigrafie (500 MBq Tc-99m-Phosphonat) ca. 2,9 mSv. Im Vergleich dazu verursacht eine CT-Untersuchung des Abdomens eine effektive Dosis von ca. 10 mSv (SSK 2008).

Aktivität und Halbwertszeit

Ein Kernzerfall pro Sekunde hat eine Aktivität von 1 **Becquerel** (Einheit Bq). Die Aktivität eines Radionuklids pro Masse wird als **spezifische Aktivität** bezeichnet. Die Dosisleistung (Dosis pro Zeiteinheit) eines Radionuklids ist proportional zu der Aktivität und umgekehrt proportional zum Quadrat des Abstandes von der Strahlenquelle (Tab. 1.6 und 1.7). Jedes Radionuklid mit Gammastrahlung weist eine spezifische **Äquivalentdosisleistungskonstante** Γ_H (Γ für Gammastrahlung) (Einheit mSv·m²·h⁻¹·GBq⁻¹) auf, die für

Tab. 1.7 Beispiel für eine Berechnung der Dosisexposition in µSv für das Personal aufgrund der Aktivität eines Radionuklids anhand einer Technetium-99m Knochenszintigrafie

Fragestellung		Eine MTA hält eine abgeschirmte Spritze mit 500 MBq Technetium-99m (Γ_H für Technetium-99m: 0,0216 mSv·m²·h⁻¹·GBq⁻¹) für eine Knochenszintigrafie für eine Minute in der Hand. Die Entfernung der Spritze zum Körper der MTA beträgt 30 cm. Die Spritzenabschirmung (Abb. 1.10) reduziert die Strahlendosis um 94 %. Wie viel Äquivalentdosis in mSv (Millisievert) hat die MTA erhalten?
Ausgangsformel		$$H = \frac{\Gamma_H \cdot A}{r^2} \cdot T$$ H: Äquivalentdosis in mSv (Millisievert) Γ(Gamma)$_H$: Äquivalentdosisleistungskonstante in mSv·m²·h⁻¹·GBq⁻¹ A: Aktivität des Gammastrahlers in GBq (Gigabecquerel = 10^9 Becquerel; 1 Becquerel = ein radioaktiver Zerfall pro Sekunde) r: Abstand von der Strahlenquelle in m (Meter) T: Dauer der Exposition in h (Stunden)
Berechnung der Äquivalentdosis (H) **ohne** Abschirmung	Rechenweg	$\dfrac{0,0216 \cdot 0,5}{(0,3)2} \cdot \dfrac{1}{60} \cdot \dfrac{mSv \cdot m^2 \cdot h^{-1} \cdot GBq^{-1} \cdot GBq}{m^2} \cdot h = 0,002$ mSv
	Ergebnis	Die Äquivalentdosis **ohne** Abschirmung beträgt 0,002 mSv.
Berechnung der Äquivalentdosis (H) **mit** 94 % Abschirmung	Rechenweg	6 % von 0,002 mSv = 0,00012 mSv
	Ergebnis	Die Äquivalentdosis **mit** Abschirmung beträgt 0,00012 mSv = 0,12 µSv.

Tab. 1.8 Äquivalentdosisleistungskonstante Γ_H für verschiedene Radionuklide

Radionuklid (* kein reiner Gammastrahler)	Äquivalentdosisleistungskonstante Γ_H (mSv·m²·h⁻¹·GBq⁻¹)
Cobalt-60 *	0,354
Caesium-137 *	0,0927
Iod-131 *	0,066
Iod-123	0,0465
Technetium-99m	0,0216
Eisenlohr und Jaeger 1974	

verschiedene Radionuklide in Tab. 1.8 aufgelistet istTab. 1.6. Für Gammastrahler kann die Dosisexposition durch eine punktförmige Strahlenquelle in einem bestimmten Abstand von der Quelle entsprechend der Formel in Tab. 1.6 berechnet werden.

▶   Die Zeit, die vergeht, bis im Rahmen der Radioaktivität nur noch die Hälfte des ursprünglich vorhandenen Radionuklids vorliegt, wird Halbwertszeit genannt (Tab. 1.9 und 1.10).

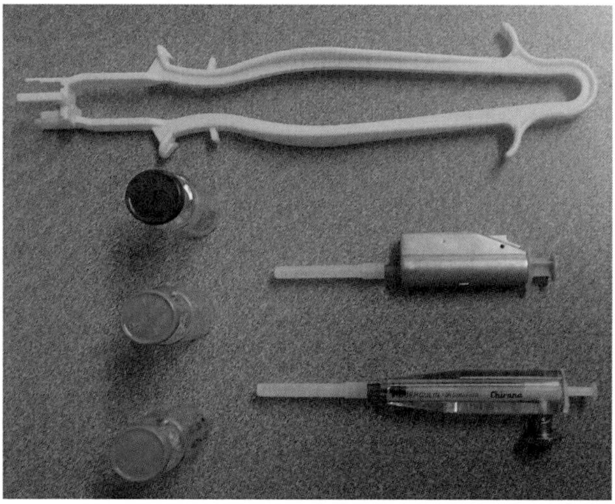

Abb. 1.10 Distanzhalter, Fläschchen für das Technetium-99m-Eluat und Spritzen mit Bleiabschirmungen in der Nuklearmedizin

Tab. 1.9 Radioaktivität in Abhängigkeit von der Halbwertszeit

Formel	$A(t) = A(0) \cdot e^{\frac{-\ln(2) \cdot t}{T_{1/2}}}$ A(t): Aktivität zum Zeitpunkt t nach A(0) A(0): Aktivität zum Ausgangszeitpunkt $T_{1/2}$: Halbwertszeit t: Zeit *e*: 2,7182818284 (Eulersche Zahl, Basis des natürlichen Logarithmus)

Tab. 1.10 Beispiel für eine Berechnung der Aktivität (A) in Abhängigkeit von der Halbwertszeit ($T_{1/2}$) anhand einer Technetium-99m Szintigrafie der Schilddrüse

Fragestellung	Es wird ein Eluat von 10 ml mit einer Aktivität von 10 GBq (1 MBq/µl) aus dem Molybdän-Generator morgens um 8 Uhr gewonnen. Der Patient verspätet sich um 2 Stunden (t = 2 h). Wie viel µl des Eluats an Technetium–99m muss für den Patienten für eine Szintigrafie der Schilddrüse um 8 Uhr bereitgestellt werden, damit er um 10 Uhr 70 MBq Aktivität erhält?
Ausgangsformel	$A(t) = A(0) \cdot e^{\frac{-\ln(2) \cdot t}{T_{1/2}}}$
Rechenweg	$e^{\frac{-\ln(2) \cdot t}{T_{1/2}}}$ Halbwertszeit von Technetium–99m ($T_{1/2}$) = 6,01 h; t = 2 h $e^{\frac{-\ln(2) \cdot 2}{6,01}} = 0{,}794$ Die Aktivität A(t) zum Zeitpunkt t = 2 h beträgt das 0,794-fache der Ausgangsaktivität (70 MBq). Die Aktivität A(0) zum Zeitpunkt t = 0 beträgt demnach A(0) = $\frac{70\ \text{Mbq}}{0{,}794}$ = 88,16 MBq
Ergebnis	Eine Aktivität (A) von 88,16 Mbq entspricht gerundet 88 µl Eluat (bei einer Konzentration von 1 MBq/µl).

Vor der Applikation des Radionuklids beim Patienten erfolgt stets eine Aktivitätsmessung zur Kontrolle.

▶ Die **physikalischen Halbwertszeiten** (HWZ) der unterschiedlichen Radionuklide unterscheiden sich extrem (Polonium-212: HWZ von 0,3 Mikrosekunden, Tellur-128: HWZ von $7 \cdot 10^{24}$ (7 Quadrillionen) Jahren) (Rausch 2019). Neben der physikalischen Halbwertszeit muss bei inkorporierten Radionukliden auch eine **biologische Halbwertszeit** berücksichtigt werden, die von der Ausscheidungsdynamik abhängt. Die Summe der Kehrwerte (Reziproke) der physikalischen und biologischen Halbwertszeiten ergibt den Kehrwert der **effektiven Halbwertszeit** (Tab. 1.11 und 1.12).

Alpha-Strahlung

Die Alphastrahlung besteht aus doppelt positiv geladenen Heliumatomen (2 positiv geladene Protonen und 2 elektrisch neutrale Neutronen), die eine sehr intensive Interaktion mit dem bestrahlten Gewebe eingehen. Die Durchdringungsfähigkeit der Strahlung ist daher sehr gering und die Eindringtiefe begrenzt. In der Luft beträgt sie mehrere Zentimeter. Bereits ein kräftigeres Blatt Papier kann die Strahlung je nach Energie weitgehend absorbieren. Für den Menschen wird die Strahlung gefährlich, wenn Radionuklide mit Alpha-Strahlung (Alphastrahler) in den Körper aufgenommen werden (inkorporiert), wie dies z. B. bei der Inhalation des ubiquitären radioaktiven Radons-222 der Fall ist.

Tab. 1.11 Berechnung der effektiven Halbwertszeit

Formel	
	$$\frac{1}{HWZ_{eff}} = \frac{1}{HWZ_{phy}} + \frac{1}{HWZ_{bio}}$$ HWZ_{eff}: effektive Halbertszeit HWZ_{phy}: physikalische Halbwertszeit HWZ_{bio}: biologische Halbwertszeit

Tab. 1.12 Beispiel für die Berechnung der effektiven Halbwertszeit von Jod-131

Fragestellung	Die physikalische Halbwertszeit (HWZ_{phy}) von Jod-131 beträgt 8,02 Tage (Rausch 2019) und die biologische Halbwertszeit (HWZ_{bio}) ca. 80 Tage (Inforum 2017). Wie groß ist die effektive Halbwertszeit (HWZ_{eff})?
Ausgangsformel	$$\frac{1}{HWZ_{phy}} + \frac{1}{HWZ_{bio}} = \frac{1}{HWZ_{eff}}$$
Rechenweg	$$\frac{1}{8{,}02\,\text{Tage}} + \frac{1}{80\,\text{Tage}} = 0{,}1372 \cdot \frac{1}{\text{Tage}}$$ $$\frac{1}{0{,}1372}\,\text{Tage} = 7{,}3\,\text{Tage}$$
Ergebnis	Die effektive Halbwertszeit von Jod-131 beträgt 7,3 Tage.

Betastrahlung

Beta-Strahlung besteht aus beschleunigten Elektronen (Beta-Minus-Strahlung) oder selten Positronen (Beta-Plus-Strahlung), die im Vergleich zur Alpha-Strahlung eine deutlich größere, ebenfalls begrenzte Eindringtiefe haben. Diese kann in der Luft in Abhängigkeit von der Strahlenenergie mehrere Zentimeter bis Meter betragen. In der Strahlentherapie werden beschleunigte Elektronen zur therapeutischen Bestrahlung oberflächlicher Tumore verwendet.

Neutronenstrahlung

Aufgrund der fehlenden elektrischen Ladung interagieren Neutronen mit dem durchstrahlten Gewebe deutlich weniger. Sie haben eine hohe Durchdringungsfähigkeit und werden wie die Gammastrahlung exponentiell geschwächt. Die Eindringtiefe ist daher unbegrenzt. Die Energieübertragung auf das durchstrahlte Gewebe erfolgt indirekt durch Stoßprozesse. Der Energieübertrag für einen Neutron-Proton-Stoß ist besonders effektiv.

Protonenstrahlung

Mit Hilfe von Zyklo- oder Synchrotronen beschleunigte Protonen werden im Rahmen der Protonentherapie zur Tumorbehandlung genutzt. Aufgrund eines Dosisaufbaueffekts in der Tiefe des Körpers ermöglicht die Protonentherapie eine optimierte Dosisverteilung innerhalb der zu bestrahlenden Region mit verbesserter Schonung des umgebenden Gewebes im Vergleich zu konventionellen Strahlentherapieverfahren. Wegen des hohen apparativen Aufwands steht diese Therapieform nur in wenigen Zentren zur Verfügung.

1.3 Wechselwirkung der Strahlung mit Materie

▶ Röntgenstrahlen werden im Rahmen der Interaktion mit der durchstrahlten Materie in Abhängigkeit von der Dicke der Materie exponentiell geschwächt (Tab. 1.13).

▶ Diese Schwächung beruht auf fünf Effekten, die sich physikalisch in ihrem Mechanismus und ihrer Auswirkung unterscheiden lassen und deren Kenntnis wichtig ist für das Verständnis der röntgenologischen Bildgebung und des Strahlenschutzes (Tab. 1.14).

Tab. 1.13 Schwächung von Röntgenstrahlen

Formel	$I = I_0 \cdot e^{-\mu \cdot x}$
	I_0: ungeschwächte Strahlung beim Eintreten in die Materie
	I: geschwächte Strahlung beim Austreten aus der Materie
	μ: linearer Schwächungskoeffizient
	x: Dicke der Materie

Tab. 1.14 Physikalische Effekte bei der Schwächung der Röntgenstrahlung bzw. Gammastrahlung im durchstrahlten Gewebe

physikalischer Effekt	alternativer Name	wirksam im Energiebereich 1 keV (Kiloelektronenvolt)=10^3 Elektronenvolt 1 MeV (Megaelektronenvolt)=10^6 Elektronenvolt
klassische Streuung	kohärente Streuung Rayleigh-Streuung Thomson-Streuung	<10 keV
Photoabsorption	Photoionisierung	<150 keV
Compton-Streuung	inkohärente Streuung	>35 keV
Paarbildung		>1 MeV
Kernphotoprozess		>15 MeV

▶   In der Röntgendiagnostik (Energiebereich 25–150 keV) sind überwiegend die Photoabsorption und die Compton-Streuung signifikant wirksam. Die Photoabsorption dominiert im Bereich der niedrigenergetischen Strahlung (weiche Strahlung), die Compton-Streuung im Bereich der höherenergetischen Strahlung (harte Strahlung).

Die Strahlenenergie, ab der die Schwächung der Strahlung durch die Compton-Streuung wirksamer als die Schwächung durch die Photoabsorption ist, hängt von der Ordnungszahl Z der durchstrahlten Materie ab. Während in biologischem Gewebe (effektive Ordnungszahl ca. 7, ähnlich der von Wasser) die Strahlung ab einer Strahlungsenergie von ca. 25 keV stärker durch die Compton-Streuung als durch die Photoabsorption geschwächt wird, überwiegt die Photoabsorption bei Jod (Ordnungszahl Z 53) bis zu einer Strahlenenergie von ca. 300 keV und bei Blei (Ordnungszahl Z 92) bis zu einer Strahlenenergie von ca. 800 keV (Hübner 1974).

Die Schwächung der Röntgenstrahlung in der Materie stellt gewissermaßen eine Umkehrung des physikalischen Prinzips der Erzeugung der charakteristischen Strahlung dar. Während bei der Entstehung der charakteristischen Strahlung in der Anode einer Röntgenröhre Elektronen auf Elektronen treffen und dadurch Photonen erzeugen, treffen bei der Strahlenabsorption Photonen auf Elektronen und erzeugen freie Elektronen. Zurück bleibt ein ionisiertes Atom.

1.3.1   Photoabsorption

▶   Bei der Photoabsorption erfolgt eine vollständige Übertragung der Energie (Absorption) eines einstrahlenden Photons auf ein Elektron der inneren Schale mit Ionisation des Atoms.

Gleichzeitig kommt es zu einer Freisetzung einer **charakteristischen Strahlung** (**Röntgenfluoreszenz**) beim Auffüllen der Schale durch Elektronen äußerer Schalen (z. B. K-Strahlung bei einem Elektronenübergang von der L-Schale oder M-Schale auf die K-Schale) (Abb. 1.11). Die elektrostatische Anziehungskraft, die auf die Elektronen in

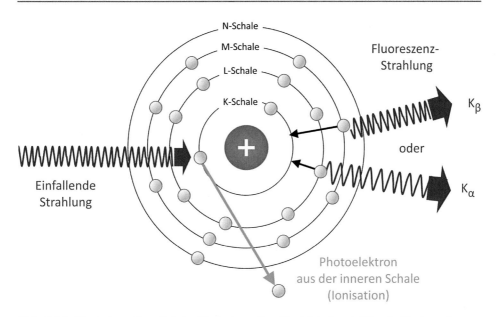

Abb. 1.11 Photoabsorption. Bei der Photoabsorption überträgt das einfallende Photon seine gesamte Energie auf ein Elektron der inneren Schale, das daraufhin die Atomhülle verlässt. Es kommt zu einer Ionisation des Atoms. Die Elektronenlücke wird durch Elektronen der äußeren Schalen aufgefüllt, die wiederum beim Wechsel der Schalen Energie in Form einer Fluoreszenzstrahlung abgeben

der K-Schale einwirkt, ist von der Anzahl der Protonen im Atomkern (**Kernladungszahl**, numerisch identisch zur Ordnungszahl Z des Elements) abhängig. Elektronen haben in einem Atom mit einer höheren Kernladungszahl daher höhere Energieniveaus. Daher nimmt auch die Energie der charakteristischen Fluoreszenzstrahlung mit der Kernladungszahl des durchstrahlten Elements zu. Dies ist von praktischer Bedeutung für die Beurteilung der geringeren Schutzwirkung **bleifreier Strahlenschutzschürzen** bei Verwendung leichterer absorbierender Elemente mit niedriger Kernladungszahl wie z. B. Antimon (Kernladungszahl von Antimon beträgt 51 im Gegensatz zu Blei mit einer Kernladungszahl von 82). Die in den leichteren bleifreien Schürzen eingesetzten absorbierenden Elemente mit niedriger Kernladungszahl erzeugen im Rahmen der Absorption der Röntgenstrahlung eine unerwünschte niederenergetische Fluoreszenzstrahlung direkt auf der Haut des Trägers, die die Schutzwirkung deutlich herabsetzt. Reine bleifreie Schürzen sollten daher nicht mehr verwendet werden. Bleireduzierte Schürzen mit Zusätzen von Blei bzw. Wismut (Composite- oder Bilayer-Schürzen) können die Fluoreszenzstrahlung reduzieren und stellen einen Kompromiss zwischen Gewicht und Schutzwirkung dar. Die Gewichtsersparnis im Vergleich zu den konventionellen Bleischürzen beträgt dann jedoch nur noch ca. 15 %.

▶ Das Ausmaß der Schwächung einer Strahlung durch die Photoabsorption ist sowohl von der Strahlenenergie als auch von der Ordnungszahl Z, der Dicke und der Dichte des durchstrahlten Elements abhängig.

Bei durchstrahltem Material mit verschiedenen Elementen gilt die **effektive Ord-nungszahl** als gewichteter Mittelwert der Ordnungszahlen der vorhandenen Elemente je nach Anteil.

Schwächung der Strahlung durch die Photoabsorption
Die Schwächung ist

- proportional zur 3. Potenz der Ordnungszahl Z,
- umgekehrt proportional zur 3. Potenz der Energie der Röntgenstrahlung,
- direkt proportional zur Dichte des Gewebes,
- direkt proportional zur Dicke des Gewebes.

1.3.2 Compton-Streuung

▶ Bei der Compton-Streuung erfolgt eine teilweise Übertragung der Energie eines Photons auf ein nur locker gebundenes Elektron der äußeren Schale mit Ionisation des Atoms.

Die Energie des Photons wird im Gegensatz zum Photoeffekt nicht vollständig absorbiert (Abb. 1.12). Die Bewegungsrichtung des einfallenden Photons ändert sich (Streuung). Die

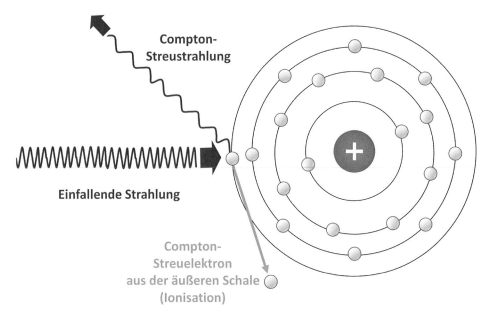

Abb. 1.12 Compton-Streuung. Die einfallende Strahlung überträgt einen Teil ihrer Energie auf ein äußeres Elektron der Atomhülle, welches das Atom verlässt (Ionisation). Die energiereduzierte Strahlung ändert ihre Richtung (Streuung), teilweise auch rückwärtsgewandt in die Richtung, aus der die einfallende Strahlung ursprünglich kommt

statistische Verteilung der Streuwinkel (Winkel zwischen den Richtungen der Primär- und der Streustrahlung) ist abhängig von der Energie des einstrahlenden Photons. Der Streuwinkel ist umso größer (0° keine Ablenkung, 180° Photon wird zurückgestreut), je energieärmer die Primärstrahlung ist.

▶   Signifikante Anteile der Compton-Streustrahlung weisen einen Streuwinkel größer als 90° auf und sind damit rückwärtig in Richtung der einfallenden Primärstrahlung ausgerichtet. Der Anteil der rückwärtig gerichteten Streustrahlung nimmt mit abnehmender Energie der Primärstrahlung zu.

Die Streustrahlung ist aufgrund des partiellen Energieverlustes des Photons energieärmer als die Primärstrahlung (geringere keV, langwelliger). Die Compton-Streuung zeigt im Vergleich zur Photoabsorption eine deutlich geringere Abhängigkeit von der Energie der Röntgenstrahlung.

▶   Aufgrund der Interaktion der einfallenden Strahlung mit den locker gebundenen Elektronen der äußeren Schale gibt es für die Compton-Streustrahlung keine Abhängigkeit von der Kernladungszahl des durchstrahlten Materials.

1.3.3   Massen-Schwächungskoeffizient

▶   Der Massen-Schwächungskoeffizient (μ/ρ in Quadratzentimeter pro Gramm) ist der gewebespezifische Parameter zur Berechnung der Schwächung einer Röntgenstrahlung. Er ist abhängig von der Energie der einfallenden Strahlung.

Der Massen-Schwächungskoeffizient (μ/ρ in Quadratzentimeter pro Gramm) entspricht dem linearen Schwächungskoeffizienten μ geteilt durch die Dichte des Gewebes ρ. Somit ist der Massenschwächungskoeffizient gewebespezifisch und unabhängig von Änderungen der Dichte wie z. B. bei Schwankungen der Temperatur oder des Umgebungsdruckes. Er ist abhängig von der Energie der einfallenden Strahlung (Abb. 1.13). Im Bereich der niedrigenergetischen Strahlung überwiegt die Photoabsorption mit ihrer starken Abhängigkeit von der Strahlenenergie. Ab einer von der Kernladungszahl des absorbierenden Elementes abhängigen Strahlenenergie (z. B. Kohlenstoff 22 keV, Wasser 25 keV, und Kalzium 90 keV) kommt es zu einer Abflachung der Kurve aufgrund des Überwiegens der Compton-Streuung, die von der Energie der Strahlung im Vergleich zur Photoabsorption deutlich weniger abhängig ist (Hübner 1974).

1.3.3.1 Absorptionskanten

Jod zeigt in der grafischen Darstellung der Strahlenabsorption in Abhängigkeit von der Energie der Röntgenstrahlung einen Sprung in der Absorption der Strahlung mit einer Energie oberhalb von 33,17 keV (sogenannte K-Absorptionskante) (Abb. 1.14). Unterschreiten die Photonen der absorbierten Röntgenstrahlung ein bestimmtes Energieniveau, sind sie nicht mehr in der Lage, ein Atom durch Interaktion mit einem Elektron der

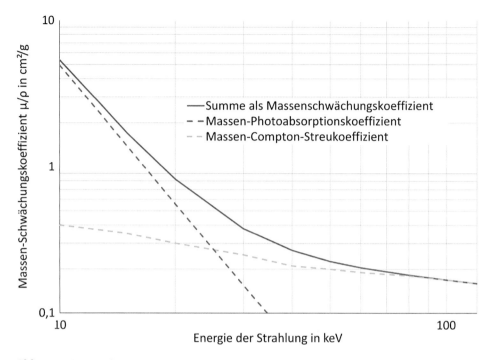

Abb. 1.13 Massen-Schwächungskoeffizienten (μ/ρ, in cm²/g) für Wasser (ähnliche Absorptionseigen-schaften wie biologisches Weichteilgewebe) in Abhängigkeit von der Energie der Röntgenstrahlung (Werte der x- und der y-Achse mit logarithmischer Skala). Die Schwächungsanteile der Photoabsorption und der Compton-Streuung sind getrennt aufgezeichnet. Wirksam ist der Massenschwächungskoeffi-zient als Summe beider Anteile (nach Hübner 1974)

Abb. 1.14 Absorptionskurven für Jod und Weichteilgewebe in Abhängigkeit von der Strahlenenergie. Bei einer Strahlenenergie oberhalb von 33,17 keV zeigt Jod eine sprunghafte Zunahme der Absorption (Absorptionskante) (Quelle der Daten NIST 2004)

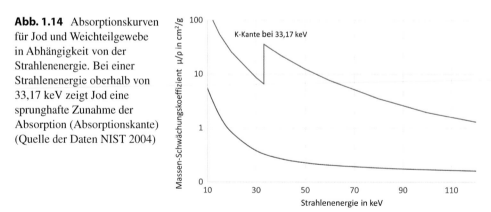

K-Schale zu ionisieren, weshalb die Absorptionsfähigkeit der Materie für die Röntgenstrahlung sprunghaft abfällt. Unterschiede im Absorptionsverhalten verschiedener Elemente hinsichtlich der Absorptionskanten finden zunehmend Berücksichtigung in der spektralen Röntgenbildgebung.

1.3.4 Strahlenkontrast und Bildgebung

Die röntgenologische Abbildung eines durchstrahlten Objektes erfolgt durch die **Austrittsstrahlung**. **Bildkontraste** entstehen durch eine räumlich unterschiedliche Schwächung der Röntgenstrahlen in dem untersuchten Objekt. Die größten Strahlenkontraste und damit auch Bildkontraste bewirkt die Photoabsorption aufgrund ihrer Abhängigkeit von der Ordnungszahl Z in der 3. Potenz. Biologisches Weichteilgewebe mit einer effektiven Ordnungszahl von ca. 7 (ähnlich der von Wasser) unterscheidet sich hinsichtlich der Strahlenabsorption im Wirkungsbereich der Photoabsorption deutlich von kortikalen Knochen mit einer effektiven Ordnungszahl von 9–12 (Laubenberger 1990). Ein Vergleich der effektiven Ordnungszahl und der Dichte verschiedener Stoffe (Gewebe) findet sich in Tab. 1.15.

Im höheren Energiebereich der Compton-Streustrahlung verringern sich die Strahlenkontraste von Weichteilgewebe und Knochen. Die Abb. 1.15 zeigt den Verlauf des Massen-Schwächungskoeffizienten für typische Gewebe (Weichteilgewebe, Knochen und Fettgewebe) in Abhängigkeit von der Energie der Strahlung. Ab einer Strahlungsenergie von 100 keV ist der Strahlenkontrast nahezu aufgehoben. Die Strahlenkontraste und damit auch die Bildkontraste entstehen im höheren Energiebereich von über 100 keV nur noch durch die Dichte- und Dickenunterschiede der Gewebe. Zusätzlich kommt es mit zunehmender Energie der Strahlung zu einer Verstärkung der Compton-Streustrahlung, die nicht zur Bildgebung beiträgt und den Bildkontrast verschlechtert.

▶ Merkspruch: „kV macht grau".

Die diffus gerichtete Streustrahlung (Compton-Streustrahlung) ist für die Bildgebung störend, da die abzubildenden Objekte je nach Ausrichtung der Streustrahlen unterschiedliche Projektionen in der Bildempfängerebene erfahren, was zu einem diffusen

Tab. 1.15 Vergleich der effektiven Ordnungszahl und der Dichte verschiedener Stoffe (Gewebe)

Stoff, Gewebe	effektive Ordnungszahl	Dichte (g/cm^3)
Luft	7,64	0,0012
Wasser	7	1,00
Weichteilgewebe	7,42	1,0
Fettgewebe	6,3	0,95
Knochen	9-12	1,92
Jod	53	4,93
Blei	92	11,35
Laubenberger 1990		

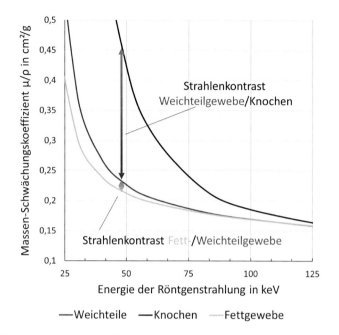

Abb. 1.15 Massenschwächungskoeffizienten (μ/ρ) für unterschiedliche Gewebe im menschlichen Körper in Abhängigkeit von der Strahlenenergie. Knochen weist im unteren Energiebereich eine deutlich höhere Absorption der Strahlung im Vergleich zum Weichteil- oder Fettgewebe auf. So unterscheidet sich die Absorption von Knochen im Vergleich zum Weichteil- oder Fettgewebe z. B. bei 50 keV deutlich, was einen hohen Strahlenkontrast zwischen Knochen und diesen Geweben ergibt. Mit zunehmender Strahlenenergie reduziert sich der Kontrast zwischen den Geweben. Jenseits einer Röhrenspannung von 100 keV sind die Kontraste nahezu aufgehoben (Quelle der Daten NIST 2004)

Grauschleier führt. Störende Streustrahlung lässt sich durch den Einsatz von Streustrahlenraster unter Inkaufnahme einer erhöhten Strahlenexposition des durchstrahlten Objektes reduzieren.

▶   Um einen optimalen Strahlenkontrast zwischen kalkhaltigem Gewebe (Knochen, Mikrokalk) und Weichteilgewebe zu erhalten, empfiehlt es sich, eine möglichst geringe Strahlenenergie (niedrige keV-Werte) zu verwenden.

Dies erfolgt z. B. bei der Mammografie, bei der es auf die Detektion kleinster Verkalkungen ankommt. Hier wird mit Strahlungsenergien von unter 30 keV gearbeitet, um einen großen Strahlen- und damit auch Bildkontrast zu erhalten. Da die Strahlung jedoch in diesem Energiebereich von dem Gewebe stark geschwächt wird, ist ein solches Vorgehen für Untersuchungen von Körperarealen mit einem größeren zu durchstrahlenden Volumen wie z. B. bei der Röntgenuntersuchung der seitlichen LWS nicht realisierbar. Würde man bei diesen Anwendungen mit 30 keV röntgen, wäre die austretende Strahlung aufgrund der starken Schwächung so gering, dass sie im Austrittsbereich kaum noch zur Bildgebung beiträgt, sondern im Wesentlichen nur eine Strahlenbelastung des durchstrahlten Gewebes verursacht. Eine Erhöhung der Strahlenintensität über den Röhrenstrom und die Belichtungszeit verbessert die Situation nicht. Es muss ein Kompromiss zwischen dem Strahlenkontrast und der Fähigkeit der Strahlung, dickeres Gewebe bildgebend zu durchdringen, gefunden werden. Daher wird bei dickeren Untersuchungsobjekten wie z. B. bei der Seitaufnahme der Lendenwirbelsäule (LWS seitlich) je nach der Körperfülle der Patienten ein Energiebereich von 80 keV und mehr gewählt, was jedoch die Bildkontraste verschlechtert.

1.3.4.1 Schwächung

Die Röntgenstrahlung wird durch das Weichteilgewebe in Abhängigkeit von der Röhrenspannung unterschiedlich stark geschwächt.

▶ Strahlen mit einer höheren Energie (Röhrenspannung) durchdringen das Gewebe besser und werden weniger stark geschwächt.

Für eine Röntgenthoraxaufnahme mit 80 kV Röhrenspannung beträgt die erforderliche Einfalldosis das nahezu Dreifache im Vergleich zur Aufnahme mit 125 kV (Abb. 1.16, Tab. 1.16). Über eine Erhöhung der Röhrenspannung (Strahlenenergie) kann die Dosis reduziert werden. Dies erfolgt automatisch über die Verkürzung der Belichtungszeit mittels Rückkopplung durch die Belichtungskammer, die sich in Strahlenrichtung hinter dem Patienten befinden. Mit der Erhöhung der Röhrenspannung reduziert sich gleichzeitig der Kontrast zwischen dem Knochen und dem Weichteilgewebe.

Würde bei der Aufnahme mit 125 kV Röhrenspannung die gleiche Belichtungszeit wie bei der Aufnahme mit 80 kV eingestellt werden (Aufnahme ohne Belichtungsautomatik,

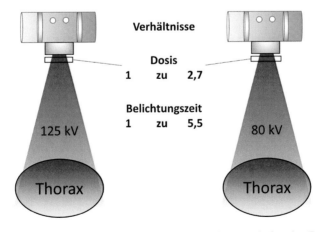

Abb. 1.16 Beispiel für das Verhältnis von Dosis und Belichtungszeit für eine Röntgenaufnahme des Thorax mit Hartstrahltechnik (Röhrenspannung 125 kV, „internistischer Thorax") und mit Weichstrahltechnik (Röhrenspannung 80 kV, „knöcherner Thorax"). Die für eine gute Bildgebung erforderliche Dosis ist bei der Aufnahme des Thorax mit 125 kV im Vergleich zu 80 kV deutlich geringer (Verhältnis 1 zu 2,7). Die Reduktion der Dosis erfolgt über eine Verkürzung der Belichtungszeit (eigene Messungen)

Tab. 1.16 Beispiel für Belichtungsparameter einer Röntgenthoraxaufnahme in Weichstrahltechnik und in Hartstrahltechnik mit Belichtungsautomatik

Parameter	Wert für Hartstrahltechnik	Wert für Weichstrahltechnik	Verhältnis jeweiliger Wert Hartstrahltechnik zu Weichstrahltechnik	eingestellter, angezeigter oder errechneter Wert
Röhrenspannung in Kilovolt (kV)	125	80	1 : 0,6	eingestellt
mAs-Produkt in Milliamperesekunden (mA · s)	3,4	18,4	1 : 5,4	angezeigt
Belichtungszeit in Millisekunden (ms)	21	115	1 : 5,5	angezeigt
Flächendosisprodukt in Mikrogray mal Quadratmeter(μGy·m^2)	12	32	1 : 2,7	angezeigt
Feldgröße in Quadratmeter (m²)	0,15	0,15	1 : 1	eingestellt: Feldlänge · Feldbreite (0,35 m · 0, 43 m)
Röhrenstrom in Ampere (A)	0,16	0,16	1 : 1	errechneter Wert: $\frac{\text{mAs} - \text{Produkt}}{\text{Belichtungszeit}}$
Einfalldosis in Mikrogray (μGy)	79,7	212,6	1 : 2,7	errechneter Wert: $\frac{\text{Flächendosisprodukt}}{\text{Feldgröße}}$
Einfalldosisleistung in Milligray pro Sekunde (mGy/s)	3,8	1,9	1 : 0,5	errechneter Wert: $\frac{\text{Einfalldosis}}{\text{Belichtungszeit}}$

eigene Messungen

in unserem Beispiel 115 statt 21 Millisekunden), würde der Patient bei einer Aufnahme mit einer Röhrenspannung von 125 kV im Vergleich zu 80 kV eine doppelt so hohe Dosis erhalten, da die Dosisleistung (Dosis pro Zeiteinheit) bei der Aufnahme mit 125 kV doppelt so hoch ist wie bei der Aufnahme mit 80 kV (3,8 statt 1,9 mGy/s).

Röntgenstrahlung mit einer Röhrenspannung von 70–80 kV wird beim Durchtritt durch Weichteilgewebe von 3 cm Gewebedicke um ca. 50 % geschwächt (Stieve 1992).

▶ Die Halbwertsdicke von Röntgenstrahlung beträgt für Weichteilgewebe ca 3 cm, also kann die Strahlenexposition durch Kompression (eigentlich Verdrängung) des durchstrahlten Körpers um 3 cm halbiert werden.

Andererseits bewirkt eine Zunahme des Sagittaldurchmessers des durchstrahlten Gewebes um 3 cm eine Verdoppelung der benötigten Dosis sowohl für den Patienten als auch indirekt für den Untersucher. Dies ist von besonderer Wichtigkeit bei Durchleuchtungen in der

Schrägposition oder der Seitposition (z. B. kardiologische Durchleuchtungsuntersuchungen), da in diesen Röhrenpositionen (oder Drehungen des Patienten) der Strahlengang im Köper aufgrund der ovalen Körperform verlängert ist.

Ein Abdomen mit 21 cm Sagittaldurchmesser umfasst 7 Halbwertsdicken, was einer Schwächung der Strahlung auf ca. 1 % der Ausgangsstrahlung entspricht (Schwächungsfaktor $\left(\dfrac{1}{2}\right)^{7} = 0,008$ entspricht 0,8 %). Die Austrittsstrahlung beträgt demnach nur ca. 1 % der Einfalldosis (Abb. 1.17).

▶   Die Schwächung der Strahlung durch das Abdomen entspricht der Schwächung der Strahlung durch eine Strahlenschutzschürze.

Eine zusätzliche Schwächung der Strahlung erfolgt durch die Patientenauflageplatte und das Streustrahlenraster.

▶   Während die Einfalldosis ein Maß für die Strahlenexposition des Patienten ist, ist die Austrittsdosis entscheidend für die Bildqualität.

Die Röntgenbremsstrahlung erfährt als polychromatische Strahlung beim Durchtritt durch den Körper eine deutliche Aufhärtung der Strahlung. Dies bedeutet, dass der relative Anteil der höherenergetischen Strahlung im Strahlenspektrum zunimmt. Die Halbwertsdicke

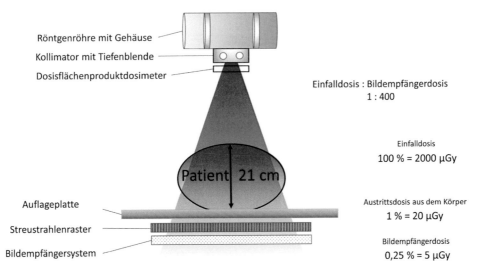

Abb. 1.17 Schwächung von Röntgenstrahlungen (70 kV) beim Durchtritt durch den Patienten und das Bildempfängersystem. Die Halbwertsdicke von Weichteilgewebe beträgt ca. 3 cm. Bei einem abdominalen Sagittaldurchmesser von 21 cm (7 Halbwertsdicken) wird die einfallende Strahlung im Verlauf durch den Körper auf ca. 1 % geschwächt. Bei einer zusätzlichen Schwächung der Strahlung durch die Auflageplatte und das Streustrahlenraster entspricht die Bildempfängerdosis (in µGy, Mikrogray), die für eine Bildgebung erforderlich ist, ca. 0,25 % der einfallenden Strahlung

nimmt daher je nach Strahlenqualität mit zunehmender Eindringtiefe zu, was in der obigen Berechnung jedoch vernachlässigt wird. Eine vollständig homogene monochromatische Strahlung, die ausschließlich aus Strahlen mit der Strahlenenergie 70 keV besteht, würde eine Halbwertsdicke von 3,5 cm aufweisen ohne Zunahme der Halbwertsdicke im Verlauf der Eindringtiefe.

1.3.4.2 Streuung

Die primäre Strahlung durchdringt den Körper und wird geschwächt. Gleichzeitig entsteht eine vom Patienten ausgehende sekundäre Streustrahlung, die am meisten zur Strahlenexposition der Mitarbeiter beiträgt und die Bildgebung stört. Die Streustrahlung ist im Bereich der Strahleneintrittsebene am stärksten, da hier noch keine Schwächung der Strahlung durch den Körper erfolgt ist (Abb. 1.18). Je geringer die Röhrenspannung der Strahlung ist, desto höher ist der Anteil der nach rückwärts gerichteten Anteile der Streustrahlung Hübner (1974).

Die Streustrahlung ist in hohem Ausmaß von der Größe des durchstrahlten Volumens abhängig. Im Gegensatz zur Dicke des Volumens, die nur eingeschränkt beeinflussbar ist, kann die Eintrittsfläche über die Einblendung des Strahlenfeldes leicht verändert werden. Besonders im Bereich kleiner Feldgrößen ist die Streustrahlung von der Feldgröße abhängig). Eine Übersicht über Maßnahmen zur Reduktion der Streustrahlung findet sich in Tab. 1.17.

1.3.4.3 Spektrale Röntgenbildgebung (dual-energy)

Thoraxaufnahme in Weichstrahl- und Hartstrahltechnik

Die Thoraxaufnahme ist ein einfaches Beispiel für das Prinzip der spektralen Bildgebung (dual-energy). Der unterschiedliche Strahlenkontrast für Knochen- und Weichteilgewebe in Abhängigkeit von der Energie der Röntgenstrahlung hat einen direkten Einfluss auf die Technik der Thoraxaufnahme, je nach klinischer Fragestellung. Ein starker Kontrast zwi-

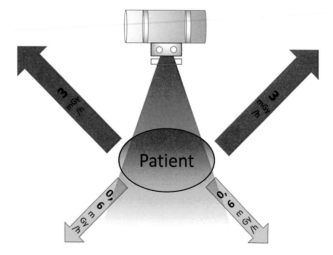

Abb. 1.18 Dosisleistungen bedingt durch die Streustrahlung beim Durchleuchten eines Patienten in der Eintrittsebene des Untersuchers. Die Streustrahlung ist im schrägen Winkel rückwärts am stärksten. Das Verhältnis der schräg nach hinten (rückwärtig) gerichteten Strahlung zur schräg nach vorne gerichteten Strahlung beträgt ca. 5 zu 1 in Abhängigkeit von der Körperdicke, der Filterung und der Röhrenspannung

Tab. 1.17 Maßnahmen zur Reduktion der Streustrahlung

Methode	praktische Umsetzung	Besonderheit
Reduzierung des durchstrahlten Volumens	Einblenden, kleine Feldgröße	einfachste und sehr effektive Maßnahme
	Kompression bzw. Verdrängung	Kompressionsplatten bei der Mammografie, Kompressionspelotten oder Kompressionsgurte bei Durchleuchtungen oder Zielaufnahmen voluminöser Objekte (Abdomen oder LWS). Nachteile: unangenehm für den Patienten, begrenzt durchführbar
Streustrahlenraster		wichtigste und sehr effektive Maßnahme, Nachteile: Erhöhung der Strahlenexposition, anfällig für Artefakte
Erhöhung des Abstandes zwischen Objekt (Patient) und Bildempfänger	Abstands- oder Groedel-Technik	früher in der Thoraxradiologie angewendet, heute praktisch keine Bedeutung mehr außer bei mammografischen Vergrößerungsaufnahmen, Nachteile: Erhöhung der Strahlenexposition, Bildvergrößerung mit Zunahme der geometrischen Unschärfe

schen Knochen und pulmonalen Strukturen ist bei der Beurteilung des Thoraxskeletts z. B. zum Ausschluss von Rippenfrakturen gewünscht. Eine solche sogenannte „knöcherne Thoraxaufnahme" wird üblicherweise mit einer Röhrenspannung von 80 kV in „Weichstrahltechnik" durchgeführt. Steht jedoch die Beurteilung der Weichteilstrukturen wie Lungengefäße oder Herzschatten im Vordergrund, so wird eine sogenannte „Hartstrahlaufnahme" mit einer Röhrenspannung von 120 kV durchgeführt (Abb. 1.19). Störende Überlagerungen durch das Thoraxskelett werden aufgrund des geringeren Strahlenkontrastes reduziert. Eine solche Aufnahme hat zusätzlich den Vorteil, dass die Strahlenexposition des Patienten aufgrund der besseren Durchdringungsfähigkeit der Strahlung und schnellerer Beendigung der Exposition durch die Belichtungsautomatik reduziert ist. Die kürzere Belichtungszeit ermöglicht auch eine Reduktion von Bewegungsartefakten bei fehlendem Atemstillstand oder durch die Pulsation des Herzens. Zusätzlich lassen sich aufgrund der besseren Durchdringungsfähigkeit der Strahlung retrokardiale Lungenanteile in der pa- (postero-anterior) Projektion besser darstellen.

Kontrastmittelmammografie (CESM, contrast enhanced spectral mammography)

Ein weiteres Beispiel für eine spektrale Bildgebung ist die Methode der **Kontrastmittelmammografie (CESM, contrast enhanced spectral mammography)** (Abb. 1.20). Durch das Röntgen mit zwei unterschiedlichen Röhrenspannungen ist es möglich, gleichzeitig eine konventionelle Mammografie als auch ein Kontrastmittelbild mit sehr empfindlichem Nachweis einer tumorbedingten Anreicherung von jodhaltigem Kontrastmittel zu

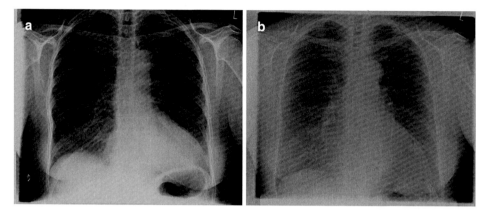

Abb. 1.19 Thorax-Röntgenaufnahme **a**) in „Weichstrahltechnik" mit 80 kV und **b**) in „Hartstrahltechnik" mit 125 kV Röhrenspannung

erhalten. Hintergrund ist der Nachweis einer Tumorangioneogenese bei einem invasiven Mamma-Karzinom durch Kontrastmittelgabe, wie dies schon seit vielen Jahren in der Kernspintomografie durchgeführt wird.

Die erste Aufnahme der Kontrastmittelmammografie wird mit niedriger Röhrenspannung (26–30 kV) unterhalb der K-Absorptionskante (K-Absorptionskante für Jod 33,17 keV, (NIST 2004)) durchgeführt und entspricht einer konventionellen Mammografie, die bei der Kontrastmittelmammografie immer mitgeliefert wird. Die zweite Aufnahme unmittelbar danach wird ohne Dekompression der Brust mit einer höheren Röhrenspannung (45–49 kV mit Kupfer-Filter) oberhalb der K-Absorptionskante erstellt. Hierbei macht man sich zunutze, dass Jod im Energiebereich oberhalb der K-Absorptionskante von 33,17 keV eine überproportional verstärkte Absorption von Röntgenstrahlung aufweist. Der Massen-Schwächungskoeffizient für Jod steigt im Bereich der K-Kante sprunghaft an, während sich der Koeffizient für Weichteilgewebe in diesem Energiebereich kaum ändert. Durch eine gewichtete Subtraktion des konventionellen niederenergetischen Mammografiebildes von dem höherenergetischen Bild mit Darstellung der Jodanreicherung kann ein sogenanntes Kontrastmittelbild (Jodbild) erzeugt werden, das selektiv die Mehrdurchblutung in der Brust und damit das Karzinom topografisch präzise anzeigt. Da zwischen den beiden Aufnahmen die Kompression der Brust nicht aufgehoben wird, kann eine direkte Eins zu Eins Zuordnung der tumorassoziierten Jodaufnahme zu dem konventionellen Mammografiebild vorgenommen werden. Dies ermöglicht eine deutlich verbesserte Differenzialdiagnostik verdächtiger Mammografiebefunde.

Spektrale dual-energy in der Computertomografie

Nach einem ähnlichen Prinzip arbeiten auch dual-energy Systeme in der CT. Auch hier lässt sich durch die Anwendung einer sowohl niedrig- (z. B. Röhrenspannung von 80 kV) als auch höherenergetischen Strahlung (z. B. 140 kV Röhrenspannung) während einer CT-Untersuchung mit jodhaltigem Kontrastmittel ein „Jodbild" aufgrund der Absorptionsunterschiede erzeugen. Durch entsprechende Subtraktionsalgorithmen ist es dem Gerät möglich, von einer Aufnahme nach Kontrastmittelgabe das Jodbild zu subtrahieren und so

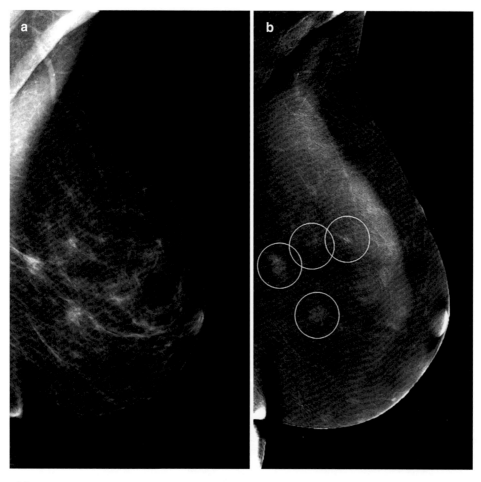

Abb. 1.20 Kontrastmittelmammografie (CESM, contrast enhanced spectral mammography) mit **a)** konventioneller Mammografie und **b)** Kontrastmittelbild. Die Herde mit Brustkrebsbefall werden aufgrund einer verstärkten Kontrastmittelaufnahme durch den Tumor im Kontrastmittelbild als weiße Flecken (mit Kreisen markiert) dargestellt. Die direkte Zuordnung der Herde zur gleichzeitig erstellten konventionellen Mammografie erleichtert die Brustkrebsdiagnose

ein virtuelles Bild ohne Darstellung des Kontrastmittels zu erstellen (virtual non contrast enhanced image, VNC). Dieses Vorgehen macht die Durchführung einer ersten Untersuchung ohne Kontrastmittelgabe überflüssig und reduziert die Patientenexposition. Darüber hinaus können in der spektralen dual-energy CT verschiedene Materialien wie z. B. Uratkristalle klassifiziert und quantifiziert werden, mit dem Ergebnis einer verbesserten radiologischen Diagnostik der chronischen Gicht.

DEXA (dual-energy-X-ray-absorptiometry)

Auch die zur Bestimmung der Knochendichte oder auch des Körperfettes verwendete DEXA (dual-energy-**X**-ray-absorptiometry) ist ein Beispiel für den Einsatz einer spektralen Röntgenbildgebung mit dualer Energie (Abb. 1.21). Die röntgenologische Bestim-

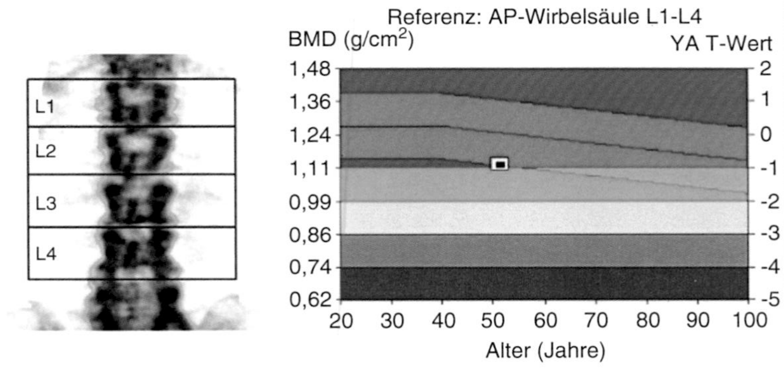

Bereich	BMD (g/cm²)	Junge Erw. T-Wert	Altersvergl. Z-Wert
L1	1,066	-0,9	-0,9
L2	1,084	-1,4	-1,4
L3	1,160	-0,8	-0,8
L4	1,182	-0,6	-0,7
L1-L2	1,075	-1,1	-1,2
L1-L3	1,105	-1,0	-1,0
L1-L4	1,127	-0,9	-1,0
L2-L3	1,124	-1,1	-1,1
L2-L4	1,146	-0,9	-1,0
L3-L4	1,171	-0,7	-0,8

Übereinstimmung nach Alter, Gewicht (Männer 25–100 kg), Ethnische Deutschland (Alter 20–40) Ap-Wirbelsäule Referenzbevölkerung (v107)

Laut Statistik sind 68 % der Folge-Scans im Bereich von 1SA (± 0,010 g/cm² für Ap-Wirbelsäule L1-L4)

Referenz: AP-Wirbelsäule L1-L4

Bild nicht für Diagnosezwecke

Bereich	BMD (g/cm²)	Junge Erw. T-Wert	Altersvergl. Z-Wert
Hals	0,819	-1,9	-1,5
Gesamt	0,845	-1,9	-1,6

Übereinstimmung nach Alter, Gewicht (Männer 25–100 kg), Ethnische Deutschland (Alter 20–40) Ap-Wirbelsäule Referenzbevölkerung (v107)

Laut Statistik sind 68 % der Folge-Scans im Bereich von 1SA (± 0,012 g/cm² für Linker Femur Gesamt)

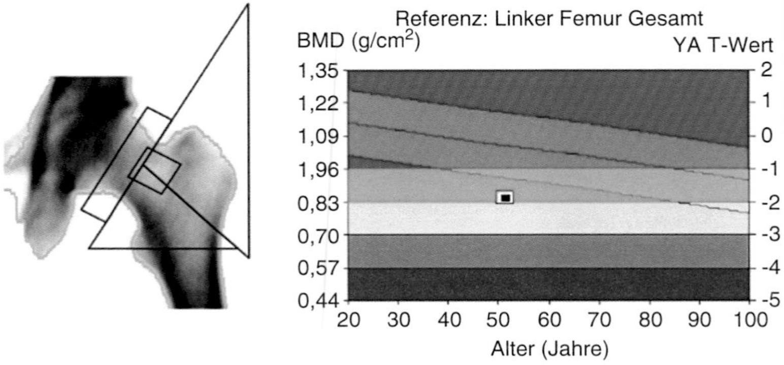

Referenz: Linker Femur Gesamt

Bild nicht für Diagnosezwecke

Abb. 1.21 Ausdruck eines Untersuchungsergebnisses einer Knochendichtemessung mit der DEXA (dual-energy-X-ray-absorptiometry)- Methode. Der gemessene Knochendichtewert wird mit den Werten eines Kollektivs verglichen und als Standardabweichung innerhalb dieses Kollektivs angegeben. Der diagnostisch wichtige T-Wert bezieht sich auf die Standardabweichung des Knochendichtewertes eines jungen Erwachsenen

mung des Kalksalzgehaltes des Knochens wird durch das interindividuelle variable umgebende Fett- und Weichteilgewebe verfälscht, das die Wirbelsäule umgibt. Durch die Messung der Absorption bei zwei verschiedenen Röhrenspannungen (z. B. 70 versus 140 kV bzw. das Erzeugen zweier Energieniveaus durch den Einsatz von Filtern) wird die gewebespezifische Absorption rechnerisch ermittelt und der „Fettfehler" bei der Knochendichtemessung herausgerechnet.

Literatur

Eisenlohr HH, Jaeger RG (1974) Atombau und Radioaktivität. In: Jaeger RG, Hübner W (Hrsg) Dosimetrie und Strahlenschutz, 2. Aufl. Georg Thieme, Stuttgart, S 22–45

Hübner W (1974) Photonenstrahlen (Röntgen und Gammastrahlen). In: Jaeger RG, Hübner W (Hrsg) Dosimetrie und Strahlenschutz, 2. Aufl. Georg Thieme, Stuttgart, S 141–182

Inforum (2017) Kernfragen. Wissen zur Kernenergie. http://www.kernfragen.de/lexikon/halbwertszeit-effektive. Zugegriffen am 08.04.2019

Laubenberger T (1990) Röntgenstrahlen und ihre Eigenschaften. In: Laubenberger T (Hrsg) Technik der medizinischen Radiologie, 5. Aufl. Deutscher Ärzteverlag, Köln, S 35–59

National institute of standards and technology (NIST) (2004) Tables of x-ray mass attenuation coefficients and mass energy-absorption coefficients from 1 keV to 20 MeV for elements Z = 1 to 92 and 48 additional substances of dosimetric interest. https://www.nist.gov/pml/x-ray-mass-attenuation-coefficients. Zugegriffen am 08.04.2019

Petzold W, Krieger H (1988) Dosimetrie. In: Petzold W, Krieger H (Hrsg) Strahlenphysik, Dosimetrie und Strahlenschutz, Band 1 Grundlagen, 2. Aufl. B.G. Teubner, Stuttgart, S 128–195

Rausch R (2019) Das Periodensystem der Elemente online. http://www.periodensystem-online.de/index.php. Zugegriffen am 08.04.2019

Sándor J (2014) Die Anfänge der Messung ionisierender Strahlen. In: Dittmann F, Kahmann M (Hrsg) Geschichte der elektrischen Messtechnik. VDE, Berlin, S 85–89

Stieve FE (1992) Apparatekunde. In: Stieve FE, Stender HS (Hrsg) Strahlenschutz. Kurslehrbuch für die in der medizinischen Röntgendiagnostik tätigen Personen, 2. Aufl. H. Hoffmann, Berlin, S 75–114

Strahlenschutzkommission (SSK) (2008) Orientierungshilfe für bildgebende Untersuchungen. Empfehlung der Strahlenschutzkommission. https://www.ssk.de/SharedDocs/Beratungsergebnisse_PDF/2008/Orientierungshilfe.pdf?__blob=publicationFile. Zugegriffen am 08.04.2019

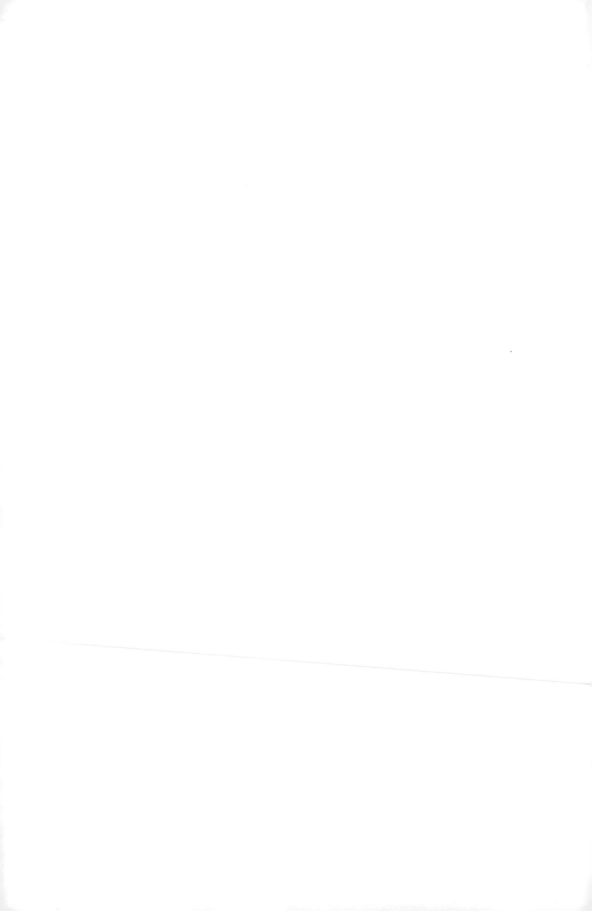

Dosisbegriffe und Dosimetrie

2

Inhaltsverzeichnis

2.1 Grundbegriffe der Dosimetrie

Die Strahlendosis entspricht der Energie, die auf einen bestrahlten Körper übertragen wird. Es muss daher bei der Bestrahlung immer der genaue Ort angegeben werden, an dem die Wechselwirkung zwischen Strahlen und Materie erfolgt (Ortsdosis).

▶ In einem Vakuum kann keine Strahlendosis entstehen, da im Vakuum keine Materie zur Energieübertragung zur Verfügung steht.

Bei Röntgenstrahlen (Röhrenspannungen 25–150 kV) erfolgt die Energieübertragung überwiegend durch Ionisation. Hierbei übertragen Photonen ihre Energie ganz (Absorption durch den Photoeffekt) oder teilweise (Streuung durch den Comptoneffekt) auf Elektronen der Elektronenhülle der Atome. Diese Elektronen verlassen die Atome und es bleiben Ionen zurück. Diese Ionisation wirkt sich auf die chemischen Strukturen des durchstrahlten Gewebes aus und führt zur biologischen Strahlenwirkung.

Betrachten wir die für einen Mediziner geläufige Analogie mit der Medikamentendosis. Der Arzt verordnet eine Dosis eines Medikamentes und versteht darunter die Wirk-

© Springer-Verlag GmbH Deutschland, ein Teil von Springer Nature 2019   39
J.-H. Grunert, *Strahlenschutz für Röntgendiagnostik und Computertomografie*,
https://doi.org/10.1007/978-3-662-59275-5_2

stoffmenge der einzunehmenden Tablette. In der Regel macht sich der Arzt wenig Gedanken darüber, wie sich diese Medikamentendosis im Körper verteilt. Dabei gibt es in der Verteilung des Medikamentes im Körper große Konzentrationsunterschiede zwischen den Organen je nachdem, ob die Medikamente mehr über die Leber oder die Nieren abgebaut werden. Auch die Überwindung der Bluthirnschranke oder die Ausscheidung eines Medikamentes in die Muttermilch kann zu großen Konzentrationsunterschieden führen.

Der Dosisbegriff in der Strahlenphysik dagegen entspricht weniger der Vorstellung einer applizierten Medikamentendosis (z. B. 0,5 g Aspirin) sondern eher der Vorstellung der Konzentration des Medikamentes (in diesem Fall übertragene Energie durch Strahlung) in einem definierten Gewebe eines exponierten Körperteils bei unterschiedlicher Verteilung im Organismus. So nimmt die Strahlendosis bei einer posterior-anterioren (pa) Thoraxaufnahme von der Eintrittsstelle am Rücken bis zur Austrittsstelle an der Vorderseite der Brust im Gewebe kontinuierlich ab.

Was die diagnostische Röntgenuntersuchung anbelangt, sind die Dinge noch komplizierter. In der Regel wird nur ein Teil des Körpers exponiert. Das Röntgen eines Handgelenks wirkt sich nur in geringem Ausmaß auf die Strahlenbelastung des gesamten Organismus aus. Die Analogie zur Pharmakotherapie wäre eine Salbenbehandlung, die einerseits vor Ort wirkt, andererseits aber über eine Resorption der Wirkstoffe durch die Gefäße zu einer Gesamtbelastung des Körpers führt.

2.2   Dosisgrößen und Dosiseinheiten

Siehe auch Spezialkurs im Strahlenschutz bei der Untersuchung mit Röntgenstrahlung (Diagnostik) „Dosisgrößen und Dosiseinheiten" Kap. 8.

Die Dosisbegriffe haben im Laufe der historischen Entwicklung nicht nur hinsichtlich der Einheiten (Röntgen, Rem und Rad sind als Einheiten nicht mehr gültig), sondern auch hinsichtlich der Definitionen Veränderungen erfahren. International normgebend sind die Empfehlungen der Publikationen der International Commission on Radiological Protection (ICRP), die in die jeweilige nationale Strahlenschutzgesetzgebung Eingang finden. Grundlage auch für das seit 01.01.2019 gültige Strahlenschutzgesetz ist die ICRP-Publikation 103 von 2007. Eine Übersicht über aktuell geltende Dosisbegriffe findet sich in Tab. 2.1.

Die **Energiedosis D** *(absorbed dose)* ist ein Maß für die physikalisch messbare Energie, die eine Strahlung auf das durchstrahlte Gewebe an einem bestimmten Ort überträgt (Tab. 2.2). Bei Betrachtung lediglich einer Strahlenart wie in der Röntgendiagnostik (nur elektromagnetische Röntgenstrahlung) lässt sich die Wirkung einer Strahlung auf biologisches Gewebe allein durch die gemessene Energiedosis im Gewebe abschätzen.

In der Nuklearmedizin und der Strahlentherapie sind die Verhältnisse komplizierter, da neben elektromagnetischer Strahlung auch unterschiedliche korpuskulare Strahlenarten angewendet werden. Hierbei zeigt sich, dass unterschiedliche Arten korpuskularer Strahlung bei gleicher Energiedosis unterschiedliche biologische Wirkungen haben. Dies wird

Tab. 2.1 Dosisbegriffe

Dosisbegriffe	**Energiedosis D** (absorbed dose)	**Äquivalentdosis H** (dose equivalent)		**Körperdosisgrößen**	
Funktion	Physikalische Messgröße	Physikalische Messgröße		Schutzgröße zur Festlegung von Grenzwerten	
Berechnungsfaktor	keiner	Qualitätsfaktor **Q**		Strahlungs-Wichtungsfaktor **w$_R$**	
Ortsbezug	Punktgröße	Punktgröße		Mittelwertgröße	
Untergruppenbe-zeichnung		Ortsdosis	**Personendosis** **H$_p$** (personal dose equivalent)	**Organdosis** **H$_T$** (equiva-lent dose)	**effektive Dosis** **E** (effective dose)
Einheit	Gray (**Gy**)	Sievert (**Sv**)	Sievert (**Sv**)	Sievert (**Sv**)	Sievert (**Sv**)

ICRP 2007

Tab. 2.2 Energiedosis D

Namen	Energiedosis, absorbed dose
Formel	$$D = \frac{d\bar{\varepsilon}}{dm}$$
SI-Einheit	Gray (Gy) 1 Gray = 1 Joule pro Kilogramm (J · kg^{-1})
Definition	Die Energiedosis D ist die mittlere Energie $d\bar{\varepsilon}$, die durch ionisierende Strahlung auf die Materie der Masse dm übertragen wird.
Energiedosisleistung	Die Energiedosisleistung beschreibt die im Patienten absorbierte Energiedosis D pro Zeiteinheit.

Tab. 2.3 Lineares Energieübertragungsvermögen

Namen	lineares Energieübertragungsvermögen, linear energy transfer, LET
Formel	$$L = \frac{dE}{dl}$$
SI-Einheit	J · m^{-1}, häufig angegeben als keV µm^{-1}
Definition	Das lineare Energieübertragungsvermögen L (linear energy transfer, LET) ist der mittlere Energieverlust dE geladener Teilchen in einem Medium dividiert durch die Weglänge dl.

mit einer für die verschiedenen Strahlarten unterschiedlichen Energieübertragung auf biologisches Gewebe erklärt. Als Parameter für die Energieübertragung durch eine ionisierende Strahlung auf biologisches Gewebe wird die physikalisch messbare Ionisationsdichte pro Wegstrecke (**lineares Energieübertragungsvermögen**) in Wasser verwendet (Tab. 2.3). Die an einem Ort gemessene Energiedosis D wird mit einem **Qualitätsfaktor Q** multipliziert, der allein über das lineare Energieübertragungsvermögen definiert ist (Tab. 2.4). Das Ergebnis ist die **Äquivalentdosis** H (dose equivalent), die als physikalisch

Tab. 2.4 Definition des Qualitätsfaktors (quality factor) Q(L) in Abhängigkeit vom linearen Energieübertragungsvermögen

lineares Energieübertragungsvermögen	Qualitätsfaktor (keine Einheit)
für Strahlung mit einem linearen Energieübertragungsvermögen L (LET) (linear energy transfer) von L < 10 keV/μm	1
für Strahlung mit einem linearen EnergieübertragungsvermögenL (LET) (linear energy transfer) $10 \leq L \leq 100$ keV/μm	$0,32 \cdot L - 2,2$
für Strahlung mit einem linearen EnergieübertragungsvermögenL (LET) (linear energy transfer) L > 100 keV/μm	$\dfrac{300}{\sqrt{L}}$

L ist der Zahlenwert des linearen Energieübertragungsvermögens in Wasser in keV/μm.

StrlSchV Anlage 18 Teil D

Tab. 2.5 Äquivalentdosis H

Namen	Äquivalentdosis, dose equivalent
Formel	$H = D \cdot Q$
SI-Einheit	Sievert (Sv) 1 Sievert = 1 Joule pro Kilogramm ($J \cdot kg^{-1}$)
Definition	Die Äquivalentdosis **H** ist das Produkt aus der Energiedosis **D** und dem Qualitätsfaktor **Q** in einem Punkt des Gewebes.
Äquivalentdosisleistung	Die Äquivalentdosisleistung beschreibt die im Patienten absorbierte Äquivalentdosis H pro Zeiteinheit.

definierte Messgröße für die Bestimmung der Dosis unter Berücksichtigung der Strahlenart verwendet wird (Tab. 2.5).

Setzt man biologische Systeme (z. B. Zellkolonien) einer ionisierenden Strahlung aus und misst deren Schädigungs- bzw. Zellüberlebensraten, stellt man fest, dass die biologische Wirksamkeit durch den allein vom linearen Energieübertragungsvermögen abhängigen Qualitätsfaktor Q (also der Äquivalentdosis H) nur unzureichend abgebildet wird. Zur Definition strahlenschutzrelevanter **Körperdosisgrößen** wie der **Organ-Äquivalentdosis** oder der **effektiven Dosis** wurde daher 1990 von der ICRP das Konzept der **relativen biologischen Wirksamkeit (RBW)** eingeführt und der Qualitätsfaktor Q durch den **Strahlungswichtungsfaktor w_R** ersetzt. Die relative biologische Wirksamkeit (RBW) setzt die experimentell ermittelte biologische Strahlenwirkung der angewandten Strahlung für ein bestimmtes biologisches Gewebe mit der biologischen Strahlenwirkung einer Referenzstrahlung (höherenergetische Röntgenstrahlung von mehr als 200 keV oder Cobalt-60-Gammastrahlung) ins Verhältnis. Röntgenstrahlung im Energiebereich von 25 bis 150 keV, die zur Diagnostik eingesetzt wird, hat eine RBW gleich 1. Aufgrund der niedrigen biologischen Wirksamkeit der Referenzstrahlung ist die RBW für die anderen Strahlenarten – insbesondere die korpuskularen Strahlen – größer als 1. Die Strahlungswichtungsfaktoren w_R sind für die unterschiedlichen Strahlungsarten als Rechtsnorm in der nationalen Strahlenschutzgesetzgebung unter Bezug auf die Veröffentlichungen der ICRP festgelegt (Tab. 2.6). Die Körperdosisgrößen (Organ-Äquivalentdosis oder effektive

Tab. 2.6 Strahlungswichtungsfaktor w_R

Art der Strahlung	Strahlungswichtungsfaktor (radiation weighting factor) $\mathbf{w_R}$
Photonen	1
Elektronen	1
Neutronen	In Abhängigkeit von der Energie der Neutronen (mit einem Maximum im Energiebereich von 1–50 MeV): 2,5–20
Protonen	2
Alphateilchen, Spaltfragmente, Schwerionen	20
ICRP (2007), StrlSchV Anlage 18 Teil C 1	

Tab. 2.7 Organdosis H_T

Namen	Organdosis, Organ-Äquivalentdosis, equivalent dose
Formel	$H_T = w_R \cdot D_{T,R}$
SI-Einheit	Sievert (Sv)
Definition	Die Organdosis $\mathbf{H_T}$ ist das Produkt aus der über das Gewebe oder Organ T gemittelten Energiedosis (der Organ-Energiedosis $\mathbf{D_{T,R}}$), die durch die Strahlung R erzeugt wird, und dem Strahlungs-Wichtungsfaktor $\mathbf{w_R}$.
ICRP (2007), StrlSchV Anlage 18 Teil B	

Dosis) sind daher unter Bezug auf entsprechende strahlenbiologische Studien normativ festgelegt und entziehen sich einer rein physikalischen Definition (Tab. 2.7). Da die Organ-Äquivalentdosis die über das gesamte Organ ermittelte durchschnittliche Strahlendosis repräsentiert, ist sie physikalisch auch nicht durch eine einzige Punktmessung messbar. Auch die **Gewebewichtungsfaktoren** ($\mathbf{w_T}$) der einzelnen Organ-Äquivalentdosen zur Ermittlung der effektiven Dosis als Maß für die Strahlenexposition des gesamten Organismus beruhen auf einer normativen Festsetzung und sind physikalisch nicht direkt messbar (Tab. 2.8).

2.2.1 Energiedosis

▶ Die physikalische Größe der durch Röntgenstrahlung übertragenen Energie auf das durchstrahlte Gewebe ist die Energiedosis mit der Einheit Gray (Gy).

Definition und Formel der Energiedosis finden sich in Tab. 2.2. Eine Strahlung von 1 Gy überträgt eine Energie von 1 Joule (J) auf eine Masse von 1 kg. Die mit 1 Gy auf menschliches Gewebe übertragene Energie ist sehr klein. Für die Erwärmung von einem Liter Wasser (1 kg Wasser) um ein Grad Celsius (von 14,5 °C auf 15,5 °C) sind 4,187 J oder 4,187 kJ erforderlich. Dies entspricht einer Strahlendosis von 4,187 Gy. 100 g Schokolade entsprechen 2200 kJ oder 2.200.000 J. Dagegen ist eine Exposition des ganzen Körpers mit einer Strahlendosis von 7 Gray (0,32 mg Schokolade) in der Regel tödlich, wenn keine medizinischen Gegenmaßnahmen ergriffen werden.

Tab. 2.8 Gewebewichtungsfaktor w_T

Gewebe oder Organe	Gewebewichtungsfaktor w_T
Knochenmark (rot)	0,12
Dickdarm	0,12
Lunge	0,12
Magen	0,12
Brust	0,12
Keimdrüsen	0,08
Blase	0,04
Speiseröhre	0,04
Leber	0,04
Schilddrüse	0,04
Haut	0,01
Knochenoberfläche	0,01
Gehirn	0,01
Speicheldrüsen	0,01
Andere Organe oder Gewebe[1]	0,12
Summe der Gewebe-Wichtungsfaktoren aller Organe oder Gewebe	1

[1] Der Gewebe-Wichtungsfaktor für andere Organe oder Gewebe bezieht sich auf das arithmetische Mittel der Dosen der 13 Organe und Gewebe für jedes Geschlecht, die nachfolgend aufgelistet sind. Restliche Gewebe: Nebennieren, obere Atemwege, Gallenblase, Herz, Nieren, Lymphknoten, Muskelgewebe, Mundschleimhaut, Bauchspeicheldrüse, Prostata (Männer), Dünndarm, Milz, Thymus, Gebärmutter/Gebärmutterhals (Frauen).
ICRP 2007, StrlSchV Anlage 18 Teil C 2

2.2.2 Lineares Energieübertragungsvermögen, Qualitätsfaktor, relative biologische Wirksamkeit und Strahlungswichtungsfaktor

2.2.2.1 Lineares Energieübertragungsvermögen
Röntgenstrahlung und Strahlung bedingt durch radioaktive Prozesse übertragen die Energie auf das zu durchstrahlende Gewebe mittels Ionisation. Wie viel Energie eine ionisierende Strahlung an das Gewebe pro Weglänge *dl* abgibt, wird durch das lineare Energieübertragungsvermögen L (linear energy transfer, LET) quantifiziert (Tab. 2.3). Das lineare Energieübertragungsvermögen ist sowohl von der Strahlungsart als auch der Strahlungsenergie abhängig. Alpha-, Protonen- und Neutronenstrahlen haben im Vergleich zu Elektronen- oder Photonen-(Röntgen-) Strahlung bei gleicher Strahlenenergie einen deutlich höheren linearen Energietransfer.

2.2.2.2 Qualitätsfaktor
Der Qualitätsfaktor Q (quality factor), der die biologische Wirksamkeit einer Strahlung auf der Grundlage der Ionisationsdichte entlang den Spuren geladener Teilchen im Gewebe kennzeichnet, ist als eine Funktion des linearen Energieübertragungsvermögens (LET)

geladener Teilchen in Wasser definiert (Tab. 2.4). Q wird für die Definition der Äquivalentdosis verwendet.

2.2.2.3 Relative biologische Wirksamkeit und Strahlungswichtungsfaktor

Bereits in der ICRP-Publikation 60 von 1990 (ICRP 1991) wird zwischen der Äquivalentdosis als operative Messgröße und den Körperdosisgrößen als Schutzgrößen unterschieden. Während sich die Gruppe der Äquivalentdosisgrößen (Ortsdosis, Personendosis) als operative Messgröße weiterhin als Produkt aus Energiedosis und dem Qualitätsfaktor berechnet, der sich allein an der Ionisationsdichte (LET) orientiert, wird für die im Strahlenschutz relevanten Körperdosisgrößen (Organdosis oder die effektive Dosis) das Konzept der relativen biologischen Wirksamkeit (RBW), relative biological effectiveness, RBE) verwendet. Der Qualitätsfaktor Q wird bei der Berechnung der Körperdosisgrößen durch den von der ICRP normativ vorgegebenen Strahlungswichtungsfaktor w_R (radiation weighting factor) ersetzt (Tab. 2.6). Hinsichtlich der zur Diagnostik eingesetzten Röntgenstrahlen haben Energiedosis (Gray, Gy), Äquivalentdosis (Sievert, Sv) und Organdosis (Sievert, Sv) nominal gleiche Werte.

Die relative biologische Wirksamkeit (RBW) einer Strahlung steigt mit ihrem linearen Energieübertragungsvermögen (LET), jedoch nicht proportional. Bei sehr großem linearen Energieübertragungsvermögen sinkt die relative biologische Wirksamkeit (RBW) wieder.

2.2.2.4 Äquivalentdosis

Definition und Formel für die Äquivalentdosis (H) finden sich in Tab. 2.5. Da der Qualitätsfaktor Q für Photonenstrahlung gleich eins ist und in der Röntgendiagnostik nur Photonen-(Röntgen-) Strahlung in einem Energiebereich zwischen 25 und 150 keV angewandt wird, entspricht die Äquivalentdosis in der Röntgendiagnostik numerisch der Energiedosis. Demnach gilt für Röntgenstrahlung 1 Sievert gleich 1 Gray.

▶ Man spricht somit von Gray, wenn es um die Beschreibung einer physikalisch gemessenen Strahlendosis geht und von Sievert, wenn es sich um die Bewertung einer Strahlendosis auf ein biologisches System handelt.

2.2.2.5 Ortsdosis

StrlSchV Anlage 18 Teil A

Bei der Angabe einer Strahlendosis kommt es sehr darauf an, wo die Strahlung gemessen wird. Die Dosis an der Körperoberfläche im Bereich des Strahleneintritts entspricht nicht der Dosis in der Körpermitte oder der Dosis im Bereich des Austritts der Strahlen, da es im Körper zu einer Abschwächung der Strahlung kommt. Bei einem Abdomendurchmesser von 21 cm (da die Halbwertsschichtdicke für 70 kV-Röhrenspannung in Weichteilgewebe etwa 3 cm beträgt, entsprechen 21 cm 7 Halbwertsschichtdicken) ist das Verhältnis von Eintritts- und Austrittsdosis im Nutzstrahl ca. 100 zu 1. Ein Mensch verursacht demnach eine Schwächung der Röntgenstrahlung ähnlich einer Strahlenschutzschürze.

Eine Kompression des durchstrahlten Körpers um 3 cm kann die Dosisexposition halbieren. Zusätzlich muss neben der Schwächung auch eine Dosiserhöhung durch die aus der Umgebung einstrahlende Streustrahlung berücksichtigt werden.

Für die Standardisierung von Dosisbegriffen im Strahlenschutz wird die ICRU (International Commission on Radiation Units and Measurement)-Kugel als Phantom verwendet. Diese gewebeäquivalente Kugel simuliert die Energieaufnahme durch ionisierende Strahlung beim Menschen. Sie hat einen Durchmesser von 30 cm, eine Dichte von 1 g/cm^3 und eine Massenzusammensetzung von 76,2 % Sauerstoff, 11,1 % Kohlenstoff, 10,1 % Wasserstoff und 2,6 % Stickstoff (StrlSchV Anlage 18 Teil A). Die Messgrößen für die Ortsdosimetrie (sogenannte Umgebungs-Äquivalentdosis H*(10) und die Richtungs-Äquivalentdosen H′(3) und H′(0,07)) beziehen sich auf die Dosismessung in der **ICRU-Kugel** (z. B. bezieht sich die Umgebungs-Äquivalentdosis H*(10) auf einen Messpunkt in der Kugel in 10 mm Tiefe entsprechend dem Messpunkt für die Tiefen-Personendosimetrie).

Kompliziert wird es, wenn die Röhre nicht nur aus einer Richtung strahlt. Dies gilt z. B. für die Computertomografie. Die direkte Ermittlung der Ortsdosis in der Computertomografie erfordert den Einsatz von anthropomorphen Phantomen (z. B. Alderson-Phantom), in denen an verschiedenen Stellen Messsonden platziert werden. Eine indirekte Methode zur Dosismessung ermöglichen Computerprogramme, die die Form des menschlichen Körpers sowie die Inhomogenität seines Inhaltes berücksichtigen. Dies ist z. B. dann von Interesse, wenn unbeabsichtigter Weise eine schwangere Patientin bestrahlt wurde und die Uterusdosis nachträglich bestimmt werden muss. Für solche nachträglichen Bestimmungen der Organdosis benötigt der Medizinphysiker die dokumentierten Untersuchungsparameter wie Gerätetyp, Röhrenspannung, Röhrenstrom, Größe des Bestrahlungsfeldes, Flächendosisprodukt und untersuchte Körperregion. Bei CT-Untersuchungen werden der CTDI (computed tomography dose index) und das DLP (Dosislängenprodukt) dokumentiert.

2.2.2.6 Organ-Äquivalentdosis (Organdosis)

StrlSchV Anlage 18 Teil B 1

Siehe auch Spezialkurs im Strahlenschutz bei der Untersuchung mit Röntgenstrahlung (Diagnostik) „Organdosis, effektive Dosis" Abschn. 8.2.

Bei der Organ-Äquivalentdosis H$_T$ (equivalent dose) als Körperdosisgröße wurde der Qualitätsfaktor Q durch den Strahlungs-Wichtungsfaktor w$_R$ ersetzt, da das physikalisch definierte lineare Energieübertragungsvermögen (LET) allein nicht zur Beurteilung der biologischen Wirkung einer Strahlung ausreicht. In Analogie mit der Äquivalentdosis H (dose equivalent, Produkt aus Energiedosis D und dem Qualitätsfaktor Q) als Messgröße in einem Punkt entspricht die Organ-Äquivalentdosis H$_T$ (equivalent dose) als Schutzgröße in einem Gewebe oder Organ T (Zielregion T, target region) dem Produkt aus der mittleren Energiedosis D in diesem Organ multipliziert mit dem Strahlungs-Wichtungsfaktor w$_R$ (Tab. 2.7). Da der Strahlungs-Wichtungsfaktor w$_R$ dimensionslos ist, hat die Organdosis die gleiche Einheit wie die Energiedosis (J kg^{-1}). Der Name der Einheit der Organdosis ist jedoch wie bei der Äquivalentdosis Sievert (Sv) und **nicht** Gray (Gy). Für die Quantifizierung der biologischen Wirksamkeit der zur Diagnostik eingesetzten

Röntgenstrahlen haben diese unterschiedlichen Definitionen keine Bedeutung, da sowohl der Qualitätsfaktor Q, die relative biologische Wirksamkeit (RBW) als auch der Strahlungs-Wichtungsfaktor w_R für Röntgenstrahlen gleich 1 ist.

▶   Energiedosis (Gray, Gy), Äquivalentdosis (Sievert, Sv) und Organ-Äquivalentdosis (Sievert, Sv) haben in der Röntgendiagnostik nominal die gleichen Werte.

2.2.2.7   Teilkörperdosis und effektive Dosis

StrlSchV Anlage 18 Teil B 2

Siehe auch Spezialkurs im Strahlenschutz bei der Untersuchung mit Röntgenstrahlung (Diagnostik) „Organdosis, effektive Dosis" Abschn. 8.2.

In der Regel wird der Körper bei Röntgenuntersuchungen nicht in seiner Gesamtheit der Strahlung ausgesetzt, sondern nur zum Teil. Man spricht von einer Teilkörperdosis. Eine Röntgenuntersuchung des Fußes trägt zu der Gesamtbelastung des Körpers hinsichtlich der Strahlung nur wenig bei. Anders sieht dies bei der Bestrahlung des Bauchraumes oder der Lendenwirbelsäule aus, da strahlenempfindliche Organe beteiligt sind. Möchte man nun die für den gesamten Körper relevante Strahlenexposition erfassen, so muss die Summe der Teilkörperdosen gebildet werden, die jeweils mit Hilfe eines definierten Faktors unterschiedlich gewichtet sind. Eine solche Summe von gewichteten Teilkörperdosen nennt man effektive Dosis. Die **Gewebewichtungsfaktoren** (w_T) werden von der Internationalen Strahlenschutzkommission (International Commission on Radiological Protection, ICRP) definiert, wurden 2007 zuletzt aktualisiert (ICRP 2007) und von der Strahlenschutz-Gesetzgebung übernommen (StrlSchV Anlage 18 Teil C 2) (Tab. 2.8). Eine Beispielrechnung für die Abschätzung der effektiven Dosis für ein Thorax-CT unter Berücksichtigung der Gewebewichtungsfaktoren (w_T) findet sich in Tab. 2.9.

2.3   Dosismessverfahren

Die Dosis, die bei der Bestrahlung eines Materials in einem Ortspunkt entsteht, ist einerseits von den physikalischen Eigenschaften der Strahlung (Art der Strahlung und der spektralen Verteilung der Strahlenenergie) und andererseits von den Eigenschaften des durchstrahlten Materials (Kernladungszahl, Dichte und Dicke) abhängig. Ein Dosimeter muss daher in seinen Absorptionseigenschaften das Material simulieren, in dem die Dosismessung vorgenommen werden soll. Dies gilt besonders für den Energiebereich der Photoabsorption, da diese stark abhängig von der Ordnungszahl Z des durchstrahlten Materials ist.

Da Luft eine ähnliche effektive Ordnungszahl wie biologisches Gewebe hat, eignen sich **luftgefüllte Ionisationskammern** gut zum Messen der Dosis in biologischem Gewebe. Ein Nachteil ist jedoch die geringe Dichte der Luft, die große Messkammern erfordert. Dagegen weisen Festkörperdosimeter ein deutlich geringeres Volumen auf, da ihre Wechselwirkung mit der Strahlung aufgrund ihrer höheren Dichte intensiver ist.

Tab. 2.9 Beispielrechnung zur Abschätzung der effektiven Dosis für ein Thorax-CT unter Berücksichtigung der Gewebewichtungsfaktoren (w_T)

Fragestellung	Es wurde eine Computertomografie des weiblichen Thorax durchgeführt. In einer stark vereinfachten Annahme gehen wir davon aus, dass die jeweilige Teilkörperdosis der zu einem signifikanten Anteil bestrahlten Organe 10 Millisievert (mSv) betrug. Wie groß ist die effektive Dosis dieser Untersuchung?	
exponiertes Organ/Gewebe	Gewebewichtungsfaktor (tissue weighting factor, w_T)	gewichtete Teilkörperdosis in mSv (Teilkörperdosis (10 mSv) multipliziert mit dem Gewebewichtungsfaktor (tissue weighting factor, w_T)
Lunge	0,12	1,2
weibliche Brust	0,12	1,2
Magen	0,12	1,2
Speiseröhre	0,04	0,4
Leber	0,04	0,4
rotes Knochenmark (Organdosis ca. 3 mSv da lediglich zu 30 % exponiert)	0,12	0,36
6/13 Gewebestrukturen des restlichen Gewebes mit signifikanter Exposition: Nebennieren, obere Atemwege, Herz, Bauchspeicheldrüse, Milz, Thymus	6/13 von 0,12	0,06
Effektive Dosis in mSv als Summe der gewichteten Organdosen der vollständig bzw. zu einem großen Anteil bestrahlten Organe		4,82

Ein weiteres häufig angewandtes Verfahren zur Dosismessung ist die **Filmdosimetrie**, die auf der Schwärzung von Filmemulsionen durch ionisierende Strahlung beruht. **Gleitschattendosimeter** arbeiten nach diesem Prinzip und werden in der **amtlichen Personendosimetrie** verwendet.

Die **Thermolumineszenz** wird ebenfalls in der amtlichen Personendosimetrie eingesetzt. LiF (Lithiumfluorid) – oder CaF_2 (Kalziumfluorid) – Kristalle, die mit Fremdatomen dotiert werden, sind in der Lage, einfallende Strahlenenergie durch eine Aktivierung ihrer Elektronen zu speichern. Bei Erhitzung der Kristalle auf 250° Celsius wird diese Energie im Rahmen von Lichtblitzen wieder abgegeben, die photometrisch gemessen werden und ein Maß für die aufgenommene Strahlenenergie darstellen. Diese Methode wird z. B. in **Fingerringdosimetern** verwendet. Da diese Dosimeter sehr klein sind, können sie mittels einfacher Haltemechanismen an exponierten Körperstellen wie z. B. Extremitäten oder in der Nähe der Augen platziert werden. Ein neueres Verfahren stellt die **laserinduzierte Lumineszenz** dar, die ebenfalls für die Personendosimetrie zugelassen ist.

Halbleiterdetektoren werden in **EPD (elektronischen Personendosimeter)** verwendet, die als zweites Dosimeter in der Nuklearmedizin oder bei beruflich strahlenexponierten Schwangeren zur betrieblichen Personendosimetrie eingesetzt werden. Hierfür sollten jedoch nur Geräte verwendet werden, die von der **PTB** (**Physikalisch-Technischen Bundesanstalt**) zugelassen und geeicht sind. Diese elektronischen Personendosimeter können eine Vielzahl von Zusatzfunktionen wie Dosisleistungsmessungen, akustische Warnfunktionen, Messwertabspeicherung sowie Anbindungen an eine elektronische Datenverarbeitung bieten. Sie bereiten jedoch Probleme im Umgang mit gepulster Strahlung. Hier sind Einschränkungen des Einsatzes zu beachten.

Direkte Dosismessungen im menschlichen Körper sind nur über von außen zugängliche Hohlräume wie z. B. Blase oder Mastdarm möglich. Bei Dosismessungen zur Abschätzung der Dosisexposition an einem bestimmten Ort im menschlichen Körper werden daher anthropomorphe Phantome wie z. B. das **Alderson-Phantom** verwendet, die den Einfluss des menschlichen Körpers hinsichtlich der Strahlenschwächung und der Streustrahlung simulieren. Das Alderson-Phantom hat gegenüber Röntgenstrahlen Absorptions- und Streueigenschaften, die denen des menschlichen Körpers äquivalent sind. Die Körpermaße des Phantoms entsprechen denen einer Person mit einer Körperhöhe von 173 cm und einem Gewicht von 73,5 kg. Das Phantom ist in 2,5 cm starke, axiale Schichten zerlegbar. Jede Schicht ist mit Bohrlöchern versehen, in die LiF (Lithiumfluorid)-Thermolumineszenzdosimeter eingebracht werden können (RSD 2017).

Im Falle von technischen Überprüfungen der Röntgengeräte (Abnahme- oder Konstanzprüfungen) kann auch Wasser oder Plexiglas als Material für ein Phantom verwendet werden (z. B. Phantome aus Plexiglas für die Bestimmung der mittleren Parenchymdosis in der Mammografie oder des **CTDI** (computed tomography dose index) in der Computertomografie).

Kenntnisse über die Art und die Qualität der Strahlung (spektrale Verteilung der Strahlenenergie) sind entscheidend für die Dosismessung. Während sich Gammastrahlung relativ einfach messen lässt, ist der qualitative und vor allem der quantitative Nachweis für korpuskulare Strahlung aufgrund begrenzter Reichweiten deutlich schwieriger. In Abhängigkeit von der Strahlenenergie, der Art der Strahlung sowie der Beschaffenheit des durchstrahlten Gewebes existieren zahlreiche Messmethoden für die Strahlendosis (Tab. 2.10).

Im Rahmen der Personendosimetrie für beruflich exponiertes Personal muss zwischen amtlichen und betrieblichen Dosismessverfahren unterschieden werden. Amtliche Dosismessverfahren wie z. B. die Gleitschattendosimeter oder die Fingerringdosimeter werden von den zertifizierten Auswertestellen sowohl zur Verfügung gestellt als auch nach der Verwendung ausgewertet. Bei betrieblichen Dosimetern wie z. B. elektronischen Messgeräten misst und dokumentiert der Betreiber die Dosiswerte selbst. Betriebliche Dosimeter werden zusätzlich zu den amtlichen Dosismessverfahren eingesetzt. Eine Liste der zugelassenen Geräte wird von der PTB (Physikalisch-Technische-Bundesanstalt) veröffentlicht und regelmäßig aktualisiert.

Bei den Dosismessverfahren handelt es sich um Relativmessungen. Die Dosimeter müssen daher geeicht sein und unterliegen damit den gesetzlichen Voraussetzungen eines Eichverfahrens. Zusätzlich können regelmäßige Kalibrierungen notwendig werden.

Tab. 2.10 Auswahl dosimetrischer Messverfahren

Physikalisches Prinzip	Beispiele	Anwendungen
Ionisation von Gasen	Ionisationskammern	z. B. Messkammern zur Messung des Flächendosisproduktes (Diamentor) oder der Abschaltdosis bei Belichtungsautomatiken
	Stabdosimeter	als amtliches Messverfahren in der Personendosimetrie nicht mehr zugelassen
	Zählrohre	Proportionalzählrohr, Geiger-Müller-Zählrohr
Filmschwärzung	Gleitschattendosimeter	amtliches Dosimeter in der Personendosimetrie zur Messung der Personendosis
Lumineszenz	TLD (Thermolumineszenzdosimeter)	Ringdosimeter als amtliche Dosimeter in der Personendosimetrie zur Messung der Oberflächen-Personendosis besonders strahlenexponierter Körperteile
		Albedodosimeter als amtliche Personendosimeter zur Bestimmung der Personendosis in gemischten Neutronen- und Photonenstrahlungsfeldern innerhalb kerntechnischer Anlagen oder bei Beschleunigern
		Dosismesssonden in Phantomen
	OSL (optisch stimulierte Lumineszenz) – Dosimeter	amtliches Dosimeter in der Personendosimetrie zur Messung der Personendosis
	RPL (Radiophotolumineszenz) – Dosimeter	Flachglas (Phosphatglas)-Umgebungsdosimeter
	Szintillatoren	Szintillationszähler, Flüssigszintillationsmessung, Gammaspektroskopie, Detektoren in der CT und der digitalen Radiografie
Anregung von Elektronen in Halbleitern	EPD (Elektronische Personendosimeter)	als betriebliche Zweitdosimeter in der Personendosimetrie in der Nuklearmedizin oder bei beruflich strahlenexponierten Schwangeren; Probleme bei Messungen in gepulsten Strahlungsfeldern
Chemische Prozesse	Fricke-Dosimeter	Oxidation von Eisen(II)- zu Eisen(III)-Ionen. Messungen sehr hoher Strahlendosen

Literatur

International commission on radiological protection (ICRP) (1991) 1990 Recommendations of the international commission on radiological protection. ICRP Publication 60. Pergamon Press, New York

International commission on radiological protection (ICRP) (2007) Die Empfehlungen der internationalen Strahlenschutzkommission von 2007. ICRP-Veröffentlichung 103. http://www.icrp.org/docs/P103_German.pdf. Zugegriffen am 08.04.2019

Radiology Support Devices (RSD) (2017) Alderson radiation therapy phantom (ART). http://rsd-phantoms.com/index.html. Zugegriffen am 08.04.2019

Strahlenbiologische Grundlagen einschließlich der Wirkung kleiner Dosen

3

Inhaltsverzeichnis

3.1 Strahlenwirkungen auf DNA, Repair, Zellen, Zellzyklus, Zellüberlebenskurven

3.1.1 Radiolyse des Wassers

Da der Körper zu einem großen Anteil aus Wasser besteht, ist die biologische Wirksamkeit der Strahlung neben der direkten Einwirkung auf Biomoleküle überwiegend durch indirekte Prozesse bedingt, die durch die Bestrahlung des Wassers (Radiolyse) ausgelöst werden. Bei der Bestrahlung von Wasser entstehen primär chemisch sehr aktive freie Wasserstoff- und Hydroxylradikale (H^*, OH^*) sowie von einer Hydrathülle aus Wassermolekülen umgebene Elektronen. Radikale besitzen ein oder mehrere ungepaarte Elektronen und sind sehr reaktionsfähig. Sie entstehen bei der homolytischen Spaltung kovalenter Bindungen mit Verbleib je eines Bindungselektrons bei jedem der vorherigen Bindungspartner.

© Springer-Verlag GmbH Deutschland, ein Teil von Springer Nature 2019
J.-H. Grunert, *Strahlenschutz für Röntgendiagnostik und Computertomografie*,
https://doi.org/10.1007/978-3-662-59275-5_3

Diese Radikale und ihre Folgeprodukte wie H_2 (molekularer Wasserstoff) und H_2O_2 (Wasserstoffperoxid) können durch Reaktionen mit Proteinen oder der DNA zu Funktionsstörungen der Zelle bis hin zum Zelltod führen.

3.1.2 Biologische Wirkung der Strahlung

Die biologische Wirkung der Strahlung ist abhängig von der Art der Strahlung, der spektralen Verteilung der Strahlenenergie (Strahlenqualität), dem Gewebetyp, der Dosis, der Dosis-Fraktionierung, dem Zellzyklus, dem Sauerstoffgehalt, der Temperatur sowie dem Vorhandensein von Schutzenzymen und DNA-Reparatursystemen. Der Zellkern weist eine besondere Strahlensensibilität auf. Hierbei kommt es zu **Schädigungen der DNA** mit Einzelstrangbrüchen, Doppelstrangbrüchen, Basenveränderungen und DNA – Proteinvernetzungen. Während **Einzelstrangbrüche** durch ein komplexes DNA-Reparatursystem oft kompensiert werden können, werden **Doppelstrangbrüche** von der Zelle nur teilweise oder fehlerhaft repariert, was zu Mutationen oder zum Zelltod führen kann.

3.1.3 Zellzyklus

Der Lebenszyklus einer Zelle wird in eine Zwischenphase (Interphase) und eine Teilungsphase (Mitose) eingeteilt (Tab. 3.1). Während der Mitose wird die gedoppelte DNA in zwei identische Chromosomensätze aufgetrennt und gleichmäßig auf die beiden neuen

Tab. 3.1 Funktion, Strahlenempfindlichkeit und Dauer der unterschiedlichen Zellzyklusphasen

Phase des Zellzyklus	Funktion	Strahlenempfindlichkeit	Dauer der Phase für menschliche Zellen in Stunden
Mitose (M)	Zellteilung, Kondensation und Trennung der gedoppelten DNA	sehr hoch	1
G1-Phase	Präsynthetische Intervallphase, Zellwachstum, Bildung der für die DNS-Synthese notwendigen Enzyme und Zellorganellen	nimmt bis zum Beginn der S-Phase zu	1 bis einige 100 Std.
G0-Phase	Ruhephase	sehr niedrig	Unbestimmt je nach Gewebe
Synthese-(S)-Phase	Synthese der zur Verdoppelung der DNA notwendigen Substanzen	anfänglich hoch, reduziert sich im Verlauf, sehr niedrig gegen Ende der Phase	6–15
G2-Phase	Postsynthetische Intervallphase, Vorbereitung der Zellteilung, Synthese von zellteilungsspezifischen Proteinen	niedrig, Zunahme vor der Mitose	3–4
Griessl 1992			

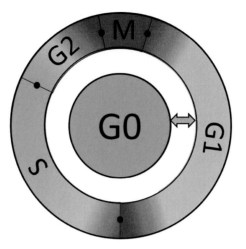

Abb. 3.1 Schematische Darstellung des Lebenszyklus einer Zelle mit den verschiedenen Zellzy-klusphasen (G0-Phase, G1-Phase, G2-Phase, Synthese-Phase (S) und Mitose (M)) und deren Strahlenempfindlichkeit (rot: hohe Strahlenempfindlichkeit; grün: geringe Strahlenempfindlichkeit). Die höchste Strahlenempfindlichkeit zeigen Zellen in der G2/M-Phase; die geringste in der späten Synthesephase. Die Übergänge zwischen den Phasen werden durch sogenannte Kontrollpunkte reguliert (Griessl 1992)

Zellen verteilt. Die Zwischenphase wiederum wird in eine S (Synthese) – Phase und drei sogenannte G (gap) – Phasen unterteilt. Die Ruhephase einer Zelle wird als G0-Phase bezeichnet. Die Phase nach der Mitose wird G1-Phase und vor der Mitose G2-Phase genannt. Zwischen der G1 und der G2 Phase findet die Synthesephase statt. Diese Phasen dienen der Vorbereitung der Mitose insbesondere der Verdoppelung der DNA. Die Übergänge zwischen den Phasen werden durch sogenannte Kontrollpunkte reguliert (Abb. 3.1).

▶   Die höchste Strahlenempfindlichkeit zeigen Zellen in der G2/M-Phase. Weniger strahlungsempfindlich sind Zellen in der G1/G0- und S-Phase.

3.1.4   Zellüberlebenskurven

Ermittelt man in Zellkulturen die Anzahl überlebender Zellen in Abhängigkeit von der Dosis einer Bestrahlung, so erhält man **Zellüberlebenskurven** (Abb. 3.2). Üblicherweise wird der Logarithmus der Überlebensrate im Verhältnis zur Dosis (linear) dargestellt. Diese Kurven weisen eine Abflachung (Schulter) im Niedrigdosisbereich auf (**linear-quadratisches Modell**). Diese Form der Dosiswirkungskurve wird mit zellulären Reparaturmaßnahmen begründet, die im niedrigen Dosisbereich Strahlenschäden besser kompensieren können. Je breiter die Schulter ist, desto wirksamer sind die Reparaturmechanismen in der Zelle, die ein Absterben der Zelle verhindern. Strahlenempfindliche Tumoren mit eingeschränkten Reparaturmechanismen weisen eine verkürzte Schulter in der Zellüberlebenskurve auf.

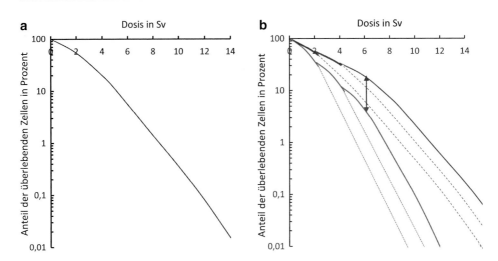

Abb. 3.2 **a**) Zellüberlebenskurve (relativer Anteil der überlebenden Zellen in Prozent in Abhängigkeit von der applizierten Strahlendosis in Sv; linear-quadratisches Modell; y-Achse in logarithmischer Darstellung). **b**) Zellüberlebenskurven bei Fraktionierung der Bestrahlung mit jeweils 2 Sv. Aufgrund der besseren Fähigkeit gesunder Zellen (rote Linien) zur Reparatur strahleninduzierter Schäden im niedrigeren Dosisbereich kommt es durch die Fraktionierung der Bestrahlung zu einer selektiven therapeutischen Schädigung der Tumorzellen (blaue Linien). Vergleich der Überlebensraten z. B. bei 6 Gy Gesamtdosis nach 3 Einzelbestrahlungen mit jeweils 2 Gy (Doppelpfeillinie) (Krieger 2017)

Eine **Fraktionierung** der Bestrahlung in kleinere Einzeldosen erhöht die Überlebensraten der Zellen von gesundem Gewebe im Vergleich zum Tumorgewebe aufgrund unterschiedlicher Fähigkeit zur Reparatur der DNA-Schäden, der Reoxygenierung der Zellen im Tumor sowie Einflüsse auf den Zellzyklus, der bei Tumoren beschleunigt ist. Bei der Dosisfraktionierung kann das gesunde Gewebe subletale Strahlenschäden in den Pausen zwischen den Bestrahlungssitzungen besser reparieren als das Tumorgewebe. Hierbei sollte der Abstand zwischen den einzelnen Bestrahlungen mindestens 6 Stunden betragen. Es wird daher in der Strahlentherapie meistens eine Aufteilung der Gesamtdosis der Bestrahlung von z. B. 60 Gy auf viele Einzeldosen von 1.8 bis 2.0 Gy bei fünf Bestrahlungen pro Woche vorgenommen, um das Tumorgewebe selektiv zu zerstören. Ein weiterer Vorteil der Fraktionierung beruht auf dem Effekt der **Redistribution.** So können Zellen, die sich nach einer Bestrahlung in strahlenresistenten Zellzyklusphasen befinden, im Bestrahlungsintervall in strahlensensiblere Phasen übergehen wodurch der Erfolg der Strahlentherapie verbessert wird.

Andere Therapieformen wie Hyperfraktionierung oder eine Akzelerierung der Bestrahlung werden je nach Tumortyp seltener angewendet (Tab. 3.2).

Die Zellüberlebenskurven weisen eine **Abhängigkeit von externen Faktoren** auf. Diese Faktoren haben eine entscheidende Bedeutung für die Strahlentherapie von Tumoren. So kann eine Anhebung des Sauerstoffpartialdrucks im bestrahlten Gewebe die

Tab. 3.2 Arten der Dosisfraktionierung

Art der Fraktionierung	Häufigkeit und Dosis der Einzelbestrahlungen
Konventionelle Fraktionierung	5 mal wöchentlich; 1,8 bis 2,0 Sv
Hyperfraktionierung	> 5 mal wöchentlich; Einzeldosis $\leq$1,6 Sv
Hypofraktionierung	< 5 mal wöchentlich; Einzeldosis >2 Sv
Akzelerierung	Verkürzung der Gesamtbehandlungszeit um > 1 Woche gegenüber der konventionellen Fraktionierung
Hyperfraktioniert – akzelerierte Bestrahlung	Einzeldosis $\leq$1,6 Sv und kürzere Gesamtbehandlungszeit

Strahlenempfindlichkeit erhöhen (maximal Faktor 2-3), was Auswirkungen auf die Strahlentherapie hypoxischer Tumorzellen hat. Therapiekonzepte mit einer hyperbaren Oxygenierung (HBO, Sauerstoffgabe unter Überdruckbedingungen in Druckkammern) während der Strahlenexposition finden in der Strahlentherapie und der nuklearmedizinischen Therapie vereinzelt Anwendung.

Ein weiterer Einflussfaktor für die Strahlenempfindlichkeit der Zellen ist die Temperatur. Eine künstliche Temperatursteigerung auf bis zu 43 Grad Celsius wird im Rahmen der Hyperthermie in Kombination mit einer Strahlentherapie eingesetzt.

3.2 Strahlenwirkungen auf Gewebe und Organe, Tumorgewebe

▶   Zellen sind umso empfindlicher gegenüber Strahlung, je höher ihre Zellteilungsrate und je geringer der Grad der Differenzierung ist (Gesetz von Bergoni-Tribondeau, 1904).

Da die Strahlenempfindlichkeit einer Zelle in der Teilungsphase (Mitose) besonders hoch ist, sind Zellen mit einer hohen Proliferationsrate besonders strahlenempfindlich. Dies betrifft neben Tumorzellen mit hoher Proliferationsrate der Zellen besonders den Embryo, lymphatische Organe, das Knochenmark, den Darmtrakt sowie Ei- und Samenzellen.

Aufgrund der sehr hohen Strahlenempfindlichkeit des **Embryos** in den ersten Tagen (Blastogenese) mit hoher Abtötungswahrscheinlichkeit sollte auf Röntgenaufnahmen in der Frühschwangerschaft unbedingt verzichtet werden. Eine Frau, die eine frühe Schwangerschaft nicht sicher ausschließen kann, sollte daher nach entsprechender Aufklärung nur dann geröntgt werden, wenn die Untersuchung für die Gesundheit der Frau sehr wichtig ist. Der Ausschluss einer Frühschwangerschaft durch entsprechende Schwangerschaftsteste sollte sehr kritisch beurteilt werden, da ein negativer Schwangerschaftstest das Vorhandensein eines Embryos in der Präimplantationsphase nicht ausschließen kann. Falls die Patientin daher unsicher in Hinsicht auf das Bestehen einer Frühschwangerschaft ist, sollte die Untersuchung, wenn möglich, auf einen Termin nach der nächsten Regelblutung verschoben werden.

Eine Bestrahlung der Schleimhäute im **Magen-Darm-Trakt** kann zu starken Durchfällen und Magen-Darmblutungen führen. Durch Flüssigkeitsverlust kann ein hypovolämischer Schock eintreten. Die besondere Strahlenempfindlichkeit der Mundschleimhaut sollte bei der Bestrahlung von Tumoren des Nasenrachenraumes berücksichtigt werden.

Hohe Strahlendosen im Bereich des **blutbildenden Knochenmarks** können zu Thrombozytopenie und Agranulozytose mit entsprechender Schädigung der Blutgerinnung bzw. der Infektabwehr führen.

Typische Strahlenschäden der **Haut** sind Rötungen, Pigmentierung, Teleangiektasien, Hyperkeratosen, Strahlenulkus oder Strahlenkrebs.

Die Trübung der **Augenlinse** durch Strahlen (Strahlenkatarakt), wie sie z. B. bei jahrelanger Tätigkeit in der interventionellen Radiologie ohne entsprechende Schutzmaßnahmen auftreten kann, findet in der letzten Zeit zunehmend Beachtung. So wurden die Grenzwerte in den Empfehlungen der ICRP (International Commission on Radiological Protection) und im neuen Strahlenschutzgesetz von 150 mSv/Jahr auf 20 mSv/Jahr reduziert (ICRP 2007, StrlSchG § 78).

Bei der Bestrahlung von **parenchymatösem Gewebe** kann es zur Fibrose kommen. Thoraxwandnah gelegene Anteile der Lunge sollten daher bei der Bestrahlung eines Brustkrebses geschont werden.

▶   Eine akute Strahlenkrankheit liegt vor, wenn der gesamte Körper mit Strahlendosen > 1 Sv bestrahlt wurde.

– Bei sehr hohen Dosen größer als 20 Sv tritt der Tod innerhalb von Tagen durch ein Hirnödem auf.
– Durch die Erhöhung der Gefäßpermeabilität zusammen mit Erbrechen und Durchfall kann es zu einem Kreislaufschock kommen.
– Die hämatologische Phase ab 1 Sv erstreckt sich über mehrere Wochen und kann therapeutisch beeinflusst werden. Im Rahmen einer Thrombozytopenie und Agranulozytose kommt es zu Blutungen sowie einer erhöhten Infektionsbereitschaft.
– Die intestinale Phase bei Dosen größer als 5 Sv kann nach ein bis zwei Wochen zum Tod führen.

▶   Eine Ganzkörperbestrahlung von 3 Sv hat eine 50-prozentige Letalität zur Folge.

▶   Bei einer Ganzkörperbestrahlung von über 7 Sv ist ein Überleben ohne medizinische Interventionen in der Regel nicht möglich.

Tumorzellen haben in der Regel eine schlechtere Reparaturfähigkeit für DNA-Schäden als normale Zellen. Karzinome weisen daher in Abhängigkeit ihres Proliferationsgrades und ihrer Differenzierung im Vergleich zu gesundem Gewebe eine erhöhte Strahlenempfindlichkeit auf und sind häufig einer Strahlentherapie zugänglich.

3.3   Strahlenschäden; deterministische, stochastische, und teratogene Strahlenschäden

Bei der Gefährdung durch ionisierende Strahlung werden im Wesentlichen **deterministische** von **stochastischen** Wirkungen unterschieden (Tab. 3.3). Zusätzlich muss zwischen einer Ganzkörperbestrahlung und einer Teilkörperbestrahlung unterschieden werden.

▶   Als deterministische Schäden werden Veränderungen bezeichnet, die regelmäßig dann auftreten, wenn eine Strahlendosis angewendet wurde, die über einer bestimmten Schwellendosis von ca. 500 mSv lag.

▶   Für stochastische Schäden gibt es im Gegensatz zu den deterministischen Schäden keinen Dosisgrenzwert, da die Häufigkeit des Auftretens der Wahrscheinlichkeitsrechnung unterliegt. Je intensiver die Strahlung, desto wahrscheinlicher der Schaden (linear no threshold (LNT)-Hypothese).

Zu den **deterministischen Schäden** gehören die akute Strahlenkrankheit, Ödeme, Erytheme, Haarverlust, Fibrose, Nekrose, Teleangiektasien, Leukopenie, Schädigung der Darmschleimhaut, Katarakt, Sterilität. Die stochastischen Schäden betreffen die Karzinom – und Leukämieentstehung.

Aufgrund eines fehlenden Grenzwertes besteht das Risiko des Eintretens eines **stochastischen Schadens** auch bei sehr geringen Strahlendosen. Solche Risikoberechnungen erschweren die Aufklärung von Patienten hinsichtlich der Gefährlichkeit der Anwendung von sehr geringen Strahlendosen zumal stochastische Schäden zu tödlichen Erkrankungen wie Karzinome oder Leukämie führen können. Die Definition von Dosisgrenzwerten kann das Risiko von stochastischen Strahlenschäden lediglich vermindern aber nicht komplett beseitigen. Typisch für das Auftreten von stochastischen Strahlenschäden sind eine lange

Tab. 3.3   Arten der Strahlenschäden

Eigenschaft	**deterministische** (regelhafte) **Strahlenschäden**	**stochastische** (zufällige) **Strahlenschäden**
Schwellendosis	500 mSv (ICRP 2007)	nein
Dosiswirkungskurve	s-förmige (sigmoide) Dosiswirkungskurve mit Schwellenwert	lineare Dosiswirkungskurve ohne Schwellenwert (linear no threshold (LNT)-Hypothese)
Symptome	akute Strahlenkrankheit, Ödeme, Erytheme, Haarverlust, Teleangiektasien, Fibrose, Nekrose, Leukopenie, Schädigung der Darmschleimhaut, Katarakt, Sterilität	Leukämie, Karzinom
Latenzzeit	Stunden bis Wochen	Jahre bis Jahrzehnte
ICRP 2007; BfS 2019a; IAEA 1998		

Latenzzeit zwischen Bestrahlung und Ausbruch der Erkrankung, die z. B. bei der Entstehung eines Karzinoms mehrere Jahrzehnte betragen kann. Die Berechnung des Strahlenrisikos durch niedrige Strahlendosen erfolgt auf der Grundlage einer Extrapolation der beobachteten Ereignisse im Bereich höherer Strahlendosen, die historisch bei einer bestimmten Bevölkerungsgruppe beobachtet werden konnten (Opfer von Atombombenabwurf in Hiroshima und Nagasaki, Mitarbeiter in der Nuklearindustrie). Die Anwendung unterschiedlicher Extrapolationsverfahren kann zu deutlich unterschiedlichen Risikoberechnungen führen (lineare Dosiswirkungskurve ohne Schwellenwert für solide Tumore, linear-quadratische Dosiswirkungskurve für Leukämie). Für die Auslösung eines strahlungsinduzierten Karzinoms wird in einem konservativem Ansatz eine lineare Dosiswirkungskurve auch für kleine Strahlendosen angenommen.

Die International Commission on Radiological Protection (ICRP) schätzt das zusätzliche individuelle Lebenszeit-Krebsmortalitätsrisiko (also das Risiko, aufgrund einer Strahlenexposition an einem letalen Karzinom zu erkranken) durch ionisierende Strahlung bei Ganzkörperexposition mit niedriger Einzeldosis auf insgesamt 5 % pro Sv (ICRP 2007).

Bei einer Strahlenexposition in der Organbildungsphase von Embryonen (mehr als 10 Tage und weniger als 10 Wochen nach der Konzeption) können strahleninduzierte Fehlbildungen entstehen. Für diese **teratogenen Schäden** wird eine Schwellendosis von 100 mSv (ICRP 2007) angenommen.

3.4   Natürliche und zivilisatorische Strahlenexposition des Menschen

Die durchschnittliche Strahlenbelastung einer in Deutschland lebenden Person beträgt 3,9 mSv/a (Millisievert pro Jahr) effektive Dosis. Hiervon entfallen 2,1 mSv/a (1–10 mSv/a) auf natürliche Strahlenquellen und 1,8 mSv/a auf technische bzw. medizinische Maßnahmen (Abb. 3.3).

3.4.1   Natürliche Strahlenbelastung

3.4.1.1   Kosmische Strahlung

Die Erdatmosphäre schützt uns vor der kosmischen Strahlung (**0,3 mSv/a**), die aus dem Weltall auf uns einwirkt. Da in Höhenlagen der Strahlenschutz durch die Erdatmosphäre abnimmt, nimmt die Strahlenbelastung durch kosmische Strahlung mit zunehmendem Abstand vom Meeresspiegel zu. In 3000 m Höhe beträgt sie bereits ein vierfaches im Vergleich zum Meeresspiegel. Flugpersonal zählt daher zum beruflich strahlenexponierten Personal.

Im Flugverkehr ist die Strahlendosis abhängig von der Flugroute. Flüge in Nähe der geomagnetischen Pole sind besonders belastend, da das Magnetfeld der Erde einen Teil der kosmischen Strahlung ablenkt und die Abschirmung am Äquator am stärksten ist. Die

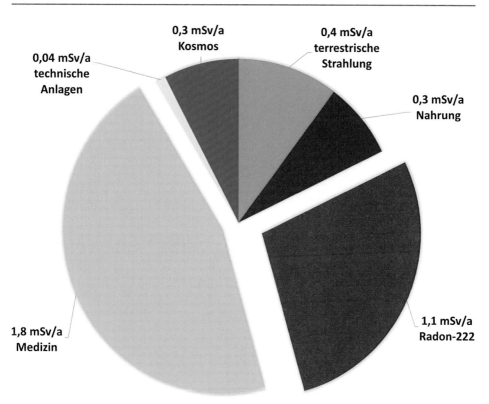

Abb. 3.3 Anteile der effektiven Dosis verursacht von Strahlungen unterschiedlicher Quellen an der durchschnittlichen Strahlenexposition einer in Deutschland lebenden Person in mSv/a (Millisievert pro Jahr) für das Jahr 2013. Die größten Anteile betreffen medizinische Anwendungen und die Exposition mit Radon-222 (BfS 2019b)

Strahlenexposition wird anhand der Dienstpläne des Personals unter Berücksichtigung der Flugroute rechnerisch ermittelt und dem BfS (Bundesamt für Strahlenschutz) mitgeteilt sowie im Strahlenschutzregister des BfS dokumentiert (BfS 2019c). So kann ein Flug von Frankfurt nach San Francisco eine Strahlenexposition der Insassen von etwa 100 µSv bewirken. Fliegendes Personal unterliegt denselben Grenzwerten wie übrige beruflich exponierte Personen (20 mSv/a). Die mittlere Jahresdosis für fliegendes Personal beträgt 1,96 mSv/a und liegt damit mehr als doppelt so hoch wie für beruflich strahlenexponiertes Personal in der Kerntechnik (0,86 mSv/a) und sechsmal so hoch wie für beruflich strahlenexponiertes Personal in der Medizin (0,33 mSv/a) (BfS 2019c).

3.4.1.2   Terrestrische Strahlung

Böden und Gesteinsschichten der Erdkruste sowie mineralische Baumaterialien enthalten natürliche radioaktive Stoffe in regional unterschiedlichen Konzentrationen, die zu einer jährlichen effektiven Dosis von **0,4 mSv** führen können, wobei die Strahlung in Gebäuden den größeren Anteil an der terrestrischen Strahlung aufweist.

3.4.1.3 Nahrung

In Lebensmitteln finden sich eine Vielzahl unterschiedlicher natürlicher Radionuklide (effektive Dosis **0,3 mSv/a**). Besonders wichtig ist das Kaliumisotop Kalium-40. In der Natur ist das Isotop Kalium-40 mit 0,0117 % an der Gesamtmenge des natürlich vorkommenden Kaliums beteiligt. Dieses wird vom menschlichen Körper aufgenommen (BfS 2019d). Auch nicht gasförmige Folgeprodukte des radioaktiven Zerfalls des radioaktiven Edelgases Radon-222 können sich auf Nahrung und Futtermitteln ablagern. Im Rahmen des Reaktorunfalls von Tschernobyl und oberirdischer Kernwaffenteste kam es zu einer Kontamination der Böden mit Caesium-137, besonders in Süddeutschland. Dies betraf überwiegend den Verzehr von Waldpilzen und Wildbret.

3.4.1.4 Radon-222

▶   Die Strahlenexposition eines Bundesbürgers durch das radioaktive Edelgas Radon-222 macht mit (1,1 mSv/a) mehr als die Hälfte der natürlichen Strahlenbelastung aus.

Es ist verwunderlich, wie wenig über diesen Aspekt öffentlich diskutiert wird. Das Edelgas Radon-222 bildet sich im Rahmen der Uranzerfallsreihe (Uran-238) im Gestein sowie in Baumaterialien und breitet sich in Gebäuden vom Keller ausgehend aus. Radon-222 ist ein Alphastrahler mit einer Halbwertszeit von 3,8 Tagen und schädigt aufgrund der Inhalation des Gases das Lungengewebe direkt im Körper. Es wird vermutet, dass Radon-222 in Deutschland etwa 1900 Todesfälle pro Jahr überwiegend durch Lungenkrebs verursacht (BfS 2019e). Die Belastung durch Radon-222 ist regional unterschiedlich. In Gebirgslagen wie dem Erzgebirge kann die Radonkonzentration in der Bodenluft mehr als fünfmal höher sein als in der norddeutschen Tiefebene. Eine Karte der unterschiedlichen Radonkonzentrationen ist für Deutschland beim Bundesamt für Strahlenschutz einsehbar (BfS 2019f). In Gegenden mit einer hohen Radonbelastung der Gebäude sollte daher auf eine ausreichende Lüftung sowie eine Abdichtung der Kellerfundamente geachtet werden.

3.4.2 Künstlich erzeugte Strahlung

3.4.2.1 Technische Anlagen

Der Anteil der Strahlung aus kerntechnischen Anlagen, Fall-out von überirdischen Atombombenexplosionen, Tschernobyl sowie anderen technisch erzeugten Expositionen ist in Deutschland mit **0,04 mSv/a** zu vernachlässigen.

3.4.2.2 Medizinische Maßnahmen

Die durchschnittliche Strahlenexposition eines Bundesbürgers durch medizinische Maßnahmen beträgt im Jahr **1,8 mSv**. Am häufigsten werden Röntgenaufnahmen in der Zahnmedizin durchgeführt (relativer Anteil der Anzahl der Untersuchungen 42 %). Der Anteil

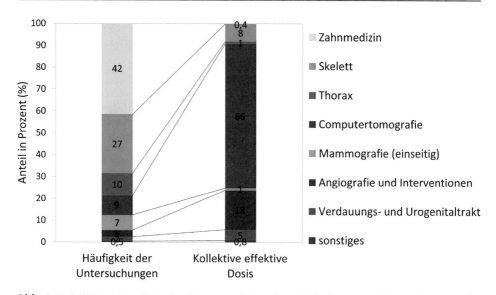

Abb. 3.4 Relativer Anteil der jeweiligen medizinischen Maßnahmen mit Einsatz ionisierender Strahlung in Prozent hinsichtlich der Häufigkeit der Untersuchungen insgesamt sowie der kollektiven effektiven Dosis für das Jahr 2015 (BfS 2019g)

dieser Untersuchungen an der gesamten Strahlenexposition durch medizinische Maßnahmen im Sinne der effektiven Dosis beträgt jedoch lediglich 0,4 %. Im Gegensatz dazu beträgt der Anteil an der Strahlenexposition durch die Computertomografie 66 % während der Anteil der Computertomografie hinsichtlich der Anzahl der Untersuchungen lediglich 9 % beträgt. Auch die Angiografie sowie die Interventionen, die lediglich 3 % der Anzahl der Untersuchungen ausmachen, haben mit 18 % einen relativ hohen Anteil an der durchschnittlichen Strahlenexposition durch medizinische Maßnahmen. Die Mammografie trägt zur Strahlenbelastung 1 Prozent bei (Abb. 3.4). Insgesamt wurden in Deutschland nach Angaben des BfS (Bundesamts für Strahlenschutz) im Jahr 2015 ca. 135 Millionen Röntgenuntersuchungen durchgeführt (BfS 2019g). Der Rückgang der Anzahl von Röntgenuntersuchungen in den letzten 20 Jahren hat nicht zu einer Reduktion der Strahlenbelastung geführt, da die Zahl der Computertomografien mit einer methodenbedingt hohen Strahlenexposition der Patienten je Untersuchung zugenommen hat.

3.4.3   Risikobetrachtung

Am 6. August 1945 wurde eine Atombombe über Hiroshima und am 9. August über Nagasaki gezündet. Im Rahmen einer Kohortenstudie (Life-Span-Study) wurden die langfristigen Auswirkungen der Strahlenexposition bei 120.000 Überlebenden untersucht (RERF 2019). Bei dieser Studie wurde im Hochdosisbereich eine lineare Abhängigkeit zwischen Strahlendosis und Krebsrisiko festgestellt. Im Gegensatz zu der Strahlenwirkung bei höheren Dosen lässt sich im Niedrigdosisbereich keine eindeutige gesetzmäßige Beziehung zwischen der Strahlenexposition und dem Krebsrisiko ermitteln. Die Risiken einer Strahlenexposition lassen sich im Niedrigdosisbereich nur mit Wahrscheinlichkeiten angeben.

▶   Im Bereich des Strahlenschutzes wird von einer linearen Beziehung ohne Schwellendosis zwischen der Strahlenexposition und dem Krebsrisiko ausgegangen (LNT, linear no threshold-Hypothese). Dies bedeutet, dass auch im Niedrigdosisbereich unter 100 mSv pro Jahr ein Krebsrisiko besteht.

Es kann daher gegenüber einem Patienten nie argumentiert werden, dass eine Röntgenuntersuchung grundsätzlich frei von Risiken ist. Auch bei einer noch so geringen Dosis besteht ein wenn auch geringes Risiko eines gesundheitlichen Schadens. Es müsste gegenüber dem Patienten mit Wahrscheinlichkeitsrechnung argumentiert werden, womit die meisten Patienten jedoch überfordert sind. Das LNT-Modell nimmt bewusst eine mögliche Überschätzung des Risikos in Kauf. Es handelt sich hierbei um eine grobe und konservative Abschätzung und ist nicht unumstritten. Eine Studie über 300.000 Beschäftigte der Nuklearindustrie in den USA, Großbritannien und Frankreich (INWORKS-Studie) unterstützt das LNT-Modell (Leuraud et al. 2015). Es gibt jedoch auch Untersuchungen, die auf eine reduzierte Strahlenempfindlichkeit des biologischen Gewebes im Niedrigdosisbereich aufgrund zellulärer Reparaturmaßnahmen hinweisen. So konnten eine Reihe von Studien keinen Hinweis dafür finden, dass eine deutlich erhöhte Hintergrundstrahlung aufgrund geografischer Einflüsse das Krebsrisiko der exponierten Personen steigern würde (Selzer und Hebar 2012). Zusätzlich muss auch berücksichtigt werden, dass Patienten, die mit ionisierenden Strahlen untersucht werden, überwiegend ein höheres Alter aufweisen und oft aufgrund ihrer Erkrankung eine eingeschränkte Lebenserwartung haben.

▶   Entsprechend der Publikation der ICRP von 2007 beträgt das Risiko, durch ionisierende Strahlung an einem Karzinom zu versterben, 5 % pro Sievert effektive Dosis.

Eine Computertomografie mit 10 mSv effektiver Dosis würde nach dem LNT-Modell zu einem zusätzlichen Risiko von 0,05 % führen, an Krebs zu versterben. Dies entspricht einem Todesfall aufgrund einer strahleninduzierten Krebserkrankung pro 2000 Untersuchungen. Aufgrund der oben diskutierten Einschränkungen sind solche Berechnungen jedoch kritisch zu betrachten.

Im Aufklärungsgespräch mit dem Patienten vor einer geplanten Röntgenuntersuchung kann ein Vergleich der zu erwartenden Strahlenexposition mit Dosisexpositionen im Alltag hilfreich sein. So beträgt die effektive Dosis der natürlichen Strahlenbelastung in der Bundesrepublik im Jahr durchschnittlich 2,1 mSv. Ein Transatlantikflug von Frankfurt nach New York führt zu einer effektiven Dosis von 100 µSv, also 0,1 mSv entsprechend einer Lungenaufnahme (BfS 2019h). Für einen Raucher, der 20 Zigaretten pro Tag raucht, entsteht unter anderem durch das Radionuklid Poloniuum-210 eine zusätzliche Strahlenexposition von ca. 8,8 mSv effektiver Dosis pro Jahr, was in etwa der Dosis einer CT Untersuchung entspricht (Klingler 2012).

Bei den Angaben zum Strahlenrisiko bezieht man sich überwiegend auf die effektive Äquivalentdosis. Teilweise können die Organdosen bei Teilkörperbestrahlung deutlich von der effektiven Dosis abweichen. Dies betrifft besonders die Mammografie. Bei einer Untersuchung in zwei Ebenen erhält das Brustdrüsengewebe eine Organdosis (mittlere Parenchymdosis, mean glandular dose (MGD)) von ca. 4 mSv pro Brust je nach Dicke der Brust. Die effektive Dosis für eine Untersuchung beider Brüste in beiden Ebenen beträgt jedoch nur 0,5 mSv (SSK 2008). Eine Strahlentherapie eines Mammakarzinoms (Organdosis ca. 50 Sv entsprechend 50.000 mSv) entspricht demnach mehreren tausend Mammografieuntersuchungen. Eine Verweigerung einer Mammografie im Rahmen der Nachsorge nach Therapie eines Mammakarzinoms mit brusterhaltender Tumoroperation und anschließender Radiatio ist daher irrational.

Literatur

Bundesamt für Strahlenschutz (BfS) (2019a) Folgen eines Strahlenunfalls. http://www.bfs.de/DE/themen/ion/wirkung/strahlenunfall-folge/strahlenunfall-folge_node.html. Zugegriffen am 08.04.2019

Bundesamt für Strahlenschutz (BfS) (2019b) Wo kommt Radioaktivität in der Umwelt vor? http://www.bfs.de/DE/themen/ion/umwelt/einfuehrung/einfuehrung.html. Zugegriffen am 08.04.2019

Bundesamt für Strahlenschutz (BfS) (2019c) Überwachung des fliegenden Personals. https://www.bfs.de/DE/themen/ion/strahlenschutz/beruf/methodik/fliegendes-personal.html. Zugegriffen am 08.04.2019

Bundesamt für Strahlenschutz (BfS) (2019d) Welche Radionuklide kommen in Nahrungsmitteln vor? http://www.bfs.de/DE/themen/ion/umwelt/lebensmittel/einfuehrung/einfuehrung.html. Zugegriffen am 08.04.2019

Bundesamt für Strahlenschutz (BfS) (2019e) Gesundheitliche Auswirkungen von Radon in Wohnungen. http://www.bfs.de/DE/themen/ion/umwelt/radon/wirkungen/wirkungen.html. Zugegriffen am 08.04.2019

Bundesamt für Strahlenschutz (BfS) (2019f) Radonkonzentration in der Bodenluft in einem Meter Tiefe. http://www.bfs.de/SharedDocs/Bilder/BfS/DE/ion/umwelt/radon-karte-boden.jpg?__blob=poster&v=12. Zugegriffen am 08.04.2019

Bundesamt für Strahlenschutz (BfS) (2019g) Röntgendiagnostik: Häufigkeit und Strahlenexposition. http://www.bfs.de/DE/themen/ion/anwendung-medizin/diagnostik/roentgen/haeufigkeitexposition.html. Zugegriffen am 08.04.2019

Bundesamt für Strahlenschutz (BfS) (2019h) Höhenstrahlung beim Fliegen. https://www.bfs.de/DE/themen/ion/umwelt/luft-boden/flug/flug.html. Zugegriffen am 08.04.2019

Griessl I (1992) Strahlenbiologische Wirkungen durch Exposition mit Röntgenstrahlung. In: Stieve FE, Stender HS (Hrsg) Strahlenschutz. Kurslehrbuch für die in der medizinischen Röntgendiagnostik tätigen Personen, 2. Aufl. H. Hoffmann, Berlin, S 75–114

International atomic energy agency (IAEA) (1998) Planning the medical response to radiological accidents. https://www-pub.iaea.org/MTCD/Publications/PDF/Pub1055_web.pdf. Zugegriffen am 08.04.2019

International commission on radiological protection (ICRP) (2007) Die Empfehlungen der Internationalen Strahlenschutzkommission von 2007. ICRP-Veröffentlichung 103. http://www.icrp.org/docs/P103_German.pdf. Zugegriffen am 08.04.2019

Klingler K (2012) Strahlenbelastung durchs Rauchen. http://rauchstoppzentrum.ch/0189f-c92f11229701/0189fc92f511bd214/index.html. Zugegriffen am 08.04.2019

Krieger H (2017) Grundlagen zur Strahlenbiologie der Zelle. In: Krieger H (Hrsg) Grundlagen der Strahlungsphysik und des Strahlenschutzes, 5. Aufl. Springer, Heidelberg, S 391–S 475

Leuraud K, Richardson DB, Cardis E et al (2015) Ionising radiation and risk of death from leukaemia and lymphoma in radiation-monitored workers (INWORKS): an international cohort study. Lancet Haematol 2(7):276–281

Radiation effects research foundation (RERF) (2019) Life Span Study (LSS). https://www.rerf.or.jp/en/programs/research_activities_e/outline_e/proglss-en/. Zugegriffen am 08.04.2019

Selzer E, Hebar A (2012) Biologische Wirkung und Tumorrisiko diagnostischer Röntgenstrahlen. Der „Krieg der Modelle". Radiologe 52(10):892–897

Strahlenschutzkommission (SSK) (2008) Orientierungshilfe für bildgebende Untersuchungen. Empfehlung der Strahlenschutzkommission. https://www.ssk.de/SharedDocs/Beratungsergebnisse_PDF/2008/Orientierungshilfe.pdf?__blob=publicationFile. Zugegriffen am 08.04.2019

Strahlenschutz

4

Inhaltsverzeichnis

4.1 Grundlagen und Grundprinzipien

Medizinisch begründete Strahlenexpositionen müssen einen hinreichenden Nutzen erbringen, wobei ihr Gesamtpotenzial an **diagnostischem oder therapeutischem Nutzen** einschließlich des unmittelbaren gesundheitlichen Nutzens für den Einzelnen und des Nutzens für die Gesellschaft abzuwägen ist gegenüber der von der Strahlenexposition möglicherweise verursachten Schädigung des Einzelnen. Eine **unnötige Strahlenexposition** muss vermieden und die Dosis reduziert werden, wenn immer möglich.

Folgende Prinzipien sind für den Strahlenschutz grundlegend:

▶ ALARA-Prinzip: *as low as reasonably achievable*

▶ Bei der Strahlenexposition eines Menschen zur medizinischen Diagnostik oder Therapie sollte jeweils die niedrigste Strahlendosis appliziert werden, die ausreicht, um den gewünschten Nutzen zu erreichen. Alternative Verfahren ohne Strahlenexposition mit vergleichbarer diagnostischer Aussagekraft sind zu bevorzugen.

© Springer-Verlag GmbH Deutschland, ein Teil von Springer Nature 2019
J.-H. Grunert, *Strahlenschutz für Röntgendiagnostik und Computertomografie*,
https://doi.org/10.1007/978-3-662-59275-5_4

Bei der radiologischen Bildgebung geht es nicht darum, ästhetisch ansprechende Bilder zu produzieren, sondern mit möglichst niedriger Dosis Bilder anzufertigen, mit denen die diagnostische Fragestellung beantwortet werden kann. So erfordert z. B. die Diagnose von Fissuren oder Frakturen eine hohe Bildqualität mit höherer Dosis. Für die Positionskontrolle nach Fraktur reicht eine mittlere Bildqualität und für die Kontrolle nach Materialentfernung oder Gelenkersatz sowie für die Messung des Skoliosewinkels oder der Beinlänge eine niedrigere Qualität.

▶   Die drei As im Strahlenschutz sind Abstand, Aufenthalts-(Anwendungs-)dauer und Abschirmung.

▶   Aufgrund des Abstandsquadratgesetzes nimmt die Strahlenexposition mit dem Quadrat des Abstands von der Strahlenquelle ab.

Die Einhaltung eines Abstands ist demnach eine sehr effektive und einfache Strahlenschutzmaßnahme, die besonders im Nahbereich zur Strahlenquelle wirksam ist. Bei Durchleuchtungsuntersuchungen am Patienten ist für den Untersucher der Patient selbst die Quelle der gefährdenden Streustrahlung. Entsprechend des **Abstandsquadratgesetzes** reduziert sich bei doppeltem Abstand die Strahlenbelastung auf ein Viertel (Abb. 4.1). Allerdings sind hier aufgrund der räumlichen Gegebenheiten des Untersuchungsraumes Grenzen gesetzt. Direkt am Untersuchungstisch reicht es oft, einen Schritt zurückzutreten. Den Abstand von 10 cm auf 80 cm zu erhöhen reduziert die Dosis auf ein Vierundsechzigstel.

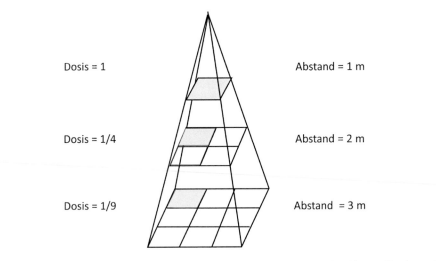

Dosis = 1   Abstand = 1 m

Dosis = 1/4   Abstand = 2 m

Dosis = 1/9   Abstand = 3 m

Abb. 4.1 Abstandsquadratgesetz. Mit dem Quadrat des Abstands von der Strahlenquelle nimmt die Dosis ab, da sich die Dosis mit zunehmendem Abstand auf eine entsprechend größere Fläche verteilt. Eine Verdopplung des Abstands von der Strahlenquelle bedeutet eine Reduktion der Dosis auf ein Viertel pro Bestrahlungsfläche. Das Produkt aus Dosis und Fläche des Bestrahlungsfeldes (Flächendosisprodukt) ist dagegen unabhängig vom Abstand stets gleich. Daher eignet sich das Flächendosisprodukt als Parameter zur Angabe der Strahlenexposition eines Patienten in der Projektionsradiografie, da es unabhängig vom Fokus-Objekt-Abstand ist

Um den gleichen Effekt einer Verringerung der Dosis zu erzielen, müsste ein Abstand von 80 cm auf 6,4 m erhöht werden. Das Abstandsquadratgesetz gilt auch für den Abstand eines Strahlers (Röntgenröhre oder radioaktive Quelle) zum Patienten. Diese darf man nicht zu nah an die Patientenoberfläche bringen, da es gerade im Nahbereich zu einer extremen Zunahme der Strahlenbelastung der Haut mit potentiellen Strahlenschäden kommen kann. Eine solche Situation kann bei einer Verwechselung der Röhre mit dem Bildverstärker und entsprechender falscher Platzierung durch Fehlbedienung des Gerätes eintreten. Man stelle sich eine Röhre wie einen Heizstrahler vor. Auch für einen Heizstrahler gilt das Abstandsquadratgesetz.

▶ Zwischen der Aufenthalts- bzw. Anwendungsdauer und der Strahlendosis besteht ein linearer Zusammenhang.

Maßnahmen zur **Verkürzung der Untersuchungszeiten** wie zügiges und zielgerichtetes Vorgehen bei Durchleuchtungsuntersuchungen, den Einsatz gepulster Strahlung oder Standbildfunktion des Monitors mit Anzeigen des Bildes nach Beenden der Durchleuchtung (last image hold) können die Strahlenexposition sowohl des Patienten als auch des Personals deutlich reduzieren. Die Durchleuchtungszeiten sind maßgeblich von der Erfahrung des Untersuchers abhängig. So sollte nur durchleuchtet werden, wenn der Untersucher auch auf den Monitor schaut. Durchleuchten nur zur Navigation beim Bewegen des Tisches ist zu vermeiden. Es sollte zuerst die ungefähre Lokalisation des zu untersuchenden Körperbereiches ohne Durchleuchtung angefahren werden, bevor eine Feinjustierung mit Durchleuchtung erfolgt.

Die **Abschirmung** wird durch den baulichen und apparativen Strahlenschutz sowie Strahlenschutzbekleidung und Strahlenschutzmittel sowohl für die Patienten als auch für das Personal gewährleistet. Hierbei muss bedacht werden, dass mit Zunahme der Strahlenenergie die Schwächung der Strahlung durch das abschirmende Material wie z. B. Blei immer geringer wird. So sind konventionelle Strahlenschutzschürzen bei elektromagnetischer Strahlung im Bereich von mehreren Megaelektronenvolt nahezu unwirksam.

▶ Prinzip der Rechtfertigung (StrlSchG § 6), Optimierung (StrlSchG § 8) und Dosisbegrenzung (StrlSchG § 9)

▶ Jede Anwendung ionisierender Strahlung oder radioaktiver Stoffe am Menschen erfordert eine rechtfertigende Indikation durch einen Arzt mit der erforderlichen Fachkunde im Strahlenschutz. StrlSchG § 83 (3)

Der die rechtfertigende Indikation stellende Arzt ist verpflichtet, die Methode mit der geringsten Strahlenexposition anzuwenden und sicherzustellen, dass die eingesetzten Geräte dem technischen Standard entsprechen und eine übermäßige Strahlenexposition vermieden wird. Als Referenz dienen hierfür regelmäßig überarbeitete diagnostische Referenzwerte, die vom Bundesamt für Strahlenschutz veröffentlicht werden (BfS 2016). Zulassungen und regelmäßige Überprüfungen der Geräte sind behördlich geregelt und unterliegen der Zuständigkeit der Gewerbeaufsichtsämter.

4.2   Baulicher Strahlenschutz

4.2.1   Strahlenschutzbereiche

▶   Strahlenrelevante Gefährdungsbereiche werden je nach Höhe der potentiellen
     Strahlenexposition in Überwachungsbereich, Kontrollbereich und Sperrbe-
     reich unterschieden.

- **Überwachungsbereiche** sind nicht zum Kontrollbereich gehörende betriebliche Bereiche, in denen Personen **im Kalenderjahr** eine **effektive Dosis** von **mehr als 1 mSv**
  oder höhere Organ-Äquivalentdosen als 50 mSv für die lokale Haut, die Hände, die
  Unterarme, die Füße und Knöchel erhalten können (StrlSchV § 52 (2) 1).
- **Kontrollbereiche** sind Bereiche, in denen Personen **im Kalenderjahr** eine **effektive
  Dosis** von **mehr als 6 mSv** oder höhere Organdosen als 15 mSv für die Augenlinse oder
  150 mSv für die lokale Haut, die Hände, die Unterarme, die Füße und Knöchel erhalten
  können (StrlSchV § 52 (2) 2).
- **Sperrbereiche** sind Teile des Kontrollbereichs, in denen die **Ortsdosisleistung mehr
  als 3 mSv pro Stunde** sein kann StrlSchV § 52 (2) 3 (Abb. 4.2).

▶   Potentielle effektive Dosis pro Jahr im Überwachungsbereich: > 1 mSv und
     ≤ 6 mSv, Kontrollbereich: > 6 mSv.

Abb. 4.2 Definition der
Strahlenschutzbereiche in
Abhängigkeit von der
potentiellen Strahlenexposition
hinsichtlich der effektiven
Dosis bei regelmäßiger
beruflicher Tätigkeit in diesen
Bereichen

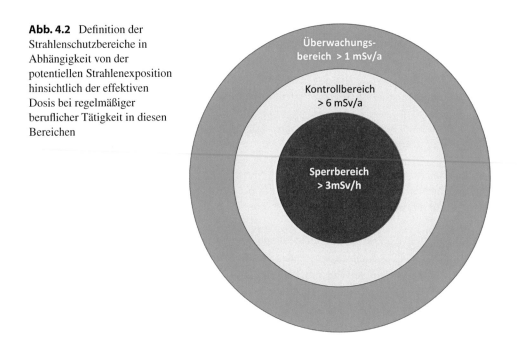

Kontrollbereiche müssen deutlich sichtbar und dauerhaft zusätzlich zur Kennzeichnung mit dem Strahlenzeichen mit dem Zusatz „Kontrollbereich" gekennzeichnet werden (**Kennzeichnungspflicht**, StrlSchV § 53 (1)). Im Fall von Kontrollbereichen, in denen ausschließlich Röntgeneinrichtungen betrieben werden, müssen diese Bereiche während der Einschaltzeit und der Betriebsbereitschaft mindestens mit den Worten „Kein Zutritt – Röntgen" gekennzeichnet werden (StrlSchV § 53 (2)). Sperrbereiche (z. B. Behandlungsräume in der Strahlentherapie) sind abzugrenzen und deutlich sichtbar mit den Worten „Sperrbereich – Kein Zutritt" zu kennzeichnen StrlSchV § 53 (3) (Abb. 4.3). Sperrbereiche, in denen sich Personen nur unter ständiger Überwachung durch eine vom Strahlenschutzverantwortlichen beauftragte fachkundige Person aufhalten dürfen, gibt es bei der medizinischen Anwendung von Strahlen nur im Rahmen von Therapiemaßnahmen.

▶   Ein Strahlenschutzbereich gilt als solcher nur während der Einschaltzeit des Strahlers. StrlSchV § 52 (3)

Maßgebend bei der Festlegung der Grenze von Kontrollbereich oder Überwachungsbereich ist eine Aufenthaltszeit von 40 Stunden je Woche und 50 Wochen im Kalenderjahr, soweit keine anderen begründeten Angaben über die Aufenthaltszeit vorliegen.

Beruflich strahlenexponierte Personen müssen durch bauliche und technische Vorrichtungen oder durch geeignete Arbeitsverfahren vor Verstrahlung geschützt werden (**sonstige Schutzvorkehrungen**, StrlSchV § 75 (1)). Bei Personen, die sich im Kontrollbereich aufhalten, ist sicherzustellen, dass sie die erforderliche Schutzkleidung tragen und die erforderlichen Schutzausrüstungen verwenden (StrlSchG § 76 (1) 6, (StrlSchV § 70 (1) 1)).

Der Zutritt zu den Strahlenschutzbereichen einschließlich Überwachungsbereich ist eingeschränkt (**Zutritt zu Strahlenschutzbereichen**, StrlSchV § 55). Der Zutritt zu

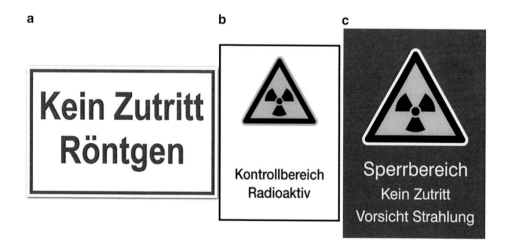

Abb. 4.3 Kennzeichnung der Strahlenschutzbereiche: **a)** Kontrollbereich in der Röntgendiagnostik, **b)** Kontrollbereich in der Nuklearmedizin und **c)** Sperrbereich

einem Kontrollbereich kann nur zur Durchführung oder Aufrechterhaltung der darin vorgesehenen Betriebsvorgänge erlaubt werden sowie bei Auszubildenden oder Studieren-
den, wenn dies zur Erreichung ihres Ausbildungszieles erforderlich ist (StrlSchV § 55 (1)
2a). Bei Tätigkeiten als Betreuungs-, Begleit- oder Tierbegleitperson muss eine Person mit
Fachkunde im Strahlenschutz zustimmen (StrlSchV § 55 (1) 2b).

Schwangeren darf der Zutritt zum Kontrollbereich erlaubt werden, wenn der Strahlenschutzbeauftragte oder der Strahlenschutzverantwortliche, wenn er die erforderliche Fachkunde im Strahlenschutz besitzt, dies gestattet (StrlSchV § 55 (2) 2). Die Zutrittserlaubnis
für schwangere Personen zu Kontrollbereichen ist zu dokumentieren, die Aufzeichnungen
sind fünf Jahre aufzubewahren. Schwangeren darf der Zutritt als Betreuungs- oder
Begleitperson nur erlaubt werden, wenn zwingende Gründe dies erfordern (StrlSchV
§ 55 (2) 3).

Sobald der Strahlenschutzverantwortliche darüber informiert wird, dass eine beruflich
exponierte Person schwanger ist oder stillt, hat er dafür zu sorgen, dass die **berufliche
Exposition** der schwangeren Person **arbeitswöchentlich ermittelt** wird und die ermittelte Exposition der schwangeren Person unverzüglich **mitgeteilt** wird (**Schutz von
schwangeren und stillenden Personen**, StrlSchV § 69). Hierbei darf für ein **ungeborenes Kind**, das auf Grund der Beschäftigung der Mutter einer Strahlenexposition ausgesetzt ist, die Äquivalentdosis vom Zeitpunkt der Mitteilung der Schwangerschaft bis zu
deren Ende den Grenzwert von **1 mSv** nicht überschritten werden (StrlSchG § 78 (4)).

Eine Röntgeneinrichtung darf nur in einem allseitig umschlossenen Raum (**Röntgenraum**, StrlSchV § 60 (2)) betrieben werden. Eine Röntgenuntersuchung außerhalb des
Röntgenraumes ist nur in Ausnahmefällen zulässig, wenn der Zustand der zu untersuchenden Person dies zwingend erfordert (z. B. mobiles Röntgen auf Intensivstation, StrlSchV
§ 60 (4) 4).

Der **bauliche Strahlenschutz** dient dazu, die Strahlenschutzbereiche je nach potentieller Strahlenexposition voneinander zu trennen. Die baulichen Maßnahmen zur Abschirmung der Strahlenschutzbereiche sind umso aufwendiger, je höherenergetisch die eingesetzte Strahlung ist. Dies gilt besonders für Strahlung mit ungeladenen Teilchen wie
Photonen- (Röntgen- bzw. Gammastrahlung) oder Neutronenstrahlung, die keine begrenz-
ten Reichweiten haben. So erfordert z. B. die Abschirmung von Räumlichkeiten für strahl-
entherapeutische Maßnahmen mit einem Linearbeschleuniger von 6 MeV Raumwände
mit 2 Metern Wanddicke aus Strahlenschutzbeton (z. B. Barytbeton).

Auch die Abschirmung von Radionukliden kann erhebliche bauliche Maßnahmen erfordern, wie im Zusammenhang mit der friedlichen Nutzung der Kernenergie und dem
bisher politisch nicht gelösten Problem der Endlagerung deutlich wird. Im Rahmen der
Nuklearmedizin kann eine Isolierung der Patienten mit inkorporierten Radionukliden in
„Therapiebunkern" über mehrere Tage erforderlich sein. Nuklearmedizinische Praxen
müssen getrennte Wartezimmer für Patienten mit inkorporierten Radionukliden zur Verfügung stellen. Der Einbau von Schleusen und die Beschränkung des Zutritts zu den
Bereichen, in denen mit Radionukliden gearbeitet wird, vermeidet eine unbeabsichtigte
Kontamination der Umgebung.

4.3   Apparativer Strahlenschutz

Für den Betrieb einer Röntgeneinrichtung ist grundsätzlich eine Genehmigung erforderlich. Ist der Röntgenstrahler bauartzugelassen, ist es ausreichend, wenn der Betreiber die Inbetriebnahme der zuständigen Behörde spätestens **vier Wochen** vorher anzeigt (StrlSchG § 19 (1)). Im Rahmen der **Bauartzulassung** wird sichergestellt, dass durch eine Begrenzung der Strahlenexposition bei regelmäßiger und fachgerechter Nutzung der Geräte die vorgegebenen Grenzwerte für das Personal nicht überschritten werden. Trotz Abschirmung durch das Röhrengehäuse gibt es eine **Durchlassstrahlung**, die in der Regel in einem Meter Abstand deutlich unter 1 mSv/h liegt (Dümling 1992). Dieser Wert ist aber durchaus signifikant und sollte bei der Betrachtung der Strahlenexposition der Mitarbeiter berücksichtigt werden. Die Abschwächung der **extrafokalen Strahlung**, die aufgrund des Auftreffens der beschleunigten Elektronen außerhalb des Brennflecks der Anode auf die Anode, die Röntgenröhre oder das **Röhrengehäuse** entsteht, erfolgt über die gestaffelte Tiefenblende, die gleichzeitig das Nutzfeld der Röntgenstrahlung auf die notwendige Feldgröße einblendet. Sowohl die Eigenfilterung der Röhre als auch die Verwendung von Zusatzfiltern (Aluminium, Kupfer) bewirken über eine Aufhärtung der Strahlung eine Reduktion der niederenergetischen Anteile des Strahlenspektrums, die nicht zur Bildgebung beitragen.

Zusätzliche apparative Möglichkeiten zur Reduzierung der Strahlenexposition für den Patienten und den Untersucher bieten:

— eine **automatische Dosisregulation** im Rahmen der Durchleuchtung oder der Computertomografie,
— eine **gepulste Röntgenstrahlung** bei Durchleuchtungen (besonders wichtig in der Kinderradiologie),
— Monitore, die auch nach Beendigung der jeweiligen Durchleuchtungsphase das letzte Durchleuchtungsbild weiterhin anzeigen („**last image hold**" – Funktion),
— die Methode des „**Roadmappings**" mit Überlagerung der aktuellen Durchleuchtung über ein vorher erstelltes angiografisches Bild und damit Erleichterung der Navigation bei interventionellen Katheteranwendungen sowie
— moderne Detektorsysteme mit einer hohen **Quanteneffizienz (detective quantum efficiency**, DQE), die im Vergleich zu konventionellen Röntgenfilmen oder Speicherfolien bis zu 50 % geringere Dosen erfordern.

Dauerschutzeinrichtungen wie Bleiacrylscheibe, Unterkörperschutz oder Übertischblenden aus Bleigummilamellen, die an den Untersuchungstischen oder der darüber hängenden Decke fixiert sind, dienen dem effektiven Strahlenschutz für den Untersucher. Sie sollten genutzt und auf keinen Fall deinstalliert werden. Weitere technische Maßnahmen sind Einschaltsperren bei Vorliegen mehrerer Schaltpulte für ein Gerät, Verhinderung der Dauerbestrahlung bei versehentlichem Vergessen des Ausschaltens sowie akustische und optische Anzeigen des Betriebszustandes.

4.4   Strahlenschutz des Personals

4.4.1   Grenzwerte für beruflich strahlenexponierte Personen

4.4.1.1   Dosisgrenzwerte bei beruflicher Strahlenexposition

▶   Für beruflich strahlenexponierte Personen darf die effektive Dosis den Grenz-
      wert von 20 mSv im Kalenderjahr nicht überschreiten. StrlSchG § 78 (1)

Im Einzelfall kann die zuständige Behörde für ein einzelnes Jahr eine effektive Dosis von
50 mSv zulassen, wobei für fünf aufeinanderfolgende Jahre die Dosis von 100 mSv nicht
überschritten werden darf (StrlSchG § 78 (1)).

▶   Der Grenzwert der Organ-Äquivalentdosis für die Augen beträgt 20 mSv im Kal-
      enderjahr. StrlSchG § 78 (2) 1

Als Grenzdosen der Organ-Äquivalentdosis bei beruflicher Strahlenexposition gelten
jeweils 500 Millisievert im Kalenderjahr für die Haut (gemittelt über jede beliebige
Hautfläche von einem Quadratzentimeter, unabhängig von der exponierten Fläche, **lokale Hautdosis**), die Hände, die Unterarme, die Füße und die Knöchel (StrlSchG § 78
(2) 2 und 3).
    Bei Personen **unter 18 Jahren** darf die effektive Dosis **1 mSv** im Jahr nicht überschrei-
ten. Auch für die Organdosen gelten bei Personen unter 18 Jahren niedrigere Werte. Aus-
nahmeregelungen gibt es für Auszubildende und Studierende in der Strahlenanwendung
im Alter zwischen 16 und 18 Jahren nach Zulassung der zuständigen Behörde (StrlSchG
§ 78 (3)).

▶   Bei gebärfähigen Frauen darf die über einen Monat kumulierte Organdosis der
      Gebärmutter den Grenzwert von 2 mSv nicht überschreiten. Für ein unge-
      borenes Kind einer beruflich strahlenexponierten Mutter darf die Organdosis
      der Gebärmutter vom Zeitpunkt der Mitteilung der Schwangerschaft bis zu
      deren Ende den Grenzwert von 1 mSv nicht überschreiten. StrlSchG § 78 (4)

Die allgemeine Strahlenexposition der Bevölkerung und die medizinische Strahlenexposition als Patient sind von der beruflich bedingten Strahlenexposition abzugrenzen (Strl-
SchG § 2).

4.4.1.2 Berufslebensdosis

▶   Die Summe der in allen Kalenderjahren ermittelten effektiven Dosis beruflich
      strahlenexponierter Personen darf den Grenzwert von 400 mSv nicht übersch-
      reiten. StrlSchG § 77

Die zuständige Behörde kann im Benehmen mit einem ermächtigten Arzt und der schriftlichen Einwilligung der betroffenen Person eine weitere berufliche Strahlenexposition zulassen, wenn diese 10 mSv effektive Dosis im Kalenderjahr nicht überschreitet.

4.4.1.3 Zu überwachende Person und Ermittlung der Körperdosis

▶   An Personen, die sich in einem Strahlenschutzbereich aufhalten, ist die Körperdosis durch Messung der Personendosis zu ermitteln. StrlSchV §§ 64 (1) und 65 (1)

Ist für den Aufenthalt in einem Überwachungsbereich für alle oder für einzelne Personen zu erwarten, dass im Kalenderjahr eine effektive Dosis von 1 Millisievert, eine höhere Organ-Äquivalentdosis als 15 Millisievert für die Augenlinse und eine lokale Hautdosis von 50 Millisievert nicht erreicht werden, so kann für diese Personen auf die Ermittlung der Körperdosis verzichtet werden (StrlSchV § 64 (1)).

▶   Die Messung der Personendosis erfolgt mit einem Dosimeter, das bei einer zertifizierten Messstelle anzufordern ist, oder mit einem Dosimeter, das unter der Verantwortung des Strahlenschutzverantwortlichen ausgewertet wird und dessen Verwendung nach Zustimmung einer bestimmten Messstelle von der zuständigen Behörde gestattet wurde. StrlSchV § 66 (1)

Die Anzeige dieses Dosimeters gilt als Maß für die effektive Dosis, sofern die Körperdosis für einzelne Körperteile nicht genauer ermittelt worden ist (StrlSchG § 66 (2)).

▶   Die Dosimeter sind in einer für die Strahlenexposition als repräsentativ geltenden Stelle der Körperoberfläche, in der Regel an der Vorderseite des Rumpfes zu tragen. StrlSchV § 66 (2)

▶   Zur bestimmungsmäßigen Messung der Personendosis müssen die Personendosimeter unterhalb der Strahlenschutzschürze getragen werden.

▶   Ist vorauszusehen, dass im Kalenderjahr die Organdosis für die Hände, die Unterarme, die Füße und Knöchel oder die Haut größer als 150 mSv oder die Organdosis der Augenlinse größer als 15 mSv sein kann, so ist die Personendosis durch weitere Dosimeter auch an diesen Körperteilen festzustellen. StrlSchV § 66 (2)

▶   Die Dosimeter sind bei der Messstelle jeweils nach Ablauf eines Monats einzureichen. Die zuständige Behörde kann die Zeitabstände auf bis zu drei Monate erweitern oder auch kürzere Zeitabstände anordnen. StrlSchV § 66 (3)

Überschreitungen der Dosisgrenzwerte beruflich strahlenexponierter Personen sind der zuständigen **Behörde** unter Angabe der Gründe, der betroffenen Person und der ermittelten Körperdosen unverzüglich **mitzuteilen**. Der **betroffenen Person** ist unverzüglich die Körperdosis **mitzuteilen** (StrlSchG § 167 (4)). Das Vorgehen bei Überschreitungen der Dosisgrenzwerte beruflich strahlenexponierter Personen regelt § 73 StrlSchV.

4.4.1.4 Strahlenschutzregister
StrlSchG § 170, StrlSchV § 173

▶ Die infolge einer beruflichen Strahlenexposition ermittelten Dosiswerte sowie die dazugehörenden Personendaten werden in dem beim Bundesamt für Strahlenschutz (BfS) eingerichteten Strahlenschutzregister eingetragen. StrlSchG § 170 (1)

Die Daten werden von den **Messstellen** zur Eintragung in das **Strahlenschutzregister** an das **BfS** (Bundesamt für Strahlenschutz) übermittelt (StrlSchG § 170 (4) 1). Das BfS fasst die übermittelten Daten im Strahlenschutzregister personenbezogen zusammen, wertet sie aus und unterrichtet die zuständige Behörde, wenn es dies im Hinblick auf die Ergebnisse der Auswertung für erforderlich hält (BfS 2019).

4.4.1.5 Beschäftigung beruflich strahlenexponierter schwangerer Personen

▶ Frauen sind im Rahmen der regelmäßigen Unterweisungen darauf hinzuweisen, dass eine Schwangerschaft im Hinblick auf die Risiken einer Strahlenexposition für das ungeborene Kind so früh wie möglich mitzuteilen ist. StrlSchV § 63 (5)

Sobald eine Frau ihren Arbeitgeber darüber informiert hat, dass sie schwanger ist, ist ihre **berufliche Strahlenexposition arbeitswöchentlich** zu **ermitteln** und ihr **mitzuteilen** (StrlSchV § 69). Ihr ist daher zusätzlich zur amtlichen Personendosimetrie mit Gleitschattendosimeter ein **weiteres Dosimeter** zur Verfügung zu stellen, mit dem die Personendosis jederzeit festgestellt werden kann. Für diese Dosismessungen sind direkt anzeigende im Bauchbereich getragene betriebliche elektronische Dosimeter am besten geeignet, die von der PTB (**Physikalisch-Technischen-Bundesanstalt**) zugelassen sein müssen. Stabdosimeter sind nicht mehr zugelassen. Für den Fall, dass die Schwangere in einem Kontrollbereich mit gepulster Strahlung arbeitet, darf das elektronische Personendosimeter nicht eingesetzt werden. Als Alternative werden in solchen Ausnahmefällen von der zuständigen Messstelle amtliche Gleitschattendosimeter für eine wöchentliche Auswertung angeboten, die von der Messstelle bevorzugt zeitnah ausgewertet werden (MPA NRW 2009).

Für ein ungeborenes Kind, das auf Grund der Beschäftigung der Mutter einer Strahlenexposition ausgesetzt ist, darf die Äquivalentdosis vom Zeitpunkt der Mitteilung der Schwangerschaft bis zu deren Ende den **Grenzwert von 1 mSv** nicht überschreiten (StrlSchG § 78 (4)). Als Äquivalentdosis des **ungeborenen Kindes** gilt die Organdosis der Gebärmutter der Schwangeren.

Schwangere dürfen den Kontrollbereich betreten, wenn ein fachkundiger Strahlenschutzverantwortlicher oder Strahlenschutzbeauftragter dies ausdrücklich gestattet und durch geeignete Überwachungsmaßnahmen die Dosisgrenzwerte dokumentiert und eingehalten werden (StrlSchV § 55 (2) 2). Schwangeren darf der Zutritt zu Kontrollbereichen als Betreuungs- oder Begleitperson nur erlaubt werden, wenn zwingende Gründe dies erfordern (StrlSchV § 55 (2) 3).

Aufgrund der hohen Anforderungen an die Dokumentation ist es meistens einfacher, schwangere Mitarbeiterinnen nicht im Kontrollbereich arbeiten zu lassen. Die meisten Bedienungsarbeiten bei Untersuchungen wie Röntgen oder CT können auch außerhalb des Kontrollbereichs durchgeführt werden. Zusätzlich zu den Strahlenschutzmaßnahmen sind weitere arbeitsmedizinische Schutzmaßnahmen wie z. B. der Infektionsschutz zu berücksichtigen. So sollten Schwangere z. B. nicht zum Röntgen auf Intensivstationen oder für Gefäßpunktionen eingesetzt werden.

4.4.2 Maßnahmen bei Störfällen

StrlSchG § 90, StrlSchV § 108, StrlSchV Anlagen 14 und 15

▶ Der Eintritt eines Notfalls, Störfalls oder eines sonstigen bedeutsamen Vorkommnisses muss der zuständigen Behörde unverzüglich gemeldet werden. StrlSchV § 108 (1)

Ein sonstiges Vorkommnis ist insbesondere dann bedeutsam, wenn ein in den Anlagen 14 oder 15 StrlSchV genanntes Kriterium erfüllt ist (siehe auch Spezialkurs „Bedeutsame Neuerungen des Strahlenschutzrechts für die Radiologie").

Meldepflichtige außergewöhnliche Ereignisabläufe oder Betriebszustände beim Betrieb von Röntgeneinrichtungen, die ein Medizinprodukt oder Zubehör im Sinne des Medizinproduktegesetzes sind, müssen zusätzlich unverzüglich dem Bundesinstitut für Arzneimittel und Medizinprodukte gemeldet werden.

Literatur

Bundesamt für Strahlenschutz (BfS) (2016) Bekanntmachung der aktualisierten diagnostischen Referenzwerte für diagnostische und interventionelle Röntgenanwendungen. http://www.bfs.de/SharedDocs/Downloads/BfS/DE/fachinfo/ion/drw-roentgen.pdf?__blob=publicationFile&v=9. Zugegriffen am 08.04.2019

Bundesamt für Strahlenschutz (BfS) (2019) Das Strahlenschutzregister (SSR). http://www.bfs.de/DE/themen/ion/strahlenschutz/beruf/strahlenschutzregister/strahlenschutzregister_node.html. Zugegriffen am 08.04.2019

Dümling K (1992) Gerätekunde. In: Stieve FE, Stender HS Strahlenschutz. In: Kurslehrbuch für die in der medizinischen Röntgendiagnostik tätigen Personen, 2. Aufl. H. Hoffmann, Berlin, S 177–196

MPA NRW (2009) Elektronische Personendosimeter für die betriebliche Dosimetrie. Neue behördliche Regelung bei gepulsten Strahlungsfeldern. https://www.mpanrw.de/dienstleistungen/
strahlenschutz/aktuelles-strahlenschutz/archiv/meldungen/news7/?tx_indexedsearch_pi2%-
5Baction%5D=form&tx_indexedsearch_pi2%5Bcontroller%5D=Search&tx_indexedse-
arch_pi2%5Bsearch%5D%5BextendedSearch%5D=1&cHash=93a48839140a51b66c9c6f-
fe57cb5258. Zugegriffen am 08.04.2019

Rechtsvorschriften, Richtlinien, Leitlinien und Empfehlungen

5

Inhaltsverzeichnis

Zur Übersicht der Vorschriften siehe im Anhang: Gesetze, Verordnungen, Richtlinien, Leitlinien, Empfehlungen und Referenzwerte.

5.1 Atomgesetz, Strahlenschutzgesetz, Strahlenschutzverordnung, Richtlinien und Leitlinien

Das Gesetz über die friedliche Verwendung der Kernenergie und den Schutz gegen ihre Gefahren (**Atomgesetz**) ist in Deutschland die gesetzliche Grundlage für die Nutzung ionisierender Strahlen.

Die normativen Regelungen im gesetzlichen Strahlenschutz gründen auf Empfehlungen, die von internationalen Organisationen aufgrund wissenschaftlicher Erkenntnisse vorgeschlagen werden. Auf Ebene der UNO publiziert das **UNSCEAR** (United Nations Scientific Committee on the Effects of Atomic Radiation) regelmäßig wissenschaftliche

© Springer-Verlag GmbH Deutschland, ein Teil von Springer Nature 2019
J.-H. Grunert, *Strahlenschutz für Röntgendiagnostik und Computertomografie*,
https://doi.org/10.1007/978-3-662-59275-5_5

Erkenntnisse hinsichtlich der Dosimetrie und Strahlenbiologie. Diese Berichte bilden eine wichtige Grundlage für die Arbeit der Internationalen Strahlenschutzkommission (**International Commission on Radiological Protection, ICRP**), die ca. alle 15 Jahre Basisempfehlungen zum Strahlenschutz abgibt, die direkten Eingang in die jeweilige nationale Strahlenschutzgesetzgebung finden. Die Publikation 103 der ICRP von 2007 ist wiederum die Grundlage für die EU-Richtlinie des Strahlenschutzes (**Richtlinie 2013/59/Euratom** des Rates vom 5. Dezember 2013), die die Mitgliedstaaten der EU verpflichtet, die nationale Strahlenschutzgesetzgebung den Vorgaben der EU-Richtlinie anzupassen.

5.1.1 Strahlenschutzgesetz(StrlSchG) und die Verordnung zur weiteren Modernisierung des Strahlenschutzrechts

▶ Am 01.01.2019 ist das Gesetz zum Schutz vor der schädlichen Wirkung ionisierender Strahlung (Strahlenschutzgesetz, StrlSchG) umfassend in Kraft getreten.

Durch das Strahlenschutzgesetz wird der Strahlenschutz aufgewertet, da die Regelungen von der früheren Verordnungsebene auf die Gesetzesebene angehoben wurden. Regelungen zur medizinischen Anwendung von Strahlen stellen nur einen kleinen Teil dieses Gesetzes dar (siehe auch Spezialkurs Kap. 12). Hinsichtlich der detaillierten Ausführungsverordnungen verweist das Strahlenschutzgesetz im Rahmen von Verordnungsermächtigungen auf die **Verordnung zur weiteren Modernisierung des Strahlenschutzrechts**.

Die ebenfalls seit dem 01.01.2019 gültige Verordnung zur weiteren Modernisierung des Strahlenschutzrechts umfasst neben

- der Verordnung zum Schutz vor der schädlichen Wirkung ionisierender Strahlung (Strahlenschutzverordnung, StrlSchV, Artikel 1) auch die
- Verordnung zum Schutz vor schädlichen Wirkungen nicht ionisierender Strahlung bei der Anwendung am Menschen (NiSV, Artikel 4), die die Anwendung nichtionisierender Strahlung am Menschen regelt, die zu kosmetischen oder sonstigen nichtmedizinischen Zwecken gewerblich oder im Rahmen sonstiger wirtschaftlicher Unternehmungen eingesetzt werden (Ultraschallgeräte, Lasereinrichtungen, intensive Lichtquellen, Hochfrequenzgeräte, Niederfrequenzgeräte, Gleichstromgeräte und Magnetfeldgeräte).

5.1.2 Strahlenschutzverordnung (StrlSchV)

Die Verordnung zum Schutz vor der schädlichen Wirkung ionisierender Strahlung (Strahlenschutzverordnung, StrlSchV) ist als Artikel 1 der wesentlichste Teil der Verordnung zur weiteren Modernisierung des Strahlenschutzrechts. Die neue Strahlenschutzverordnung, fasst im Wesentlichen die Regelungen der früheren Röntgenverordnung (RöV) und alten Strahlenschutzverordnung zusammen und modifiziert sie entsprechend den Vorgaben des Strahlenschutzgesetzes. In vielen Paragrafen werden die Vorgaben der alten Verordnungen wortwörtlich übernommen. Die neue Strahlenschutzverordnung beschränkt sich ähnlich wie das Strahlenschutzgesetz nicht auf medizinische Aspekte des Strahlenschutzes, sondern regelt umfassend alle Bereiche, die mit einer Exposition der Bevölkerung, einer beruflichen Exposition oder einer medizinischen Exposition verbunden sind.

5.1.3 Richtlinien

In der rechtsverbindlichen **Richtlinie zur Durchführung der Qualitätssicherung bei Röntgeneinrichtungen zur Untersuchung oder Behandlung von Menschen (QS-RL)** werden die Qualitätskriterien für Abnahme- und Konstanzprüfungen von Röntgengeräten und Bildbetrachtungssystemen unter Bezugnahme auf DIN-Normen definiert. Diese **DIN-Normen** werden mit Hilfe von Sachverstand aus Wissenschaft, Behörden und Industrie vom NAR (**Normenausschuss Radiologie**) erstellt und veröffentlicht. Durch die Einbindung in die QS-RL erhalten die DIN-Normen indirekt einen rechtlich normativen Charakter.

Weitere relevante Rechtsvorschriften (Auswahl):

- Richtlinie Fachkunde und Kenntnisse im Strahlenschutz bei dem Betrieb von Röntgeneinrichtungen in der Medizin oder Zahnmedizin,
- Richtlinie für die technische Prüfung von Röntgeneinrichtungen und genehmigungsbedürftigen Störstrahlern – Richtlinie für Sachverständigenprüfungen nach der Röntgenverordnung (SV-RL) (SV-RL),
- Richtlinie zu Arbeitsanweisungen und Aufzeichnungspflichten nach den §§ 18, 27, 28 und 36 der Röntgenverordnung und Bekanntmachung zum Röntgenpass,
- Qualitätssicherung durch ärztliche und zahnärztliche Stellen – Richtlinie zur Röntgenverordnung und zur Strahlenschutzverordnung,
- Richtlinie für die physikalische Strahlenschutzkontrolle zur Ermittlung der Körperdosen,
- Arbeitsmedizinische Vorsorge beruflich strahlenexponierter Personen durch ermächtigte Ärzte – Richtlinie zur Strahlenschutzverordnung (StrlSchV) und zur Röntgenverordnung (RöV),
- Medizinproduktegesetz (MPG),
- Medizinprodukte-Betreiber-Verordnung (MP BetreibV) und die
- Bekanntmachung des Bundesamtes für Strahlenschutz über diagnostische Referenzwerte, die regelmäßig aktualisiert werden.

Eine Übersicht wichtiger Organisationen und deren Bedeutung für den Strahlenschutz finden sich in Tab. 5.1.

Tab. 5.1 Organisationen und deren Bedeutung für den Strahlenschutz

Organisation	Tätigkeiten	wesentliche Inhalte
International Commission on Radiological Protection (ICRP) www.icrp.org	regelmäßige Publikationen, z. B. ICRP-Publikation 103 von 2007	internationale Empfehlungen zum Strahlenschutz, die direkten Eingang in die jeweilige nationale Strahlenschutzgesetzgebung finden
Gesetzgeber	Atomgesetz, Strahlenschutzgesetz (**StrlSchG**), Verordnung zur weiteren Modernisierung des Strahlenschutzrechts mit Strahlenschutzverordnung (**StrlSchV**)	
Bundesministerium für Umwelt, Naturschutz und nukleare Sicherheit www.bmu.de	Richtlinie zur Durchführung der Qualitätssicherung bei Röntgeneinrichtungen zur Untersuchung oder Behandlung von Menschen (**QS-RL**)	definiert Qualitätskriterien für Abnahmeprüfungen und Konstanzprüfungen von Röntgengeräten und Bildbetrachtungssystemen unter Bezugnahme auf DIN- Normen
Normenausschuss Radiologie (NAR) www.din.de/de/ mitwirken/ normenausschuesse/nar	**DIN**-Normen	erarbeitet die DIN-Normen im technischen Bereich in Zusammenhang mit der Anwendung von Strahlen
Bundesärztekammer (BÄK) www.bundesaerztekammer.de	**Leitlinien** zur Qualitätssicherung in der Röntgendiagnostik und in der Computertomografie	Benennung von gerätetechnischen Mindeststandards, deren Vorgaben bei Zulassungs- und Überprüfungsverfahren erfüllt werden müssen
Bundesamt für Strahlenschutz (BfS) www.bfs.de	Strahlenschutzregister, Ermittlung der diagnostischen Referenzwerte, Genehmigungen für Forschungsvorhaben mit Einsatz von ionisierender Strahlung	Das Bundesamt für Strahlenschutz (BfS) ist eine organisatorisch selbstständige wissenschaftlich-technische Bundesoberbehörde im Geschäftsbereich des Bundesministerium für Umwelt, Naturschutz und nukleare Sicherheit (BMU). Das BfS bündelt Kompetenzen im Bereich des Strahlenschutzes.
Strahlenschutzkommission des Bundesumwelt-ministeriums (SSK) ssk.de	**Orientierungshilfe** für bildgebende Untersuchungen	Empfehlungen zu den medizinischen Indikationen für Untersuchungen mit ionisierenden Strahlen
Physikalisch-Technische Bundesanstalt (PTB) ptb.de	Bauartzulassung von Röntgengeräten und Zulassung von amtlichen und betrieblichen Dosimetern in der Personendosimetrie	

Tab. 5.1 (Fortsetzung)

Organisation	Tätigkeiten	wesentliche Inhalte
amtliche Personendosismessstellen (Prüfstellen)	amtliche Dosimetrie	Zurverfügungstellung von Dosimetern und deren Auswertung
Staatliche Gewerbeaufsichtsämter	zuständige Behörden für den Betrieb von Röntgengeräten und nuklearmedizinischen Abteilungen	Zuständigkeit für Anzeige bzw. Genehmigungsanträge und die Überprüfung des Betriebes
Ärztliche Stellen	regelmäßige Überprüfungen der radiologisch tätigen Ärzte	Überprüfung der Einhaltung der Qualitätsstandards entsprechend den Leitlinien der Bundesärztekammer, den Richtlinien zur Durchführung der Qualitätssicherung anhand von Stichproben sowie der Beachtung der diagnostischen Referenzwerte

5.1.4   Leitlinien zur Qualitätssicherung der Bundesärztekammer (BÄK)

Die **Bundesärztekammer (BÄK)** hat **Leitlinien zur Qualitätssicherung** sowohl in der Röntgendiagnostik als auch in der Computertomografie publiziert, die gerätetechnische Mindeststandards benennen und Vorgaben für die praktische Durchführung der Untersuchungen machen. Die Qualitätsvorgaben der Richt- und Leitlinien müssen bei Zulassungs- und Überprüfungsverfahren unter anderen durch die sogenannten **ärztlichen Stellen** von dem Anwender erfüllt werden.

5.1.5   Die alte Röntgenverordnung, das Strahlenschutzgesetz und die neue Strahlenschutzverordnung

Die Anwendung ionisierender Strahlen in der Medizin unterliegt gesetzlichen Regelungen, die früher in der **Röntgenverordnung (RöV)** und der alten **Strahlenschutzverordnung** und seit dem 01.01.2019 in dem **Gesetz zum Schutz vor der schädlichen Wirkung ionisierender Strahlung (Strahlenschutzgesetz, StrlSchG)** sowie der **Verordnung zur weiteren Modernisierung des Strahlenschutzrechts** mit ihrer neuen **Strahlenschutzverordnung (StrlSchV)** festgelegt sind. Das Strahlenschutzgesetz und die Verordnung zur weiteren Modernisierung des Strahlenschutzrechts führen die Regelungen der Röntgenverordnung und der alten Strahlenschutzverordnung zusammen und modifizieren sie entsprechend den Vorgaben der EU-Richtlinie (Richtlinie 2013/59/Euratom des Rates vom 5. Dezember 2013). So wird z. B. die Zulässigkeit radiologischer Früherkennungsuntersuchungen asymptomatischer Personen gesetzlich geregelt. Es gelten neue Gewebewichtungsfaktoren für die Berechnung der effektiven Dosis nach ICRP 103. Der Grenzwert der Organ-Äquivalentdosis für die Augenlinse wurde von 150 mSv auf 20 mSv reduziert. Des Weiteren ist die Einbindung von **MPEs (Medizinphysikexperten)** auch im Bereich der Röntgendiagnostik (z. B. CT-Diagnostik oder Angiografie) obligatorisch. Bearbeitungsfristen für Genehmigungsanträge beim BfS (Bundesamt für Strahlenschutz) und erweiterte Regelungen für Patienteninformationen sowie das Meldewesen für besondere Vorkommnisse werden spezifiziert.

5.2   Empfehlungen der Strahlenschutzkommission

Die **Strahlenschutzkommission (SSK)** berät das **Bundesministerium für Umwelt, Naturschutz und nukleare Sicherheit (BMU)** in Angelegenheiten des Schutzes vor ionisierenden und auch nichtionisierenden Strahlen. In regelmäßigen Abständen veröffentlicht sie aktualisierte Versionen der „**Orientierungshilfe**". Ziele der Empfehlungen sind das Vermeiden von zu häufigen und unnötigen Untersuchungen, sowie von Untersuchungen, die keinen Einfluss auf die Behandlung haben oder von Untersuchungen mit einem falschen Diagnoseverfahren. Es werden die einzelnen Untersuchungsmodalitäten hinsichtlich ihrer diagnostischen Potenz und den Strahlenrisiken diskutiert. So werden tabellarisch für unterschiedliche Krankheitsbilder – topografisch geordnet – die einzelnen Untersuchungsmodalitäten aufgelistet und mit vier Indikationen (indiziert als Primäruntersuchung (P), indiziert als weiterführende Untersuchung (W), als Spezialverfahren (S) und nicht indiziert (N)) bewertet. Die Orientierungshilfe ist besonders für Ärzte in Kliniken und im ambulanten Bereich hilfreich, die Patienten zur Durchführung von bildgebenden Verfahren an einen fachkundigen Arzt überweisen möchten. Es wird in der Orientierungshilfe allerdings darauf hingewiesen, dass sie die rechtfertigende Indikation nicht ersetzen kann und lediglich als Anleitung für sinnvolles ärztliches Vorgehen in charakteristischen Situationen dient.

Prüfungsfragen zum Grundkurs im Strahlenschutz

6

Inhaltsverzeichnis

6.1 Fragen

1) Welche der Aussagen ist falsch?
   A) Röntgen- und Gammastrahlen sind elektromagnetische Wellen.
   B) Röntgen- und Gammastrahlen breiten sich im Vakuum nicht aus.
   C) Elektromagnetische Strahlung transportiert und überträgt Energie.
   D) Die Energieübertragung erfolgt durch Lichtquanten (Photonen).
   E) Die Energie einer Strahlung mit der Einheit Elektronenvolt (eV) entspricht der Energie eines einzigen Photons dieser Strahlung.

2) Welche der Aussagen ist falsch?
   A) Energiereiche Strahlung hat eine hohe Frequenz und eine kurze Wellenlänge.
   B) Energiearme Strahlung hat eine niedrige Frequenz und eine lange Wellenlänge.
   C) Aufgrund der Fähigkeit der Röntgenstrahlung, Elektronen aus der Atomhülle herauszulösen und damit positiv geladene Atome (Ionen) zu erzeugen, wird sie als ionisierende Strahlung bezeichnet.
   D) Elektromagnetische Strahlung mit hoher Energie, die im Rahmen der Radioaktivität entsteht, wird Gammastrahlung genannt.
   E) Radioaktiv entstandene Strahlung weist in der spektralen Analyse eine kontinuierliche Verteilung auf.

© Springer-Verlag GmbH Deutschland, ein Teil von Springer Nature 2019
J.-H. Grunert, *Strahlenschutz für Röntgendiagnostik und Computertomografie*,
https://doi.org/10.1007/978-3-662-59275-5_6

3) Welche der Aussagen ist falsch?

A) Bei der Bremsstrahlung gibt das abgebremste Elektron einen geringen Teil seiner kinetischen Energie in Form von elektromagnetischer Röntgenstrahlung ab.

B) Die Energiewerte der Spektrallinien der charakteristischen Röntgenstrahlung sind ausschließlich vom Anodenmaterial abhängig.

C) Filter bewirken eine Aufhärtung, Homogenisierung und Schwächung der Strahlung.

D) Sofern die Teilchen einer korpuskularen Strahlung eine Ladung besitzen, bewirken sie bei der Interaktion mit der bestrahlten Materie eine indirekte Ionisation.

E) Elektromagnetische Röntgen – oder Gammastrahlung als auch Strahlung bestehend aus ungeladenen Neutronen lösen durch Stoßprozesse mit anderen atomaren Teilchen eine indirekte Ionisation des durchstrahlten Gewebes aus.

4) Welche der Aussagen ist falsch?

A) In der Röntgendiagnostik (Energiebereich 25–150 keV) sind überwiegend die Photoabsorption und die Compton-Streuung signifikant wirksam.

B) Die Photoabsorption dominiert im Bereich der niedrigenergetischen Strahlung (weiche Strahlung).

C) Die Compton-Streuung dominiert im Bereich der höherenergetischen Strahlung (harte Strahlung).

D) Bei der Photoabsorption erfolgt eine vollständige Übertragung der Energie (Absorption) eines einstrahlenden Photons auf ein Elektron der inneren Schale mit Ionisation des Atoms.

E) Bei der Compton-Streuung erfolgt eine vollständige Übertragung der Energie eines Photons auf ein nur locker gebundenes Elektron der äußeren Schale mit Ionisation des Atoms.

5) Welche der Aussagen ist falsch?

A) Röntgenstrahlen werden im Rahmen der Interaktion mit der durchstrahlten Materie in Abhängigkeit von der Dicke der Materie exponentiell geschwächt.

B) Das Ausmaß der Schwächung einer Strahlung durch die Photoabsorption ist sowohl von der Strahlenenergie als auch von der Ordnungszahl Z, der Dicke und der Dichte des durchstrahlten Elements abhängig.

C) Aufgrund der Interaktion der einfallenden Strahlung mit den locker gebundenen Elektronen der äußeren Schale gibt es für die Compton-Streustrahlung keine Abhängigkeit von der Kernladungszahl des durchstrahlten Materials.

D) Signifikante Anteile der Compton-Streustrahlung weisen einen Streuwinkel größer als 90° auf und sind damit rückwärtig in Richtung der einfallenden Primärstrahlung ausgerichtet.

E) Der Anteil der rückwärtig gerichteten Compton-Streustrahlung nimmt mit abnehmender Energie der Primärstrahlung ab.

6) Welche der Aussagen ist falsch?

A) Strahlen mit einer höheren Energie (Röhrenspannung) durchdringen das Gewebe besser und werden weniger stark geschwächt.

B) Der Massen-Schwächungskoeffizient ist abhängig von der Energie der einfallenden Strahlung.

C) Um einen optimalen Strahlenkontrast zwischen kalkhaltigem Gewebe (Knochen, Mikrokalk) und Weichteilgewebe zu erhalten, empfiehlt es sich, eine möglichst hohe Strahlenenergie (hohe keV-Werte) zu verwenden.

D) Die Strahlenexposition kann durch Kompression (Verdrängung) des durchstrahlten Körpers um 3 cm halbiert werden.

E) Die Schwächung der Strahlung durch das Abdomen entspricht der Schwächung der Strahlung durch eine Strahlenschutzschürze.

7) Welche der Aussagen ist falsch?

A) Während die Einfalldosis ein Maß für die Strahlenexposition des Patienten ist, ist die Austrittsdosis entscheidend für die Bildqualität.

B) In einem Vakuum kann keine Strahlendosis entstehen, da im Vakuum keine Materie zur Energieübertragung zur Verfügung steht.

C) Die physikalische Größe der durch Röntgenstrahlung übertragenen Energie auf das durchstrahlte Gewebe ist die Energiedosis mit der Einheit Gray (Gy).

D) Man spricht von Sievert, wenn es um die Beschreibung einer physikalisch gemessenen Strahlendosis geht und von Gray, wenn es sich um die Bewertung einer Strahlendosis auf ein biologisches System handelt.

E) Energiedosis (Gray, Gy), Äquivalentdosis (Sievert, Sv) und Organ-Äquivalentdosis (Sievert, Sv) haben in der Röntgendiagnostik nominal die gleichen Werte.

8) Welche der nachfolgend genannten Strahlenarten ist eine Korpuskularstrahlung?

A) α-Strahlung

B) γ-Strahlung

C) Röntgenstrahlung

D) UV-Licht

E) Laserstrahlung

9) Welche Aussage ist richtig?

Ein Kontrollbereich ist festgelegt als ein Bereich, in dem eine Person im Kalenderjahr eine höhere effektive Dosis als

A) 1 mSv

B) 6 mSv

C) 20 mSv

D) 50 mSv

E) 6 Sv

erhalten kann.

10) Welche der folgenden Strahlenschutzbereiche müssen gekennzeichnet werden?

A) Überwachungsbereich

B) Kontrollbereich

C) Sperrbereich

D) A) und C)

E) B) und C)

11) In welcher Größenordnung liegt die letale Dosis bei akuter, einzeitiger Ganzkörperexposition mit ionisierender Strahlung ohne nachfolgende Behandlung?

    A) ca. 50 Sv

    B) ca. 100 Sv

    C) ca. 250 mSv

    D) ca. 0.5 Sv

    E) ca. 7 Sv

12) In welcher Einheit wird die Energie von Strahlungsteilchen angegeben?

    A) eV

    B) Gy

    C) Bq

    D) Sv

    E) rad

13) In welcher Einheit wird die Aktivität angegeben?

    A) Gy

    B) Sv

    C) C/kg

    D) Bq

    E) rem

14) Was versteht man unter Ionisation?

    A) Ablösung von Elektronen aus dem Atom

    B) Freisetzung von Kernenergie

    C) Nachleuchten der Materie

    D) Kernspaltung

    E) Neutralisation einer Ladung

15) Was besagt das Abstandsquadratgesetz?

    A) doppelter Abstand = ½ Dosisleistung

    B) doppelter Abstand = ¼ Dosisleistung

    C) doppelter Abstand = vierfache Dosisleistung

    D) vierfacher Abstand = ¼ Dosisleistung

    E) ½ Abstand = ½ Dosisleistung

16) Was versteht man unter der Dosisleistung?

    A) Maximal erlaubte Dosis

    B) Dosis/Aktivität

    C) Dosis mal Zeit

    D) Dosis, die der ganze Körper aufgenommen hat

    E) Dosis/Zeit

17) Welche der Aussagen ist falsch?

    A) Die höchste Strahlenempfindlichkeit zeigen Zellen in der G2/M-Phase.

    B) Zellen sind umso empfindlicher gegenüber Strahlung, je geringer ihre Zellteilungsrate und je höher der Grad der Differenzierung ist (Gesetz von Bergoni-Tribondeau, 1904).

    C) Eine akute Strahlenkrankheit liegt vor, wenn der gesamte Körper mit Strahlendosen > 1 Sv bestrahlt wurde.

D) Eine Ganzkörperbestrahlung von 3 Sv hat eine 50-prozentige Letalität zur Folge.

E) Bei einer Ganzkörperbestrahlung von über 7 Sv ist ein Überleben ohne medizinische Interventionen in der Regel nicht möglich.

18) Welche der Aussagen ist falsch?

A) Als stochastische Schäden werden Veränderungen bezeichnet, die regelmäßig dann auftreten, wenn eine Strahlendosis angewendet wird, die über einer bestimmten Schwellendosis von ca. 500 mSv liegt.

B) Für stochastische Schäden gibt es im Gegensatz zu den deterministischen Schäden keinen Dosisgrenzwert, da die Häufigkeit des Auftretens der Wahrscheinlichkeitsrechnung unterliegt.

C) Die Strahlenexposition eines Bundesbürgers durch das radioaktive Edelgas Radon-222 macht mit (1,1 mSv/a) mehr als die Hälfte der natürlichen Strahlenbelastung aus.

D) Im Bereich des Strahlenschutzes wird von einer linearen Beziehung ohne Schwellendosis zwischen der Strahlenexposition und dem Krebsrisiko ausgegangen (LNT, linear-no-threshold).

E) Entsprechend der Publikation der ICRP von 2007 beträgt das Risiko, durch ionisierende Strahlung an einem Karzinom zu versterben, 5 % pro Sievert effektive Dosis.

19) Welche der Aussagen ist falsch?

A) Bei der Strahlenexposition eines Menschen zur medizinischen Diagnostik oder Therapie sollte jeweils die niedrigste Strahlendosis appliziert werden, die ausreicht, um den gewünschten Nutzen zu erreichen.

B) Alternative Verfahren ohne Strahlenexposition mit vergleichbarer diagnostischer Aussagekraft sind zu bevorzugen.

C) Die drei As im Strahlenschutz sind Abstand, Aufenthalts-(Anwendungs-)dauer und Abschirmung.

D) Aufgrund des Abstandsquadratgesetzes nimmt die Strahlenexposition mit dem Quadrat des Abstands von der Strahlenquelle ab.

E) Zwischen der Aufenthalts- bzw. Anwendungsdauer und der Strahlendosis besteht ein exponentieller Zusammenhang.

20) Welche der nachfolgenden Eigenschaften lässt sich nicht der Strahlung in der Röntgendiagnostik zuordnen?

A) Durchdringung von Materie

B) Ionisierende Wirkung

C) Erzeugung künstlicher Radioaktivität

D) Schwächung durch Absorption und Streuung

E) Biologische Wirkung

21) Wo entsteht Röntgenbremsstrahlung?

A) in der äußeren Atomhülle

B) in der Nähe des Atomkerns

C) an Elektronen

D) an Positronen

E) an Photonen

22) Wo entsteht die meiste Streustrahlung?
   A) im Untersuchungsobjekt
   B) in der Röhre
   C) im Filter
   D) im Film
   E) an der Blende
23) Welche Aufgabe hat die Blende?
   A) Aufhärtung der Strahlung
   B) Filterung der Röntgenstrahlen
   C) Begrenzung des Nutzstrahlenfeldes
   D) Verkürzung der Belichtungszeit
   E) Verhinderung von Aufhärtungsartefakten
24) In welchem Fall ist eine Verwendung von ionisierenden Strahlen zur bildgebenden
   Diagnostik bei Schwangeren absolut indiziert?
   A) im Rahmen einer Routineuntersuchung, Screening
   B) zur Geburtsvorbereitung
   C) bei vitaler Bedrohung der Schwangeren
   D) zur Feststellung von kongenitalen Defekten
   E) vor einem Schwangerschaftsabbruch
25) Welche Aussage ist richtig?
   Mutation oder Zelltod beruhen am häufigsten auf fehlenden oder falschen Reparatu-
   ren von
   A) Basenschäden
   B) DNA-Einzelstrangbrüchen
   C) DNA-Doppelstrangbrüchen
   D) anorganischem Phosphat
   E) Schäden an den Mitochondrien
26) Welche Aussage ist falsch?
   Der Nachweis ionisierender Strahlung kann erfolgen mittels
   A) Ionisationskammer
   B) Szintillationszähler
   C) Filmschwärzung
   D) Halbleiterdetektor
   E) Rayometer
27) In welchem Wellenlängenbereich liegt Röntgenstrahlung?
   A) m
   B) cm
   C) mm
   D) mm – μm
   E) nm – pm
28) Wer muss Personendosimeter tragen?
   A) nur die Strahlenschutzbeauftragten
   B) nur wer sich im Kontrollbereich aufhält

C) alle Personen, die ionisierender Strahlung ausgesetzt sind

D) alle sonst tätigen Personen außer Strahlenschutzverantwortlichen und Strahlen-schutzbeauftragten

E) nach Absprache mit dem Strahlenschutzbeauftragten

29) Benennen Sie eine nicht natürliche Strahlenquelle.

A) Kosmische Strahlung

B) Terrestrische Strahlung

C) Radon-222

D) Atomkraftwerk

E) Radioaktivität in der Nahrung

30) Bei welcher der nachfolgend genannten Strahlenarten spricht man von Teilchen-strahlung?

A) Neutronenstrahlung

B) γ-Strahlung

C) Röntgenstrahlung

D) UV-Licht

E) Höhenstrahlung

31) Welche Aussage ist falsch?

Radon-222 ist ein

A) Edelgas

B) potentieller Auslöser von Lungenkrebs

C) Produkt der natürlichen Uran-Radium-Zerfallsreihe

D) Beta-Strahler

E) radioaktives Isotop, dessen Anteil an der natürlichen Strahlenexposition in Deutschland mehr als die Hälfte beträgt (1,1 mSv/Jahr Strahlenexposition durch Radon-222)

32) Welche Aussage ist richtig?

Beim Photoeffekt

A) wird die Energie des Photons vollständig auf ein Elektron einer äußeren Schale übertragen.

B) wird die Energie des Photons unvollständig auf ein Elektron einer äußeren Schale übertragen.

C) wird die Energie des Photons unvollständig auf ein Elektron einer inneren Schale übertragen.

D) wird die Energie des Photons vollständig auf ein Elektron einer inneren Schale übertragen.

E) entsteht Streustrahlung.

33) Welche Aussage ist richtig?

Beim Comptoneffekt

A) wird die Energie des Photons vollständig auf ein Elektron einer äußeren Schale übertragen.

B) wird die Energie des Photons unvollständig auf ein Elektron einer äußeren Schale übertragen.

C) wird die Energie des Photons unvollständig auf ein Elektron einer inneren Schale übertragen.

D) wird die Energie des Photons vollständig auf ein Elektron einer inneren Schale übertragen.

E) entsteht Röntgen-Fluoreszenzstrahlung.

34) Welche beiden physikalischen Mechanismen überwiegen bei der Schwächung von Röntgenstrahlen im Energiebereich der diagnostischen Anwendung?

A) Rayleigh-Streuung und Photoabsorption

B) Photoabsorption und Compton-Streuung

C) Compton-Streuung und Paarbildung

D) Paarbildung und Kernphotoprozess

E) klassische Streuung und Photoionisierung

35) Welche Einheit gehört zum internationalen Einheitensystem (abgeleitete SI-Einheit)?

A) rem

B) rad

C) Curie

D) Röntgen

E) Sievert

36) Welche Aussage ist richtig?

Eine pa-Thoraxaufnahme in

A) Weichstrahltechnik (80 kV Röhrenspannung) ermöglicht eine verbesserte Beurteilung der retrokardialen Lungenstrukturen.

B) Weichstrahltechnik (80 kV Röhrenspannung) ermöglicht im Vergleich zur Hartstrahltechnik eine Reduzierung der Strahlenexposition des Patienten, sofern eine Belichtungsautomatik verwendet wird.

C) Hartstrahltechnik (120 kV Röhrenspannung) ermöglicht eine verbesserte Beurteilung des Thoraxskeletts.

D) Hartstrahltechnik (120 kV Röhrenspannung) ermöglicht im Vergleich zur Weichstrahltechnik eine Reduzierung der Strahlenexposition des Patienten, sofern eine Belichtungsautomatik verwendet wird.

E) Weichstrahltechnik (80 kV Röhrenspannung) ist der Standard in der modernen Thoraxradiologie.

37) Welche Aussage ist falsch?

A) Die Ortsdosis ist eine physikalische Messgröße.

B) Die Personendosis ist eine physikalische Messgröße.

C) Die Organdosis ist physikalisch in einem Punkt des Gewebes messbar.

D) Die effektive Dosis ist eine Schutzgröße und physikalisch in einem Punkt des Gewebes nicht messbar.

E) Die Äquivalentdosis H ist das Produkt aus der Energiedosis D und dem Qualitätsfaktor Q in einem Punkt des Gewebes.

38) Welches Verfahren ist zur Messung der Personendosis nicht zugelassen?
   A) Gleitschattendosimeter
   B) Fingerringdosimeter (Thermolumineszenzdosimeter)
   C) elektronisches Personendosimeter
   D) Stabdosimeter
   E) Albedodosimeter
39) In welcher Phase des Zellzyklus weist die Zelle die höchste Strahlenempfindlich-keit auf?
   A) Mitose (M)
   B) G1-Phase
   C) G0-Phase
   D) Synthese-(S)-Phase
   E) G2-Phase
40) Welche Aussage ist richtig?
   F) Röntgenuntersuchungen der Lunge sind in Deutschland die am häufigsten durch-geführten Röntgenuntersuchungen.
   G) Röntgenuntersuchungen des Skeletts sind in Deutschland die am häufigsten durchgeführten Röntgenuntersuchungen.
   H) Angiografien und Interventionen tragen am meisten zur kollektiven effektiven Dosis in Deutschland bei.
   I) Computertomografien tragen am meisten zur kollektiven effektiven Dosis in Deutschland bei.
   J) Röntgenuntersuchungen in der Zahnmedizin sind in Deutschland die am häufigs-ten durchgeführten Röntgenuntersuchungen tragen daher am meisten zur kollek-tiven effektiven Dosis in Deutschland bei.

6.2   Die Lösungen

1) Antwort B
   Röntgen- und Gammastrahlen breiten sich im Vakuum mit Lichtgeschwindigkeit aus.
2) Antwort E
   Radioaktiv entstandene Strahlung weist in der spektralen Analyse eine diskrete Ver-teilung auf.
3) Antwort D
   Sofern die Teilchen einer korpuskularen Strahlung eine Ladung besitzen, bewirken sie bei der Interaktion mit der bestrahlten Materie eine direkte Ionisation.
4) Antwort E
   Bei der Compton-Streuung erfolgt eine teilweise Übertragung der Energie eines Pho-tons auf ein nur locker gebundenes Elektron der äußeren Schale mit Ionisation des Atoms.

5) Antwort E
Der Anteil der rückwärtig gerichteten Compton-Streustrahlung nimmt mit zunehmender Energie der Primärstrahlung ab.

6) Antwort C
Um einen optimalen Strahlenkontrast zwischen kalkhaltigem Gewebe (Knochen, Mikrokalk) und Weichteilgewebe zu erhalten, empfiehlt es sich, eine möglichst niedrige Strahlenenergie (niedrige keV-Werte) zu verwenden.

7) Antwort D
Man spricht von Gray, wenn es um die Beschreibung einer physikalisch gemessenen Strahlendosis geht und von Sievert, wenn es sich um die Bewertung einer Strahlendosis auf ein biologisches System handelt.

8) Antwort: A

9) Antwort: B

10) Antwort: E

11) Antwort: E

12) Antwort: A

13) Antwort: D

14) Antwort: A

15) Antwort: B

16) Antwort: E

17) Antwort B
Zellen sind umso empfindlicher gegenüber Strahlung, je höher ihre Zellteilungsrate und je geringer der Grad der Differenzierung ist (Gesetz von Bergoni-Tribondeau, 1904).

18) Antwort A
Veränderungen, die regelmäßig dann auftreten, wenn eine Strahlendosis angewendet wird, die über einer bestimmten Schwellendosis von ca. 500 mSv liegt, werden als deterministische Schäden bezeichnet.

19) Antwort E
Zwischen der Aufenthalts- bzw. Anwendungsdauer und der Strahlendosis besteht ein linearer Zusammenhang.

20) Antwort: C

21) Antwort: B

22) Antwort: A

23) Antwort: C

24) Antwort: C

25) Antwort: C

26) Antwort: E

27) Antwort: E

28) Antwort: E

29) Antwort: D

30) Antwort: A

31) Antwort D

    Radon 222 ist ein Alpha-Strahler

32) Antwort D

33) Antwort B

34) Antwort B

35) Antwort E

36) Antwort D

37) Antwort C

    Die Organdosis ist eine Schutzgröße und physikalisch nicht in einem Punkt des Gewebes messbar. Sie bezieht sich auf das gesamte Organ und entspricht dem Produkt aus der mittleren Energiedosis in einem Gewebe oder Organ und dem Strahlungswichtungsfaktor.

38) Antwort D

39) Antwort A

40) Antwort D

Teil II

Spezialkurs im Strahlenschutz bei der Untersuchung mit Röntgenstrahlung (Diagnostik)

Röntgeneinrichtungen und Strahlenschutzeinrichtungen in der Röntgendiagnostik

7

Inhaltsverzeichnis

7.1 Erzeugung von Röntgenstrahlung

7.1.1 Gerätetechnik

Eine Röntgenanlage besteht aus mehreren Komponenten (Abb. 7.1). Die Strahlung wird durch eine **Röntgenröhre** erzeugt, die von einem **Generator** mit einer Hochspannung versorgt wird. Das **Nutzstrahlenbündel** verlässt das Gehäuse der Röntgenröhre über ein

© Springer-Verlag GmbH Deutschland, ein Teil von Springer Nature 2019   99
J.-H. Grunert, *Strahlenschutz für Röntgendiagnostik und Computertomografie*,
https://doi.org/10.1007/978-3-662-59275-5_7

Abb. 7.1 Röntgenanlage mit
Untersuchungstisch und
Untersuchungsstativ für
konventionelle
Röntgenuntersuchungen

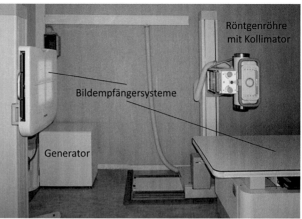

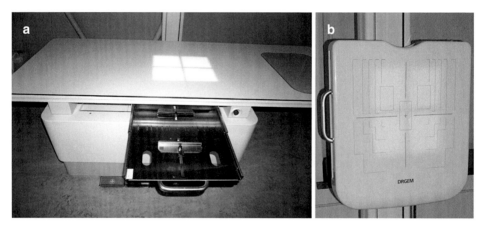

Abb. 7.2 a) Untersuchungstisch (Buckytisch) mit Einschubvorrichtung für Kassetten. Das Lichtvisier simuliert das Nutzstrahlenfeld auf der Auflageplatte. **b)** Untersuchungsstativ (Buckystativ). Markierungen für die Ränder des Nutzstrahlenfelds und die Lage der Messfelder der Belichtungskammer sind auf dem Stativ eingezeichnet

Strahlenaustrittsfenster. Im **Kollimator** befinden sich das **Tiefenblendensystem** zur Einblendung des Nutzstrahlenbündels, die **Zusatzfilter** zur Aufhärtung der Strahlung sowie das **Dosimeter** zur Messung des Dosisflächenprodukts. Das **Bildempfängersystem**, **Auflageplatte**, **Streustrahlenraster** und **Belichtungskammer** sind in dem **Untersuchungstisch** bzw. in dem **Untersuchungsstativ** eingebaut (Abb. 7.2).

7.1.1.1 Röntgenröhre
In der Röntgenröhre (Abb. 7.3) wird die Röntgenstrahlung durch die Abbremsung beschleunigter Elektronen in einer evakuierten Röhre erzeugt. Die hierzu erforderliche Hochspannung wird zwischen der Kathode, von der die Elektronen ausgehen und der

Abb. 7.3 Röntgenröhre mit
Drehanode

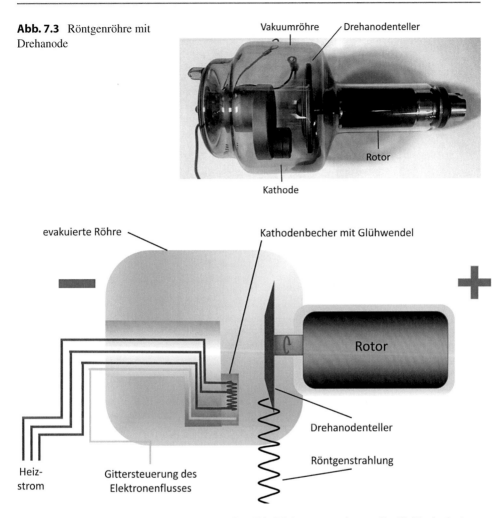

Abb. 7.4 Schemazeichnung einer Röntgenröhre. Die Elektronen verlassen die Glühkathode (rote Drahtspirale, je eine Glühwendel für den kleinen und den großen Brennfleck) und werden über die Röhrenspannung (blaues -/+) beschleunigt. Durch den Abbremsvorgang der Elektronen beim Aufprall auf den Anodenteller der Drehanode entsteht die Röntgenstrahlung. Der Röhrenstrom wird indirekt über den Heizstrom (rot) der Glühkathode geregelt. Üblicherweise verfügen Röntgenröhren zur Diagnostik über zwei Glühwendel mit zwei Brennfleckgrößen (Glühwendel in Linie angeordnet, alternativ Anordnung der Glühwendel nebeneinander). Der Kathodenbecher (Wehnelt-Zylinder) dient der Fokussierung des Elektronenstrahls auf die Anode. Röntgenröhren für Durchleuchtungen mit pulsierender Strahlung haben eine zusätzliche Kathodenleitung (in der Zeichnung gelb, bei Doppelfokusröhren demnach insgesamt 4 Kathodenleitungen) zur Steuerung der Pulsation des Elektronenflusses über das Anlegen einer negativen Spannung an den Zylinder

Anode, auf die die Elektronen zufliegen und von der sie gebremst werden, angelegt (Abb. 7.4). Die Wandung der Röhre besteht je nach Leistung der Röhre aus Glas, Glas-Metall oder Metall-Keramik.

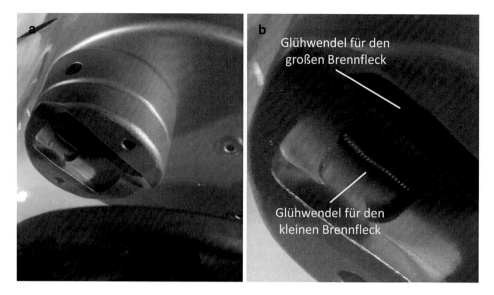

Abb. 7.5 a) Kathodenbecher (Wehneltzylinder) mit Glühkathode. Abgebildet ist der Glühwendel für den kleinen Fokus **b**). Der Glühwendel für den großen Fokus befindet sich direkt gegenüber (im Schatten)

Die **Kathode** (Abb. 7.5) besteht aus einem wendelförmig gewickelten Wolframdraht (Glühwendel), ähnlich wie bei der konventionellen Glühbirne, der zur Freisetzung von Elektronen auf 2000 bis 2550 °C erhitzt wird (Laubenberger 1990a). Durch die Veränderung der Wendeltemperatur über den Heizstrom (4–5,8 Ampere, nicht gleichzusetzten mit dem Röhrenstrom) wird die Anzahl der austretenden Elektronen und damit indirekt der Röhrenstrom geregelt (Gajewski et al. 1979). Zur Erzeugung eines unterschiedlich großen **Brennflecks** (Fokus) gibt es zwei verschieden große Glühwendel, die in einer Linie oder nebeneinander platziert sind. Um diese Heizdrähte herum befindet sich ein topfartiges Metallstück, der Kathodenbecher, der elektrostatisch die Elektronen auf den Brennfleck der Anode fokussiert (**Wehnelt-Zylinder**). Zusätzlich kann der Kathodenbecher als Steuerelektrode einer Gittersteuerung dienen (gittergesteuerte Röntgenröhre). Durch Anlegen einer negativen Ladung an den Zylinder (1500 V (Laubenberger 1990a)) wird der Elektronenstrom unterbrochen. Hierdurch kann z. B. eine pulsierende Röntgenstrahlung erzeugt werden, die bei Durchleuchtungen sowohl für den Patienten als auch für den Untersucher im Gegensatz zur kontinuierlichen Bestrahlung Dosis einspart.

Bei dem Auftreffen der beschleunigten Elektronen auf die **Anode** entsteht zu 99 % **Wärmeenergie**, die zu einer starken thermischen Belastung der Anode im Brennfleck führt. Zur Erhöhung der Belastbarkeit und Verlängerung der Betriebslebensdauer sind in den Röntgenröhren Drehanoden eingebaut (Abb. 7.6).

Abb. 7.6 Drehteller einer Drehanode

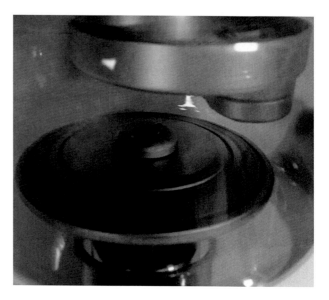

> Der Wirkungsgrad einer Röntgenröhre hinsichtlich der Umwandlung der kinetischen Energie der beschleunigten Elektronen in Strahlung beträgt lediglich 1 %. Hiervon tragen wiederum nur 10 % der Strahlungsanteile zum Nutzstrahlenbündel bei, was einem effektiven Wirkungsgrad einer Röntgenröhre von 0,1 % der Gesamtelektronenenergie entspricht (Laubenberger 1990a).

Im Gegensatz zu den Stehanoden, die lediglich in Röntgenanlagen mit nur sehr geringer Leistung wie z. B. bei Geräten für Zahnaufnahmen eingesetzt werden, kann der Brennfleck durch die Rotation der Anodenoberfläche ringförmig in der Fläche vergrößert werden (**thermischer Brennfleck**) und so die thermische Belastbarkeit der Röhre und ihre Leistung verbessert werden. Der Anodenteller wird durch einen Motor auf eine schnelle Umdrehung gebracht (je nach Röhrentyp 2600–17.000 Umdrehungen/min). Das Anodenmaterial besteht aus einer Wolfram-Rhenium-Legierung, wobei Wolfram mit etwa 94 % den größten Teil ausmacht. Wolfram besitzt mit 3422 °C den höchsten Schmelzpunkt aller Metalle (Rausch 2019). Da der Anteil der Strahlenintensität umso höher ist, je größer die Kernordnungszahl des Anodenmaterials ist, stellt Wolfram einen guten Kompromiss hinsichtlich hoher Kernordnungszahl und thermischer Belastbarkeit dar. Für die Mammografie wird eine Anode aus Molybdän verwendet, da zum einen die Belastung der Anode bei der Mammografie gering ist und zum anderen die charakteristische Strahlung des Molybdäns für die Bildgebung genutzt werden kann.

Zur verbesserten Belastbarkeit der Anode wurden sogenannte **Verbundanoden** entwickelt, die zwei oder drei Schichten mit unterschiedlichen Materialien aufweisen. Bei der 2-Schichtverbundanode ist die für die Erzeugung der Strahlen relevante Schicht aus der

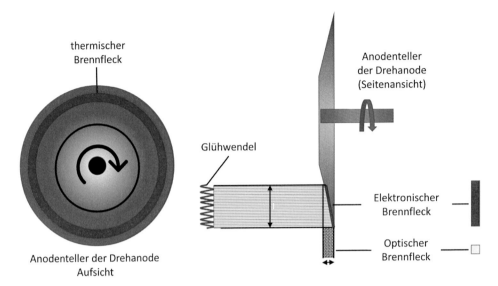

Abb. 7.7 Schematische Darstellung des thermischen, elektronischen und optischen Brennflecks (Fokus)

Wolfram-Rhenium-Legierung auf einem dickeren Teller aus Molybdän platziert. Bei der 3-Schichtverbundanode kommt rückseitig noch eine Schicht Grafit zur besseren Zwischenspeicherung der Wärme dazu. Eine neuere Entwicklung bei Hochleistungsröhren in der CT-Diagnostik sind **Drehkolbenröhren**, bei denen der gesamte Röhrenkolben im Kühlmedium rotiert, was eine effizientere Direktkühlung der Anode ermöglicht.

Die beschleunigten und fokussierten Elektronen bilden auf der Anode einen **elektronischen Brennfleck** (Abb. 7.7). Es entsteht eine Röntgenstrahlung, die sich nach allen Seiten hin ausbreitet. Das **Nutzstrahlenbündel** entspricht dem Anteil der Strahlung, der von dem Tiefenblendensystem des Kollimators am Strahlenaustrittsfenster des Röntgenröhren-Schutzgehäuses eingegrenzt wird. Der **Zentralstrahl** des Nutzstrahlenbündels verläuft vom Brennfleck (Fokus) durch die Mitte des Nutzstrahlenbündels (Schnittpunkt der Felddiagonalen) und ist rechtwinklig zum Elektronenstrahl angeordnet. Die Drehanode weist gegenüber dem Zentralstrahl einen Neigungswinkel von 10–20° auf. Der elektronische Brennfleck, bei dem es sich aufgrund der Form der Glühwendel um einen länglichen Fleck handelt, projiziert sich aufgrund des Anodenneigungswinkels in Zentralstrahlausrichtung als ein quadratischer Fleck, dem sogenannten **optischen Brennfleck**. Bei einem Neigungswinkel der Anode von 10° zum Zentralstrahl wird die Länge des elektronischen Strichbrennflecks um den Faktor 5,8 in der Längsebene reduziert, was eine Erhöhung der Röhrenleistung in Zentralstrahlausrichtung um den Faktor 4 ermöglicht.

▶   Üblicherweise besitzt eine Röntgenröhre zwei unterschiedliche optische Brennfleckgrößen von 0,6 × 0,6 mm und 1,3 × 1,3 mm. Spezialröhren für die Mammografie haben Brennfleckgrößen von 0,3 × 0,3 mm bzw. 0,1 × 0,1 mm für Vergrößerungsaufnahmen.

7.1.1.2 Röntgenröhren-Schutzgehäuse

Das Röhrenschutzgehäuse umgibt die Röntgenröhre. Es umfasst das Kühlsystem (Ölfüllung) und dient dem Strahlenschutz und dem Hochspannungsschutz. Trotz Abschirmung durch das Röhrengehäuse gibt es eine Durchlassstrahlung, die in der Regel in einem Meter Abstand deutlich unter 1 mSv/h liegt (Dümling 1992).

7.1.1.3 Tiefenblendensystem

Innerhalb der Röhre kommt es in geringem Ausmaß zu einer Streuung der Elektronen mit Auftreffen der Elektronen auf Strukturen der Anode oder der Röhre, die sich außerhalb des elektronischen Brennflecks befinden. Diese resultierende **extrafokale Strahlung** (10–20 % der Nutzstrahlung) ist verantwortlich für Objektabbildungen, die außerhalb der Einblendungen auf den Röntgenbildern schemenhaft zu erkennen sind.

Die Verwendung eines **Tiefenblendensystems** (Abb. 7.8) mit mehreren gestaffelten Blenden hinter dem Röhrenaustrittsfenster reduziert den Anteil der extrafokalen Strahlung an der Nutzstrahlung, auch wenn sie nicht vollständig unterdrückt werden kann (Abb. 7.9). Hierfür sind insbesondere die fokusnahen Blenden hilfreich. Die im Kollimator weiter fokusfern platzierten Blenden sorgen für eine schärfere Abgrenzung des eingeblendeten Strahlenfeldes. Das Tiefenblendensystem ist zusammen mit der **optischen Feldeinblendung** (**Lichtvisier**) und den Filtern im sogenannten **Kollimator** untergebracht (Abb. 7.10).

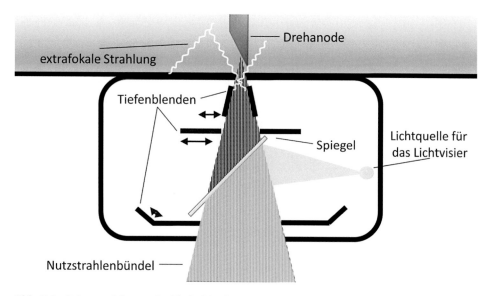

Abb. 7.8 Schemazeichnung des Tiefenblendensystems zur Einblendung des Nutzstrahlenbündels. Das Strahlenbündel wird zur Ausblendung der Extrafokalstrahlung durch ein System von drei gestaffelt angeordneten Blenden begrenzt. Zur Erleichterung der Einstellung des Bestrahlungsfeldes am Patienten wird das Strahlenfeld durch ein Lichtfeld simuliert. Lichtfeld und Strahlenfeld müssen deckungsgleich sein, was im Rahmen der Konstanzprüfung regelmäßig überprüft wird

Abb. 7.9 Objektabbildungen
außerhalb der Einblendung, die
durch die extrafokale Strahlung
erzeugt werden

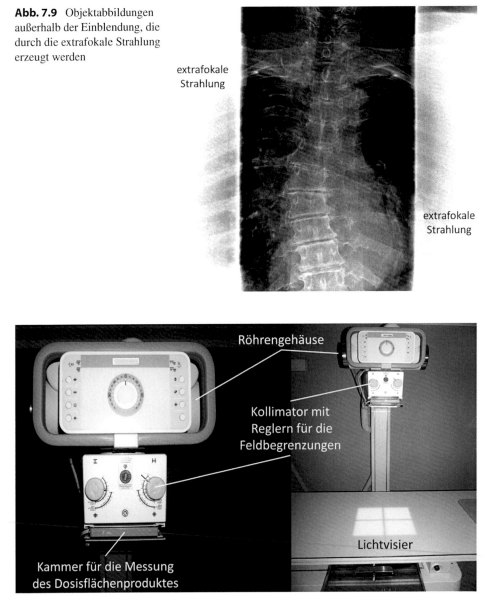

Abb. 7.10   Kollimator und Lichtvisier zur optischen Einstellung der Feldgröße

Die optische Feldeinblendung simuliert mittels eines Lampen-Spiegelsystems die Einblendung des Strahlenfeldes und dient zur Einstellung der Röntgenaufnahme auf der Körperoberfläche des Patienten. Die geometrische Übereinstimmung von Licht- und Strahlenfeld wird durch regelmäßige Konstanzprüfungen sichergestellt.

7.1.1.4   Generator, Bedienungskonsole und Belichtungsautomatik

Leistungsfähige Röntgengeneratoren versorgen die Röhre mit einer schwankungsarmen Hochspannung, die durch **Konverter- oder Hochfrequenzgeneratoren** erzeugt wird. Der Röhrenstrom wird an die Kennlinien der Röhre angepasst, um eine optimale Ausbeute an Strahlung mit kurzen Belichtungszeiten zu gewährleisten (**fallende Last**) und die Röhre nicht zu überlasten.

Der Untersucher steuert den Generator über die **Bedienungskonsole,** über die er die Aufnahmespannung in Kilovolt (kV), den Röhrenstrom in Milliampere (mA) und die Belichtungszeit in Sekunden (s) definiert (Abb. 7.11). Zusätzlich werden über die Bedienungskonsole die Messfelder der Belichtungskammer angewählt und deren Empfindlichkeiten hinsichtlich der Abschaltdosis für die Belichtungsautomatik bestimmt.

Buckystative oder **Buckytische** verfügen über eine **Belichtungskammer** mit drei **Messfeldern** (**Dominanten**), deren geometrische Begrenzungen auf der Frontplatte des Stativs eingezeichnet sind oder durch am Kollimator angebrachte Schablonen über das Lichtvisier auf den Körper projiziert werden können (Abb. 7.12). Für eine Thorax-Übersichtsaufnahme werden in der pa-Projektion die beiden seitlichen Messfelder aktiviert, für die Seitaufnahme das mittlere Feld angewählt. Bei ausgedehnten pathologischen Veränderungen nur eines Lungenflügels wie z. B. bei einem großen Pleuraerguss oder einem Serothorax kann es je nach diagnostischer Fragestellung sinnvoll sein, entweder

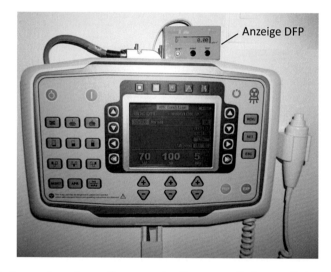

Abb. 7.11 Bedienungskonsole zur Steuerung des Generators. Es können Röhrenspannung (kV), Röhrenstrom (mA), mAs-Produkt, Messfelder der Belichtungskammer (ein Messfeld in der Mitte des Strahlenfeldes und zwei seitliche), Empfindlichkeit der Messfelder sowie Organautomatiken (über ein Menü im Display) angewählt werden. Die Aufnahmeparameter werden angezeigt und, sofern das System mit einem elektronischen Bildarchiv (PACS) verbunden ist, automatisch in die Daten der DICOM -Bilddatentabelle übernommen. Die Anzeige des Dosisflächenprodukts (DFP) erfolgt in dem abgebildeten Modell separat über ein kleines externes Display

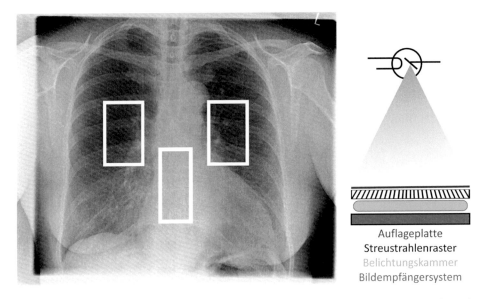

Auflageplatte
Streustrahlenraster
Belichtungskammer
Bildempfängersystem

Abb. 7.12 Lage der drei Messfelder der Belichtungskammer (Dominanten) bei dem Buckystativ. Für eine pa-Thoraxaufnahme, eine Aufnahme des Abdomens ap oder des Beckens ap werden routinemäßig die beiden seitlichen Messfelder angewählt. Für seitliche Lungenaufnahmen oder Aufnahmen der Wirbelsäule verwendet man das mittlere Feld. Die Belichtungskammer befindet sich in Richtung des Strahlenganges hinter dem Patienten, der Auflageplatte und dem Streustrahlenraster und vor dem Bildempfängersystem (bei der Mammografie hinter dem Bildempfängersystem)

durch die Anwahl des Messfeldes auf der erkrankten Seite eine verbesserte Darstellung des krankhaften Befundes oder durch die Anwahl des Messfeldes der gesunden Seite eine verbesserte Darstellung der gesunden Gegenseite zu erreichen. Bei der gleichzeitigen Anwahl beider Messfelder kommt es zu einer Mittelung der Messungen beider Seiten durch die Abschaltautomatik, was bei ausgedehnten einseitigen Veränderungen zu Fehlbelichtungen der diagnostisch wichtigen Region führen kann. Diese klinischen Informationen müssen dem Untersucher mitgeteilt werden, um Fehlbelichtungen zu vermeiden.

▶   Die angewählten Messfelder sollten vollständig von der zu untersuchenden Körperregion abgedeckt werden. Im Bereich der Messfelder sollten keine Einblendungen, Bleigummiabdeckungen oder weitgehende Überlagerungen durch stark absorbierende Strukturen erfolgen (z. B. durch den Bleigummihandschuh des Untersuchers, Kontrastmittelsäulen bei Magen – Darmuntersuchungen, Metallimplantate, Skelettanteile im Rahmen der operativen Reposition oder durch den Gonadenschutz).

Gerade beim Arbeiten mit dem C-Bogen ist eine Kenntnis über die Ausmaße des Messfeldes für den Untersucher von großer Wichtigkeit.

Bei Aufnahmen im Randbereich des Körpers kann es vorkommen, dass extrakorporale Areale mit weitgehend ungeschwächter Strahlung von dem Messfeld miterfasst werden und es zu einer vorzeitigen Beendigung der Exposition durch die Abschaltautomatik mit Unterexposition der relevanten Bildanteile und verstärktem Bildrauschen kommt. Manchmal kann es hilfreich sein, die extrakorporale Umgebung durch entsprechende körpernahe flexible Abdeckungen abzuschirmen (z. B. bei Aufnahmen der Schulter oder des Schädels).

Prinzipiell gibt es drei Arten der Definition der Belichtungsparameter:

3-Parameterregelung

Diese Art der Belichtungseinstellung wird heutzutage nur noch selten angewandt. Sie erfordert vom Untersucher viel Erfahrung. Es werden alle drei Parameter wie Aufnahmespannung, Röhrenstrom und Belichtungszeit vom Untersucher definiert. Der Röhrenstrom bleibt über der gesamten Belichtungszeit konstant. Automatische Abschaltmechanismen im Röhrengehäuse (Ölausdehnungsüberlastungsschalter oder Messung der Anodentemperatur über einen photoelektrischen Sensor) oder eine Automatik im Generator sorgen dafür, dass die Röhre thermisch nicht überlastet wird.

Vorteile bringt dieses Verfahren dann, wenn eine zeitliche Verlängerung der Belichtungszeit gewünscht wird, ohne dass dies eine Überexposition erzeugt. So kann z. B. bei der Aufnahme der Halswirbelsäule im anterior-posterioren Strahlengang im Rahmen einer sogenannten Klappertechnik der Unterkiefer vom Patienten schnell bewegt werden (klappern), der sich dann aufgrund der langen Belichtungszeit und der damit verbundenen Bewegungsunschärfe nur unscharf abbildet und die Halswirbelsäule bildlich nicht mehr überlagert.

2-Parameterregelung (sogenannte freie Belichtung)

Der Untersucher definiert lediglich die Röhrenspannung in kV und die gewünschte Aufnahmedosis über das **mAs-Produkt** (Produkt aus Röhrenstrom und Belichtungszeit). Dies ermöglicht eine verbesserte Anpassung der Belichtungsparameter an die Röhrenleistung, da der Generator den Röhrenstrom über die Untersuchungszeit variieren kann (**fallende Last**). Die Aufnahme ist beendet, wenn das Produkt aus Röhrenstrom und Belichtungszeit den gewünschten Wert erreicht hat.

Zur Erleichterung der Einstellung der Belichtungsparameter hat sich das Konzept der **Belichtungspunkte** (BP) bewährt (Abb. 7.13). Eine Erhöhung der Belichtungsparameter um drei Belichtungspunkte entspricht einer Verdopplung des mAs-Produkts und damit der Aufnahmedosis. Eine Reduktion um drei Belichtungspunkte bewirkt eine Halbierung der Dosis. Da die Halbwertsdicke des menschlichen Körpers im Energiebereich der Röntgenstrahlung ca. 3 cm beträgt, entspricht ein BP ca. 1 cm Gewebedicke (1,5 cm bei Lungenaufnahmen (Stieve und Stender 1992)). Die Tasten für die Einstellung des mAs-Produkts bzw. der Belichtungskorrektur sind an der Bedienungskonsole so eingestellt, dass ein einmaliges Drücken einer Taste einem BP entspricht. Ein dreimaliges Drücken einer Plustaste entspricht einer Dosiszunahme um 3 BP, also einer Verdopplung der Aufnahmedosis.

Das übliche Vorgehen hinsichtlich der Einstellung der Belichtungsparameter beginnt mit der Wahl der Röhrenspannung, die für das jeweils untersuchte Körperareal vorgegeben ist (siehe hierzu die Leitlinien der Bundesärztekammer). Für die Wahl des erforderli-

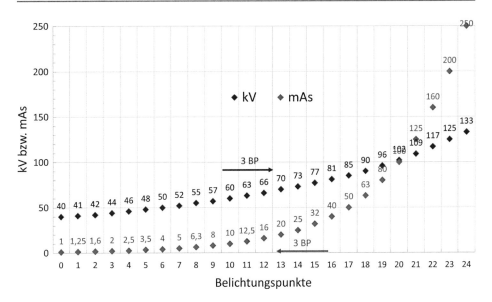

Abb. 7.13 Beispiel für das System der Belichtungspunkte (BP): Eine Aufnahme wurde mit 60 kV Röhrenspannung und einem mAs-Produkt von 40 durchgeführt. Die Röhrenspannung soll auf 70 kV erhöht werden. Da die Erhöhung der Aufnahmespannung von 60 auf 70 kV einer Zunahme um 3 BP (10 BP auf 13 BP) und damit Verdoppelung der Dosis entspricht (blauer Pfeil), muss das mAs-Produkt um 3 BP von 40 auf 20 mAs (16 BP auf 13 BP) halbiert werden, um die gleiche Aufnahmedosis zu erreichen (roter Pfeil) (Stieve und Stender 1992)

chen mAs-Produkts orientiert man sich an dokumentierten Vorgaben für Standarduntersuchungen. Im Falle einer erforderlichen Korrektur der Standardparameter (z. B. bei sehr adipösen Patienten) kann das System der Belichtungspunkte helfen, die Anpassung der Belichtungsparameter zu optimieren. Primär sollten Anpassungen durch Veränderungen des mAs-Produkts erfolgen. Die Röhrenspannung sollte erst erhöht werden, wenn eine weitere Erhöhung des mAs-Produkts zu einer übermäßigen Zunahme der Aufnahmedosis führt. Unerfahrene Untersucher sollten sich von den dokumentierten Vorgaben nicht zu weit entfernen.

1-Parameterregelung (mit Belichtungsautomatik)

Hierbei handelt es sich um das üblicherweise verwendete Verfahren. Zur Regelung der Aufnahmedosis wird bei diesem Verfahren eine **Belichtungsautomatik** benötigt, die über einen Regelkreis von den **Messfeldern** der **Belichtungskammer** gesteuert wird. Bei diesem Verfahren braucht nur noch die Röhrenspannung eingestellt zu werden, die sich an der zu untersuchenden Körperregion entsprechend der Leitlinie der Bundesärztekammer orientiert. Je dicker das durchstrahlte Volumen ist, desto höher muss die Aufnahmespannung eingestellt werden. Bei manchen Untersuchungen wie z. B. Thoraxaufnahmen werden je nach klinischer Fragestellung bewusst unterschiedliche Röhrenspannungen gewählt, um die Strahlenqualität zu verändern (Hartstrahl- versus Weichstrahlaufnahmen). Wenn die erforderliche Röhrenspannung, die Auswahl der Messfelder und die Einstellung der

Empfindlichkeit der Abschaltautomatik einzelnen Tasten bzw. einer organbezogenen Menüauswahl im Display der Bedienungskonsole zugeordnet werden, die mit der entsprechenden Untersuchungsregion beschriftet sind, spricht man von einer **programmierten Aufnahmetechnik (Organautomatik)**. Ein solches Verfahren macht es dem Untersucher sehr leicht, eine Röntgenaufnahme ohne viel Erfahrung durchzuführen.

7.1.1.5 Buckytisch, Buckystativ, Streustrahlenraster

Bei der Interaktion der Strahlung mit einem durchstrahlten Körper entsteht **Streustrahlung**, die je nach untersuchter Körperregion (z. B. Becken oder Lendenwirbelsäule seitlich) bis zu 80 % der am Bildempfängersystem einfallenden Strahlung ausmachen kann (Laubenberger 1990b). Thoraxaufnahmen weisen zwar einen geringeren Streustrahlenanteil auf (ca 50 %), dieser Anteil kann sich jedoch bei ausgedehnten pathologischen Lungenveränderungen, wie sie z. B. bei beatmeten Intensivpflegepatienten auftreten können, deutlich erhöhen. Die Intensität der Streustrahlung ist überwiegend von der Feldgröße des Nutzstrahlenbündels und der Dicke des durchstrahlten Körpers abhängig, weniger stark auch von der Röhrenspannung (Abhängigkeit der Compton-Streustrahlung von der Strahlenenergie). Aufgrund der diffusen Ausrichtung der gestreuten Strahlen trägt die Streustrahlung zur Abbildung der Körperstrukturen nicht bei und bewirkt ein nebelartiges Bildrauschen mit deutlicher Minderung der Bildqualität.

Der deutsch-amerikanische Radiologe **Gustav Peter Bucky** (1880–1963, Arzt und enger Freund von Albert Einstein) schlug 1913 vor, die Streustrahlung durch ein Raster herauszufiltern, das aus zahlreichen parallel angeordneten Absorberlamellen (aus Blei, Wolfram, Platin oder Gold) besteht. Diese Lamellen bilden Schächte (ausgefüllt mit Aluminium, Plastik oder Carbonfasern), von denen nur noch die Strahlung durchgelassen wird, die sich in einer geraden Linie zwischen Fokus und dem Abbildungspunkt in der Bildebene befindet (Abb. 7.14). Das Prinzip erinnert an die Situation in einer Stadt mit vielen Wolkenkratzern, in der die Sonnenstrahlen den Erdboden nur erreichen können, wenn die Sonne im Zenit steht. Das **Streustrahlenraster** wird nach ihrem Erfinder auch **Bucky-Blende** genannt. Streustrahlenraster sind üblicherweise im Röntgen-Untersuchungstisch oder Untersuchungsstativ fest eingebaut, man spricht daher von einem **Buckytisch** bzw. **Buckystativ**.

► Streustrahlenraster werden bei der Untersuchung voluminöser Körperteile wie Schädel, Körperstamm, Oberarme oder Oberschenkel zur Reduktion eines hohen Streustrahlenanteils angewendet. Das Raster befindet sich im Strahlengang hinter dem Patienten und erhöht daher die Strahlenexposition des Patienten (Faktor der Dosiserhöhung 3–5) (Bunke et al. 2003).

Das Ausmaß der erhöhten Strahlenexposition bei gleicher Röhrenspannung für den Patienten (und damit auch Verlängerung der Belichtungszeit) wird durch den **Blendenfaktor (Buckyfaktor)** beschrieben, der jedoch vom Anteil der Streustrahlung abhängig ist und für das gleiche Raster je nach Objekt der Untersuchung variiert.

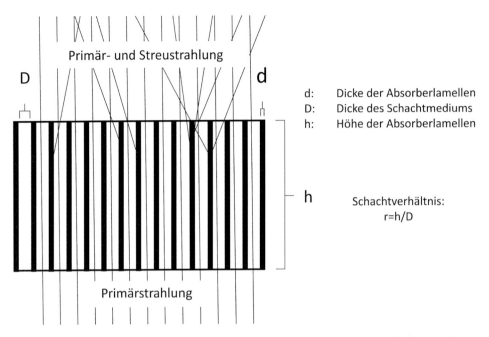

Abb. 7.14 Prinzip des Streustrahlenrasters. Durch die Absorberlamellen wird die Streustrahlung blockiert und lediglich die Primärstrahlung, die zur Bildgebung beiträgt, durchgelassen. Das Schachtverhältnis r ist der Quotient aus der Höhe der Absorberlamellen h und der Dicke des Schachtmediums D (r=h/D)

Aufgrund der erhöhten Strahlenexposition beim Einsatz von Streustrahlenrastern sollte bei Kindern und Jugendlichen unter 13 Jahren auf deren Einsatz verzichtet werden, da sowohl die Feldgröße als auch die Objektdicke bei Kindern zu klein sind, um wirksame Streustrahlenanteile zu erzeugen. Sie sind erst bei Objektdurchmessern größer als 12–15 cm erforderlich. Das Raster sollte daher an Aufnahme- und Durchleuchtungsgeräten in der pädiatrischen Radiologie auf einfache Weise entfernbar sein.

Ein Raster ist durch Kenngrößen wie Selektivität, Schachtverhältnis und Linienzahl charakterisiert (Tab. 7.1). Die **Selektivität** des Rasters ist ein Maß für die Schwächung der Streustrahlung im Verhältnis zur Primärstrahlung (Durchlässigkeit des Rasters für die Primärstrahlung im Verhältnis zur Durchlässigkeit für die Streustrahlung) und ist abhängig vom Schachtverhältnis. Die **Linienzahl** L ist die Anzahl der Lamellen pro cm und soll entsprechend der Leitlinie der Bundesärztekammer bei einem bewegten Raster mindestens 36 und bei einem stehenden Raster mindestens 60 betragen. Spezialraster mit einer Linienzahl von 27 bzw. 30/cm werden bei der Mammografie eingesetzt. Das **Schachtverhältnis** (r) entspricht dem Quotienten aus der Höhe der Absorberlamellen und der Dicke des Schachtmediums (Abb. 7.15). Ein Universalraster Pb 8/40, 115 cm ist ein Raster mit Lamellen aus Blei, einem Schachtverhältnis von 8, einer Linienzahl von 40 (40 Lamellen pro Zentimeter) und einem Fokussierungsabstand von 115 cm. Höhere Schachtverhältnisse ermöglichen eine verbesserte Reduktion der Streustrahlung, bewirken aber auch eine

Tab. 7.1 Rasterkenngrößen

Bezeichnung der Kenngröße	Kenngrößenparameter
Selektivität Σ	Verhältnis aus der Intensität der vom Raster durchgelassenen Primärstrahlen und der Intensität der vom Raster durchgelassenen Streustrahlen
Linienzahl **L**	Anzahl der Absorberlamellen pro cm (36 bei bewegtem und 60 bei stehendem Raster)
Schachtverhältnis **r**	Verhältnis aus Höhe der Absorberlamellen und der Dicke des Schachtmediums (12 oder 8)

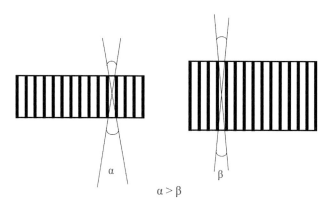

Abb. 7.15 Schematische Darstellung der Wirksamkeit zweier Streustrahlenraster mit unterschiedlichem Schachtverhältnis. Ein Streustrahlenraster mit einem kleinen Schachtverhältnis **a)** weist einen größeren Streuwinkel für die durchgelassenen Streustrahlen auf als ein Streustrahlenraster mit einem großen Schachtverhältnis **b)**

erhöhte Strahlenexposition der Patienten (z. B. Hartstrahlraster Pb 12/40 in der Thoraxradiologie).

Bei einem **fokussierten Raster** sind die Lamellen auf den Fokus der Strahlenquelle ausgerichtet (je nach Raster Fokussierungsabstand 70 bis 150 cm). Ein ungehindertes Passieren der Primärstrahlung durch die Schächte erfordert bei diesem Rastertyp einen definierten Fokus (Röhren)-Film (Raster)-Abstand. Außerhalb bestimmter Toleranzen des Abstandes kommt es zur sogenannten **Defokussierung** (off focus error) des Rasters, die zur Minderexposition in den seitlichen Bildabschnitten führt (Abb. 7.16). Im Rahmen einer **Dezentrierung** (off center error, Zentralstrahl verläuft nicht in der Mitte des Rasters) kann es zu einem ungleichmäßigen Schwärzungsverlauf kommen. Eine Verkippung des Rasters (off-level-error), die z. B. beim mobilen Einsatz eines Rasters auf Intensivstation leicht passieren kann, führt zu kombinierten Effekten von Defokussierung und Dezentrierung. Infolge der damit verbundenen asymmetrischen Schwächung der Strahlung können diagnostische Fehlinterpretationen (z. B. ein angeblich einseitiger dorsal auslaufender Pleuraerguss bei einer Bettaufnahme des Thorax mit Raster) durch eine Rasterkippung entstehen.

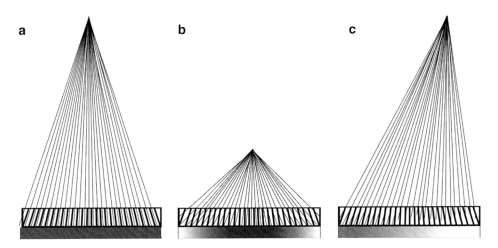

Abb. 7.16 Schwärzungsverlauf im Bildempfänger bei regelrechter Fokussierung **a**). Bildartefakte bei einem Raster durch Dezentrierung **b**) und Defokussierung **c**)

▶   Der Einsatz eines Streustrahlenrasters erfordert eine präzise Einstellung der Röntgenaufnahme hinsichtlich der Zentrierung und Fokussierung. Es sollte auch stets darauf geachtet werden, dass bei fokussiertem Raster die Röhrenseite des Rasters der Röntgenröhre zugewandt ist.

Um eine Abbildung der Linien des Streustrahlenrasters zu vermeiden, benutzt man die Bewegungsunschärfe, indem man das Raster einer Vibration aussetzt oder linear katapultartig während der Röntgenaufnahme über die Bildebene bewegt. Sollten feine Streifen auf dem Film erkennbar sein, so könnte dies auf einen Defekt der Rasterbeweglichkeit hinweisen.

Untersuchungen von Arealen mit einem großen Volumen wie Schädel, Thorax, Abdomen, Wirbelsäule, Schultern, Becken und proximale Anteile der Extremitäten werden üblicherweise mit Raster durchgeführt. Kniegelenke und Unterschenkel benötigen für die Untersuchung nur bei größeren Objektdurchmessern ein Raster. Körperbereiche mit einem geringeren Volumen wie Ellenbogen, Unterarme, Hände, Finger, Sprunggelenke, Fußwurzeln, Vorfüße und Zehen können je nach Volumen auch ohne Streustrahlenraster untersucht werden. Hierfür wird die Kassette auf den Untersuchungstisch gelegt und das Körperteil direkt auf der Kassette platziert.

Im mobilen Einsatz erfordern Streustrahlenraster eine aufwändige Ausrichtung des Rasters senkrecht zum Zentralstrahl zur Vermeidung von **Verkippungsartefakten**, die eine Kombination aus Defokussierung und Dezentrierung sind. Bei Thoraxaufnahmen auf Intensivstation wird daher oft unter Inkaufnahme einer schlechteren Bildqualität auf den Einsatz von Streustrahlenraster verzichtet. Neuere softwarebasierte Anwendungen berechnen die Streustrahlung in einer rasterlosen Aufnahme und kompensieren den Streustrahlenanteil im Bild digital.

7.1.1.6   Bildempfängersystem

Eine Röntgenanlage besteht aus einem System zur Erzeugung der Röntgenstrahlen und einem Bildempfängersystem. Die erste Röntgenaufnahme eines menschlichen Körperteils wurde auf einer Filmplatte erzeugt. Durch die zusätzliche Verwendung von Verstärkerfolien (**Film-Folien-Systeme, FFS**) konnte die Empfindlichkeit auf Kosten der Auflösung gesteigert werden.

Für Durchleuchtungsuntersuchungen wurden früher fluoreszierende Leuchtschirme und später **Bildverstärkerröhren** eingesetzt. Letztere werden auch heute noch vielfach verwendet.

Eine Übergangstechnologie sind die **Speicherfolien** (**digitale Lumineszensradiografie (DLR)** oder **computed radiography (CR)**). Diese Speichermedien haben den Vorteil, dass sie wie eine konventionelle Filmfolienkassette in den Röntgenanlagen genutzt werden können, ohne dass die Röntgenanlage technisch verändert werden muss. Die Intensität der eintreffenden Röntgenstrahlen wird in einem Speichermedium (Europium-dotierte Bariumfluorobromidkristalle) erfasst. Die Speicherfolien werden zeitnah nach der Aufnahme in einem Auslesegerät ausgewertet. Durch das zeilenweise Abtasten mittels eines Laserstrahls wandelt sich die gespeicherte Energie in Lichtblitze um (**Photolumineszens**), die wiederum ein Maß für die Intensität des erfassten Röntgenstrahls sind. Technische Verbesserungen sind das doppelseitige Auslesen der Speicherfolie (**dual scanning**) und Speicherfolien mit nadelförmig angeordneten Cäsiumbromidkristallen, die in der Mammografie eingesetzt werden und eine verbesserte Quanteneffizienz bei gleichzeitig geringerer Lichtstreuung mit resultierender hoher Ortsauflösung aufweisen (**needle CR detector**).

Mittlerweile werden die Systeme zunehmend durch sogenannte **Flachbilddetektoren** ersetzt (**DR-Systeme, digital radiology**). Diese haben den Vorteil einer erhöhten Strahlenempfindlichkeit sowie einer verbesserten Ortsauflösung. Es werden zwei Systeme unterschieden. Bei den **indirekten** (**optodirekten**) Flachbilddetektoren durchdringen die Röntgenstrahlen primär eine Schicht mit einem Szintillator aus Cäsiumjodid (CsJ). Die eintreffenden Röntgenstrahlen lösen innerhalb dieser Schicht Lichtblitze aus, die über eine weitere Schicht aus amorphem Silizium mittels einer Matrix aus Fotodioden und Transistoren (thin film transistor, TFT) ausgelesen werden. Bei den **direkten** (**elektrodirekten**) Flachbilddetektoren findet eine direkte Anregung der Halbleiter (Photoleiter aus amorphem Selen) ohne Vermittlung eines Szintillators statt.

7.2   Medizinische Röntgeneinrichtungen für die Diagnostik

▶   Eine Röntgenanlage besteht im Wesentlichen aus einem System zur Erzeugung der Strahlung und einem Bildempfängersystem. Sind diese beiden Komponenten durch einen gebogenen Metallarm miteinander verbunden, spricht man von einem C-Bogen.

Einfache mobile C-Bögen werden für Durchleuchtungsuntersuchungen in Notfallaufnahmen, Operationssälen oder Praxen verwendet. Auch größere decken- oder bodenmontierte Einheiten, die z. B. im Rahmen der interventionellen Radiologie eingesetzt werden, entsprechen vom Prinzip her einem C-Bogen. Bei komplexen Interventionen werden auch Systeme mit zwei C-Bögen eingesetzt, die eine verbesserte dreidimensionale Darstellung ermöglichen (Abb. 7.17, Tab. 7.2).

Je nachdem, ob sich der Röntgenstrahler oberhalb oder unterhalb des Untersuchungstisches befindet, spricht man von einer Übertisch- bzw. Untertischanordnung der Röntgenröhre.

▶   Eine Untertischanordnung der Röntgenröhre reduziert die Strahlenbelastung des Untersuchers und des Hilfspersonals.

Übertischanordnungen ermöglichen dagegen eine verbesserte Manipulation am Patienten, sind jedoch mit einer erhöhten Strahlenexposition für den Untersucher verbunden. Der Einsatz einer Fernsteuerung reduziert die Exposition für den Untersucher und das Hilfspersonal. Übertischgeräte lassen sich auch als Kombinationsgeräte mit Verwendung eines Buckystativs für die Thoraxradiologie einsetzen.

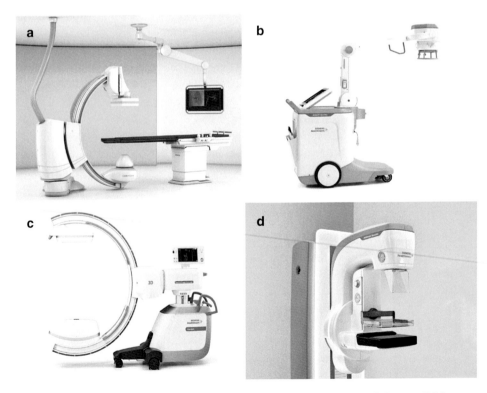

Abb. 7.17   a) Angiografieanlage, **b**) mobile Röntgeneinheit (Mobilette), **c**) C-Bogen, **d**) Mammografiegerät (© Siemens Healthcare GmbH 2019 mit freundlicher Genehmigung)

Tab. 7.2 Röntgensysteme im Überblick: Strahler und Bildempfängersystem sind mechanisch miteinander verbunden (Prinzip des C-Bogens)

Geräteklasse/Untergruppe		Anwendung
mobiler einfacher C-Bogen		OP-Saal, Notaufnahme, Durchleuchtung in Praxen
stationäres Durchleuchtungssystem mit C-Bogen-Prinzip und Untersuchungsliege	Untertisch- oder Übertischanordnung der Röntgenröhre, decken -oder bodenmontiert	Durchleuchtungen, Angiografien, Herzkatheteruntersuchungen, Interventionen
Mammografiegerät		Mammografie, Tomosynthese, stereotaktische Markierung bzw. Biopsie, Galaktografie

Tab. 7.3 Röntgensysteme im Überblick: Strahler und Bildempfängersystem sind nicht mechanisch miteinander verbunden

Geräteklasse/Untergruppe		Anwendung
Buckysysteme	analoges Film-Folien-System (**FFS**) Lumineszenzfolien (**CR**) Flachbilddetektoren (**DR**)	Thoraxradiologie, Skelettradiologie, Tomografie
mobile Röntgengeräte		Thoraxaufnahmen auf Intensivstation

Im Rahmen der konventionellen Thorax- und Skelettradiografie werden meistens Systeme eingesetzt, bei denen der Röntgenstrahler und das Bildempfängersystem mechanisch voneinander getrennt sind (Tab. 7.3). Bei den sogenannten Buckysystemen gibt es sowohl ein Untersuchungstisch für Aufnahmen bei liegenden Patienten als auch ein Stativ für Patientenaufnahmen im Stehen, überwiegend für Thoraxaufnahmen. Das Bildempfängersystem mit Streustrahlenraster, Belichtungskammer und Bilddetektor ist sowohl in dem Untersuchungstisch (**Buckytisch**) als auch dem Untersuchungsstativ (**Buckystativ**) untergebracht. Sichtbare kreisförmige bzw. rechteckige Markierungen weisen auf die Lage der Messfelder der Belichtungskammer hin. Schubladen können **Filmkassetten** oder **Lumineszenzfolien** aufnehmen, die nach der Aufnahme herausgenommen und dem jeweiligen Auswertungssystem zugeführt werden. Im Rahmen der digitalen Radiografie (DR) können digitale Bilddetektoren (**Flachbilddetektoren, Festkörperdetektoren, flat panel detector**) in die Buckysysteme eingeschoben oder fest eingebaut werden, die die Bilddaten über einen Netzwerkanschluss bzw. drahtlos an die Auswerteeinheit übertragen.

Für Röntgenuntersuchungen auf Intensivstationen werden mobile Röntgengeräte eingesetzt. Die analogen bzw. digitalen Bildempfängersysteme werden mit oder ohne Streustrahlenraster direkt unter den Patienten gelegt. Da keine Belichtungsautomatik eingesetzt werden kann, müssen die Belichtungsparameter von dem Untersucher anhand von Listen oder Erfahrungswerten selbst ausgewählt werden.

Für Anwendungen wie z. B. die **Mammografie** oder die **Tomosynthese** gibt es speziallisierte Röntgensysteme. Bei der Mammografie wird ein Röntgenstrahler verwendet, der eine niederenergetische Strahlung im Energiebereich von 28–32 kV erzeugt. Das Bildempfängersystem ist den anatomischen Gegebenheiten der weiblichen Brust angepasst.

7.3   Einflussparameter auf Abbildungsgüte und Strahlenexposition

7.3.1   Kontrast und Ortsauflösung, Modulationsübertragungsfunktion

Die bildliche Unterscheidbarkeit zweier Strukturen wird durch den **Bildkontrast** dieser Strukturen zueinander ermöglicht. Kontrastreiche Strukturen können optisch besser voneinander abgegrenzt werden als kontrastarme. Es ist daher wichtig, dass die bestehenden **Objektkontraste** vom Abbildungssystem auch als **Bildkontraste** abgebildet werden.

▶   Das Verhältnis des Bildkontrastes zum Objektkontrast wird mit der Modulationsübertragungsfunktion (MÜF) beschrieben.

Die Linien eines Linienrasters werden trotz eines hohen Objektkontrastes umso kontrastärmer abgebildet, je schmaler die Linien und deren Abstände sind. So kann z. B. ein Abbildungssystem ein Linienraster von 0,6 Linienpaaren (Lp) pro mm (ein Linienpaar besteht aus einer schwarzen und der benachbarten weißen Linie) mit einem Bildkontrast von 100 % abbilden, während sich die Linien bei 5 Lp/mm kaum noch unterscheiden lassen und der Kontrast auf 0 % absinkt (Abb. 7.18). Die Fläche unter der Kurve der Modulationsübertragungsfunktion ist ein Maß für die Abbildungsgüte eines Abbildungssystems hinsichtlich der Ortsauflösung. Da die Modulationsübertragungsfunktion sich auf Hochkontrastobjekte (Bleilinienraster) bezieht, macht sie keine Aussagen über die Abbildungsgüte hinsichtlich der Kontrastauflösung des Bildempfängersystems. Im Rahmen der regelmäßig durchgeführten Konstanzprüfungen wird die Ortsauflösung der Röntgengeräte mit Hilfe von Bleilinienrastern visuell überprüft.

Durch Methoden der digitalen Bildbearbeitung können die Kontraste mittels Anhebung der Kontrastkanten verstärkt und damit die Ortsauflösung verbessert werden. Dies geht jedoch mit einer Verschlechterung der Kontrastauflösung einher. Strukturen mit einem geringen Kontrast können dann nicht mehr differenziert werden, da das Bildrauschen zunimmt.

7.3.2   Bildrauschen, Signal-Rausch-Verhältnis, Quantenwirkungsgrad

▶   Entscheidend für die Qualität eines Bildes ist das Verhältnis zwischen dem Bildsignal und dem Bildrauschen (Signal-Rausch-Verhältnis, signal to noise ratio, SNR).

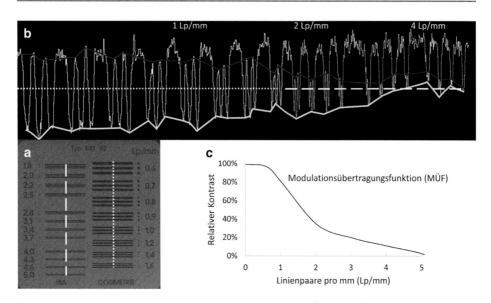

Abb. 7.18 Prinzip der Modulationsübertragungsfunktion (MÜF): **a**) Ein Bleistrichraster einer Strukturplatte für die Konstanzprüfung mit Strichgruppen unterschiedlicher Anzahl von Linienpaaren pro mm (Lp/mm) wurde geröntgt. **b**) Die Absorptionswerte der Bleistrichraster wurden mit Hilfe zweier Linienprofile grafisch dargestellt (gepunktete weiße Linie: Bleistrichraster 0,6 bis 1,6 Lp/mm, gestrichelte weiße Linie: Bleistrichraster 1,8 bis 5,0 Lp/mm). Mit zunehmender Anzahl der Linienpaare pro mm (Lp/mm) nehmen die Kontraste zwischen den Bleistrichrasterlinien ab (Differenz der Absorptionswerte zwischen der roten und der gelben Kurve. Bei 5 Lp/mm ist der Kontrast nahezu 0 %). **c**) Die Darstellung der relativen Kontraste in Abhängigkeit von der Anzahl der Linienpaare ergibt die Modulationsübertragungsfunktion (MÜF) (Kontrast bei 0,6 Lp/mm entspricht 100 %)

Das Signal beinhaltet die relevanten Bildinformationen, deren Darstellung durch das Rauschen beeinträchtigt wird. Das Bildrauschen als Störsignal ist bedingt durch:

- das Quantenrauschen der Photonen (**Photonenrauschen**) der Röntgenstrahlung,
- den Quantenwirkungsgrad (**detective quantum efficiency DQE**) des Bildempfängersystems sowie
- das **Systemrauschen** (elektronisches Rauschen und Digitalisierungsrauschen der nachgelagerten Bildverarbeitungskette).

Das Signal-Rausch-Verhältnis verbessert sich mit der Quadratwurzel der Strahlendosis (Prokop 2008). Eine Verdopplung des Signal-Rausch-Verhältnisses erfordert demnach die vierfache Dosis. Ziel einer radiologischen Diagnostik muss es daher sein, mit einem Minimum an Dosis das Signal im Verhältnis zum Rauschen soweit zu erhöhen, dass eine diagnostisch ausreichend verwertbare Bildgebung erreicht wird. Eine Erhöhung der Dosis darüber hinaus ist aus strahlenhygienischen Gründen nicht vertretbar.

Eine weitere Methode zur Verbesserung des Signal-Rausch-Verhältnisses ist die Mittelung einer Anzahl von Bildern mit identischer Bildinformation z. B. durch zeitlich aufeinanderfolgende Aufnahmen. Hiermit kann das Signal-Rausch-Verhältnis um den Faktor Quadratwurzel der Anzahl der Bilder verbessert werden. In der Computertomografie kann durch die Erzeugung einer Schicht mit einer größeren Schichtdicke durch Mittelung von Bildern mit einer kleinen Schichtdicke das Rauschen auf Kosten der räumlichen Auflösung reduziert werden (Prokop 2008). Die Reduktion des Bildrauschens mittels Bildverarbeitungsfilter (z. B. Medianfilter) kann subjektiv empfundene Verbesserungen des Bildes bewirken, reduziert jedoch gleichzeitig die Bildinformation.

▶ Der Quantenwirkungsgrad (detective quantum efficiency DQE) ist ein Maß für die Empfindlichkeit des Detektors.

Ein höherer Quantenwirkungsgrad entspricht einer größeren Empfindlichkeit des Detektors. Der Quantenwirkungsgrad ist definiert als Quotient des Quadrats des Signal-Rausch-Verhältnisses des Ausgangssignals und dem Quadrat des Signal-Rausch-Verhältnisses des Eingangssignals. Ein optimales System hätte einen Quantenwirkungsgrad von 1. Moderne digitale Flachkörperdetektoren (DR) haben meistens einen besseren Quantenwirkungsgrad im Vergleich zu Speicherfoliensystemen (CR) (0,6 versus 0,4 in Abhängigkeit von der Ortsauflösung) und erfordern daher weniger Dosis (Uffmann et al. 2008; Pötter-Lang et al. 2012).

7.3.3   Dosisindikator, Deviationsindex

Während sich bei Film-Folien-Systemen eine Unter- oder Überdosierung der Strahlung leicht anhand der zu geringen bzw. zu hohen Schwärzung des Röntgenfilms mit Fehlbelichtung feststellen ließ, ist dies bei digitalen Bildempfängersystemen nicht mehr möglich. Aufgrund des wesentlich größeren **Dynamikumfangs** digitaler Systeme sowie der **digitalen Signalnormierung** mit automatischem Ausgleich der Grauwerte und der Kontraste kann die erforderliche Dosis nicht mehr an der Bildschwärzung abgelesen werden. Während stark unterbelichtete digitale Bilder durch ein verstärktes **Bildrauschen** auffallen, kann eine Überexposition mit einer zu hohen Dosis nicht mehr am Bildcharakter erkannt werden. Es besteht die Gefahr einer nicht erkannten systematisch zu hohen Dosisexposition der Patienten. Eine Möglichkeit der Bewertung der adäquaten Dosis durch den Untersucher ist der Vergleich des für die betreffende Untersuchung gemessenen **Dosisflächenprodukts** mit den vom Bundesamt für Strahlenschutz (BfS) veröffentlichten **diagnostischen Referenzwerten** (BfS 2016). Diese Referenzwerte sind jedoch Mittelwerte normalgewichtiger Patienten (70 +/- 3 kg), die für ein Kollektiv nicht überschritten werden sollten. Für den individuellen Fall sind sie nicht immer repräsentativ, da z. B. die Körpermaße des Patienten Einfluss auf das erforderliche Dosisflächenprodukt haben. So erfordert ein schlanker Patient ein geringeres Dosisflächenprodukt als ein dicker. Eine Reduktion der Dicke eines durchstrahlten Weichteilgewebes um 3 cm reduziert das für die Bildgebung erforderliche Dosisflächenprodukt um 50 %.

Ein besseres Maß für die erforderliche Dosis zur Erstellung eines Bildes mit ausreichender Bildqualität stellt die **Bildempfängerdosis** dar, die die zur Verfügung stehende Dosis für die Bildgebung direkt am Bildempfängersystem nach Durchtritt der Strahlung durch den Patienten repräsentiert.

Als Korrelat für die Bildempfängerdosis wurde das Konzept des **Dosisindikators (exposure index EI)** nach DIN V 6868-58 eingeführt.

▶   Der Dosisindikator (exposure index EI) ist ein vom digitalen Bildempfängersystem zu jedem Bild angegebener herstellerspezifischer Wert, der unter gleichen Aufnahmebedingungen mit der Bildempfängerdosis korreliert.

Das digitale Bild dient als Dosismessgerät, das mit der Bildempfängerdosis kalibriert wird. Für die Ermittlung des Dosisindikators werden bildrelevante Anteile des digitalen Röntgenbildes mittels einer automatisierten statistischen Analyse der Häufigkeitsverteilung der Grauwerte (Histogrammanalyse oder Bildsegmentierung) identifiziert (Szigeti und Bauer 2015). Nicht bildrelevante Anteile des Röntgenbildes im Bereich der Einblendung oder der ungeschwächten Direktstrahlung werden so identifiziert und von der Berechnung des Dosisindikators ausgeschlossen. Die verwendeten Algorithmen für die Berechnung des Dosisindikators anhand der Bilddaten des digitalen Röntgenbildes sind komplex und für jede untersuchte Körperregion (Schädel, Thorax, Extremitäten usw.) unterschiedlich. Da eine detaillierte Berechnungsmethode für den Dosisindikator in der DIN-Norm nicht vorgegeben ist, unterscheidet sie sich je nach Hersteller. Die herstellerbedingte Vielfalt hinsichtlich Berechnungsmethode, Namen, Abkürzungen, Skalierung (linear oder logarithmisch) und Einheiten, teilweise auch bei unterschiedlichen Produkten des gleichen Herstellers, hat die allgemeine Akzeptanz des Konzeptes der Dosisindikatoren bisher erschwert (Tab. 7.4). Eine Vereinheitlichung wird mit der Definition eines standardisierten Dosisindikators entsprechend der internationalen Norm IEC 62494-1 versucht.

Der Dosisindikator, der in den DICOM-Metadaten und auf den digitalen Untersuchungsbildern dokumentiert sein sollte, kann dem Anwender eine leichtere Bewertung der verwendeten Dosis hinsichtlich der Bildqualität ermöglichen. Der Untersucher kann bei

Tab. 7.4 Vergleich der Detektordosis mit den unterschiedlichen Dosisindikatoren

Detektordosis (µGy)	Film-Folien-System Empfindlichkeitsklasse	Norm IEC 62494-1: 2008; Exposure-Index EI	Agfa ADC Speicherfolie; Lgm-Wert 400	Fuji Speicherfolie; S-Wert	Kodak Speicherfolie; Exposure-Index EI	Siemens Flachdetektor; Exposure-Index EXI	Philips Flachdetektor; Exposure-Index EI
1,25	800	125	1,6	1600	1100	175	800
2,5	400	250	1,9	800	1400	350	400
5	200	500	2,2	400	1700	700	200

Szigeti und Bauer 2015

Tab. 7.5 Deviationsindex DI

Formel	$$DI = 10 \cdot \log_{10}\left(\dfrac{EI}{EI_T}\right)$$ EI: exposure index EI$_T$: target exposure index
Einheit	keine
Szigeti und Bauer 2015	

Berücksichtigung des Dosisindikators die minimal erforderliche Dosis, die es ihm ermöglicht, die klinische Fragestellung zu beantworten, besser abschätzen.

Zur Vermeidung eines vom Untersucher über einen längeren Zeitverlauf veranlassten latenten Anstiegs der applizierten Dosis (**dose creep**) wurde der **Deviationsindex** (**deviation index DI**) eingeführt. Mittels Vergleich des Dosisindikatorwertes der aktuell durchgeführten Röntgenaufnahme mit einem vom Hersteller oder dem Anwender für jede einzelne Untersuchungsregion festgelegten optimalen Dosisindikatorwert (**target exposure index EI$_T$**) zeigt der Deviationsindex (DI) die Abweichung des aktuellen Dosisindikators vom Idealwert an. Aufgrund der Definition des Deviationsindexes über den dekadischen Logarithmus des Verhältnisses vom aktuell ermittelten Dosisindikator (EI) zu dem normativ festgesetzten optimalen Dosisindikator (EI$_T$) multipliziert mit dem Faktor 10 orientiert sich der Deviationsindex am System der Belichtungspunkte (BP) (Tab. 7.5). 3 BP entsprechen einer Verdoppelung der Dosis. Ein Deviationsindex von −3 bis +3 gilt als gut. Werte jenseits von -4 bis +6 sind inakzeptabel und weisen auf eine ausgeprägte Unter- bzw. Überexposition hin (Szigeti und Bauer 2015).

7.3.4   Zentralprojektion

Im Gegensatz zu Lichtwellen, bei denen eine Fokussierung der Strahlen mittels Linsen möglich ist, können Röntgenstrahlen aufgrund ihrer sehr kurzen Wellenlänge nicht fokussiert werden.

▶   Bei der Abbildung von Objekten durch Röntgenstrahlung handelt es sich um ein Schattenverfahren. Es gelten die Gesetze der Zentralprojektion (Abb. 7.19).

Gesetze der Zentralprojektion (Abb. 7.20):

- Im Strahlengang hintereinander liegende Objekte projizieren sich in der Bildebene übereinander und lassen sich nicht differenzieren (**Superposition**). Die Details lassen sich erst durch eine Projektion in einer anderen Richtung unterscheiden.
- Der **Vergrößerungsfaktor** (Bildgröße im Verhältnis zur Objektgröße) berechnet sich aus dem Quotienten aus Fokus-Bild (Film)-Abstand zu Fokus-Objekt-Abstand (2. Strahlensatz).

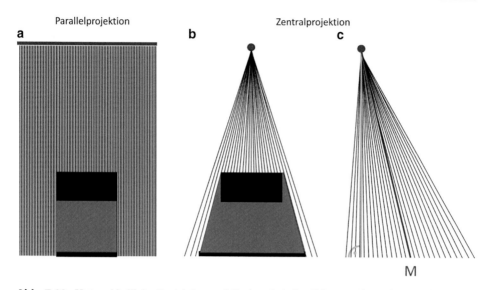

Abb. 7.19 Unterschiedliche Projektionsverhältnisse bei der Schattengebung je nach Form der Strahlenquelle. Im Gegensatz zur Parallelprojektion **a**) bei einer großen Strahlenquelle (z. B. Sonneneinstrahlung) gelten in der Röntgendiagnostik aufgrund einer punktförmigen Strahlenquelle die Gesetze der Zentralprojektion (**b**) und **c**)). Je nach Abstand zwischen dem Objekt, der Strahlenquelle und dem Bildempfängersystem kommt es zu einer unterschiedlich ausgeprägten Vergrößerung des Objektschattens in der Bildempfängerebene **b**). Der Zentralstrahl einer Zentralprojektion (rote Linie) verbindet die punktförmige Strahlenquelle mit der Mitte (M) des Strahlenfeldes **c**). Der Senkrechtstrahl (grüne Linie) entspricht einer Linie, die von der Strahlenquelle ausgeht und senkrecht zur Bildempfängerebene verläuft. Zentralstrahl und Senkrechtstrahl sind bei einer Schrägprojektion nicht deckungsgleich **c**)

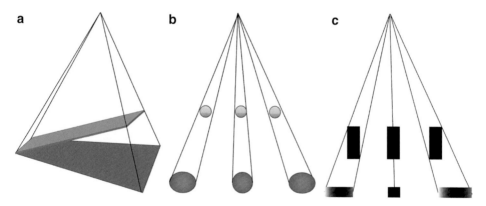

Abb. 7.20 Verzeichnung eines Objekts bei **a**) nicht parallel angeordneter Objekt- und Abbildungsebene und **b**) bei zunehmendem Abstand des Objekts vom Senkrechtstrahl. Unscharfe Abbildung der Kanten eines Objektes mit einer großen Objektdicke **c**)

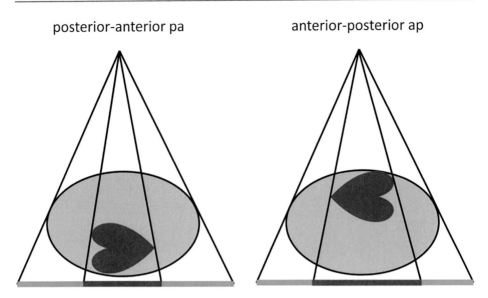

posterior-anterior pa   anterior-posterior ap

Abb. 7.21 Phänomen der umgekehrten Perspektive mit unterschiedlicher Breite des Herzschattens in Abhängigkeit vom Strahlengang (pa versus ap) bei konstanter Breite der Abbildung des Thoraxskeletts. Bei der Beurteilung der Herzgröße relativ zum Thoraxdurchmesser sollte stets berücksichtig werden, ob der Strahlengang pa oder ap verläuft

- Mit zunehmendem Abstand des Objektes von der Bildebene und damit Annäherung des Objektes an die Strahlenquelle wird das Objekt vergrößert abgebildet (**Phänomen der umgekehrten Perspektive**) (Abb. 7.21).
- Die Kanten eines Objektes mit einer großen Objektdicke werden unscharf dargestellt, da die fokusnahen Objektanteile größer als die fokusfernen Anteile abgebildet werden. Nur **Objektkanten**, die parallel zu den Strahlen verlaufen, werden scharf abgebildet.
- Mit zunehmendem Abstand eines Objektes vom Senkrechtstrahl (Senkrechte von der Strahlenquelle auf die Bildebene) wird ein Objekt verzerrt abgebildet (**Verzeichnung**). So wird eine Kugel mit zunehmender Verzeichnung als Oval abgebildet (**schiefe Zentralprojektion** oder **Schrägprojektion**).
- Sind Objekt- und Abbildungsebene nicht parallel angeordnet, kommt es ebenfalls zu einer **Verzeichnung** des Objektes. Die fokusnahen Anteile des Objektes werden vergrößert abgebildet.

7.3.5 Abstandsquadratgesetz

▶   Die Strahlenexposition nimmt mit dem Quadrat des Abstandes ab.

Dieses einfache und sehr wichtige Gesetz erklärt sich aus der Zentralprojektion. Bei einer Zunahme des Abstandes von der Strahlenquelle nehmen die Kantenlängen der bestrahlten Fläche proportional zu. Damit vergrößert sich die bestrahlte Fläche quadratisch. Diese Regel hat eine wichtige Bedeutung im Strahlenschutz. Durch eine geringe Vergrößerung des Abstandes von der Strahlenquelle kann besonders im Nahbereich die Strahlenexposition deutlich gesenkt werden. So verringert eine Vergrößerung des Abstandes von 10 auf 40 cm die Strahlenexposition auf ein Sechszehntel der Ausgangsdosis.

Üblicherweise wird die Dosis einer Röntgenaufnahme als **Dosisflächenprodukt** angegeben.

▶ Das Dosisflächenprodukt ist unabhängig vom Abstand der Strahlenquelle zum Objekt stets gleich, da sich die bestrahlte Fläche (Feldgröße) mit dem Abstand quadratisch vergrößert und die Dosis entsprechend des Abstandsquadratgesetzes quadratisch verkleinert.

Kennt man die Größe des bestrahlten Feldes auf der Oberfläche des Objektes, so lässt sich die Einfalldosis auf der Körperoberfläche als Quotient aus Dosisflächenprodukt und Feldgröße berechnen.

7.3.6 Geometrische Unschärfe

▶ Die Detailauflösung eines Röntgenbildes ist abhängig von der geometrischen Unschärfe (U_{geo}).

Ein großer Brennfleck F, ein großer Objekt-Film (Bildempfänger)-Abstand sowie ein kleiner Fokus-Objekt-Abstand verstärken die geometrische Unschärfe (Ugeo) mit Verschlechterung der Detailauflösung der Objekte durch Halbschattenbildung. Umgekehrt erfordert eine hohe Detailauflösung einen kleinen optischen Brennfleck, einen großen Fokus-Objekt-Abstand und einen kleinen Objekt-Film (Bildempfänger)-Abstand (Abb. 7.22, Tab. 7.6).

Ein besonders kleiner Brennfleck (Mikrofokustechnik) wird für Vergrößerungsaufnahmen z. B. in der Mammografie benötigt, da die Vergrößerung über eine Vergrößerung des Objekt-Film (Bildempfänger)-Abstandes erfolgt und damit die hierdurch zunehmende geometrische Unschärfe durch die Verkleinerung der Fokusgröße kompensiert werden kann. Prinzipiell sollte die Größe eines optischen Brennfleckes für Röntgenaufnahmen möglichst klein sein. Dem stehen jedoch technische Probleme entgegen, da ein kleiner Brennfleck zu einer hohen thermischen Belastung der Anode führt und damit die maximale Dosisleistung einer Anode bei einem kleinen Brennfleck reduziert ist.

7.3.7 Bewegungsunschärfe

▶ Tritt im Verlauf einer Röntgenaufnahme eine Bewegung des Objektes auf, so kann es zu Bewegungsunschärfen kommen.

Dies betrifft besonders Aufnahmen sich bewegender Objekte wie das Herz. Lange Belichtungszeiten wie z. B. bei der Mammografie begünstigen Bewegungsunschärfen. Kurze Belichtungszeiten im Bereich von wenigen Millisekunden wie z. B. in der Thoraxradiolo-

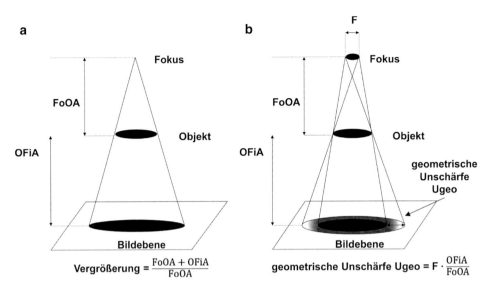

Abb. 7.22 Geometrische Unschärfe (U_{geo}) bei Vergrößerungsaufnahmen (FoOA: Fokus-Objekt-Abstand, OFiA: Objekt-Film (Bildempfänger)-Abstand). Vergrößerungsaufnahme mit punktförmigem Fokus a). Mit zunehmender Fokusgröße (F) nimmt die geometrische Unschärfe aufgrund der Halbschattenbildung zu b) (Laubenberger 1990b)

Tab. 7.6 Geometrische Unschärfe (U_{geo})

Formel	$U_{geo} = \text{Fokusgröße} \cdot \dfrac{\text{Objekt} - \text{Filmabstand}}{\text{Fokus} - \text{Objektabstand}}$
Einheit	mm
Laubenberger (1990b)	

gie können Bewegungsunschärfen reduzieren. Bewegungsunschärfen können gezielt zur Bildgebung eingesetzt werden wie z. B. bei der **Tomografie.** Hierbei werden die Objekte, die sich nicht in der Schicht in Höhe des Drehpunktes der Röhrenbewegung befinden, aufgrund der Bewegungsunschärfe ihrer Abbildung in der Bildebene verwischt. Ein weiteres Beispiel für erwünschte Bewegungsunschärfen ist die Klappertechnik im Rahmen der Röntgenaufnahme einer Halswirbelsäule, die durch die Verwendung einer langen Belichtungszeit verbunden mit einer schnellen Bewegung des Unterkiefers durch den Patienten die Darstellung überlagernder Anteile des Unterkiefers vermindert.

7.3.8 Betrachtung und Befundung an Monitoren

Röntgenbilder werden heutzutage überwiegend am Computermonitor angesehen. Der alte Schaukasten hat weitgehend ausgedient. Hinsichtlich der Qualitätsanforderungen an einen Monitor wird entsprechend der Richtlinie zur Durchführung der

Qualitätssicherung bei Röntgeneinrichtungen zur Untersuchung oder Behandlung von Menschen (Qualitätssicherungs-Richtlinie, QS-RL) je nach Verwendung zwischen „Befunden" und „Betrachten" unterschieden.

▶ Die „Befundung" dient zur Beantwortung der diagnostischen Fragestellung und als mögliche Grundlage für eine ärztliche Entscheidung.

Dagegen gestattet die „**Betrachtung**" einen Einsatz der Monitore lediglich zur Information oder Demonstration.

Befundungsmonitore müssen zertifiziert sein, sofern sie zur „Befundung" von Röntgen- oder CT-Untersuchungen eingesetzt werden. Diese Zertifizierung wird nach erfolgreicher Abnahmeprüfung durch einen qualifizierten Sachverständigen mit einem Etikett direkt am Gerät mit Bezug auf die DIN 6868-157 dokumentiert. Ein nicht zertifizierter Monitor (z. B. Bildmonitor oder Tablett zu Hause) darf für die „Befundung" auch dann nicht verwendet werden, wenn die technische Qualität den Zertifizierungsvorgaben prinzipiell entspricht.

Befundungsmonitor, Grafikkarte und das Umgebungslicht (Raumklassen) werden als eine Systemeinheit angesehen und unterliegen neben der Abnahmeprüfung auch regelmäßigen Konstanzprüfungen entsprechend den Vorgaben der Qualitätssicherungs-Richtlinie (QS-RL), die wiederum Bezug auf die DIN 6868-157 nimmt. Diese Norm berücksichtigt die technische Qualität der Befundungsmonitore und der Grafikkarten hinsichtlich der Displaygröße, der Pixelgröße, der Einhaltung der Leuchtdichtekennlinie entsprechend der „DICOM-Grayscale-Standard-Display-Function" (GSDF), der Homogenität der Leuchtdichte sowie des Ausmaßes der Pixelfehler.

▶ Die Mindestanforderungen für Befundungsmonitore sind in der Richtlinie-Qualitätssicherung (QS-RL) verbindlich definiert (Tab. 7.7).

▶ Monitore, die nur zur „Betrachtung" eingesetzt werden, unterliegen nicht der Qualitätssicherung entsprechend der QS-RL.

Hierfür existieren in der QS-RL nur Vorschläge bezüglich der Qualität des Bildwiedergabesystems, die im Gegensatz zu den Vorgaben für die „Befundung" nicht verbindlich sind. Für die ausschließliche „Betrachtung" darf die Darstellung diagnoserelevanter Bildinhalte durch eine geringere Orts- und Kontrastauflösung oder eine geringere Leuchtdichte eingeschränkt sein.

Tab. 7.7 Mindestanforderung für die Bildauflösung der Befundungsmonitore (QS-RL)

Röntgenuntersuchung	Matrix
Mammografien	2000 × 2500
Thoraxuntersuchungen, Extremitäten- und Schädeluntersuchungen (Feinstruktur)	2000 × 2000
Durchleuchtungen, sonstige Röntgenuntersuchungen	1000 × 1000
BMU (2014)	

7.3.9   Grundlagen der digitalen Bildverarbeitung

In der digitalen Bilddarstellung ist jeder Bildpunkt (Pixel) als Zahlenwert repräsentiert.

▶   Die Auflösung des Bildes wird durch die Bildmatrix definiert.

Die Bildmatrix moderner CT-Geräte entspricht 512×512 ($2^9 \times 2^9$ Bildpunkte, Pixel). In der Computertechnik steht die Zahl 1024 für 1 Kilobit (1 K). 512 Bildpunkte entsprechen demnach einer 0,5 K-Matrix. Alternativ kann auch das Produkt der Pixel (Anzahl der Pixel pro Zeile mal Anzahl der Spalten) zur Charakterisierung der Monitore herangezogen werden. Ein Bildschirm mit einer Matrix von $2048*2048$ Pixel (2 K-Matrix) wird auch als 4 Megapixel-Monitor (4 MP) bezeichnet. Moderne Befundungsmonitore weisen eine Matrix von 2–8 Megapixel auf (Tab. 7.8).

▶   Die Anzahl der darstellbaren Grauwerte ist durch die Bittiefe der Zahlenwerte der einzelnen Bildpunkte definiert.

Bei einer Bittiefe von 8 Bit lassen sich 2^8 also 256 unterschiedliche Grauwerte darstellen. CT-Untersuchungen z. B. weisen eine Bittiefe von 12 Bit auf und ermöglichen damit die Darstellung von 4096 (2^{12}) Grauwerten (Tab. 7.8).

Bei der Darstellung von Farben werden im RGB-Farbsystem die Farben Rot (R), Grün (G) und Blau (B) miteinander gemischt. Das RGB-Farbsystem gehört zur Gruppe der additiven Farbsysteme, das bei Farbmonitoren Verwendung findet. Farbwerte lassen sich durch eine Kombination der drei Grundfarben definieren. Jeder der drei Grundfarben wird ein Helligkeitswert zugeordnet (255-0-0 entspricht der Farbe Rot, da Rot maximal kräftig und die anderen beiden Farben (Grün und Blau) nicht dargestellt werden).

Da die einzelnen Bildpunkte durch Zahlenwerte repräsentiert sind, können Sie durch mathematische Berechnung verändert werden. Hierbei unterscheidet man zweidimensionale (2-D) von dreidimensionalen (3-D) Verfahren. Prinzipiell muss bei der Anwendung der Verfahren berücksichtigt werden, dass eine Zunahme an Bildinformationen nicht erreicht werden kann. So lässt sich eine verbesserte Ortsauflösung nur auf Kosten einer verschlechterten Kontrastauflösung erreichen und umgekehrt. Es kann daher sinnvoll sein, im Rahmen einer Untersuchung Bilder zu erstellen, die mit verschiedenen Rekonstruktionsalgorithmen berechnet wurden.

Tab. 7.8 Kenngrößen der in der medizinischen Bildgebung verwendeten Monitore

Bildgebung	Matrix in Kilobit (K)	Bittiefe	Anzahl der Grauwerte
CT, MRT	0,5 K	12	4096
Durchleuchtungen, Digitale Subtraktionsangiografie (DSA)	1 K	8–10	256–1024
digitale Projektionsradiografie	2 K und mehr	10–14	1024–16384

7.3.9.1 Zweidimensionale Bildverarbeitungsverfahren

Bei den **zweidimensionalen Verfahren** werden die Bildpunkte eines Bildes (alle Bildpunkte des Bildes oder eine Auswahl) durch einen mathematischen Algorithmus verändert. Durch einfache Addition von Zahlen zu jedem Bildpunkt kann z. B. die Helligkeit des gesamten Bildes erhöht bzw. bei Subtraktion erniedrigt werden. Jedem Bildpunkt kann entsprechend einer Kennlinie ein neuer Wert zugeordnet werden, der das Bild veränderten Untersuchungsbedingungen wie z. B. bei der Verwendung unterschiedlicher Befundungsmonitore anpasst. Solche Kennlinien (**Tonwertkurven, Gradationskurven**) können linear, logarithmisch, invers logarithmisch sein oder der Gammafunktion entsprechen (Abb. 7.23). Eine beliebige Definition einer Kennlinie ist durch den Anwender über die Verwendung einer sogenannten Lookup-Tabelle (LUT) möglich, bei der für jeden einzelnen Grau- bzw. Farbwert oder ganze Bereiche von Werten eine definierte Zuordnung zu einem Korrekturwert erfolgt.

Bei der sogenannten **Fenstertechnik** (Abb. 7.24) werden in der CT-Diagnostik durch das Ausblenden von nicht interessierenden Grauwerten eines Bildes im oberen und unte-

Abb. 7.23 Digitales Röntgenbild eines Bleilinienrasters mit unterschiedlichen Tonwertkurven

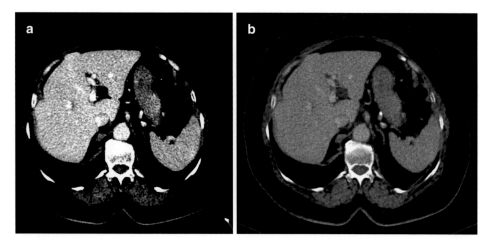

Abb. 7.24 Fenstertechnik in der Computertomografie. Darstellung der Oberbauchorgane mit einem für die Darstellung der Leber optimierten Fenster **a)** und einem für die Darstellung der Weichteile optimierten Fenster **b)**

ren Graubereich lediglich die interessierenden Grauwerte eines definierten Fensters visualisiert, wobei diese im Rahmen einer Spreizung dem gesamten sichtbaren Grauwertebereich neu zugeordnet werden.

Durch diese teilweise automatisierten Bildmanipulationen können Unter- oder Überbelichtungen mathematisch ausgeglichen werden. Im Gegensatz zu der analogen Filmfolienradiografie ist daher bei den digitalen Systemen eine Kontrolle der radiologischen Belichtungsparameter über die Bildschwärzung nicht mehr möglich. Ein Erkennen von Unterbelichtung ist dann lediglich über die Zunahme des Bildrauschens möglich, das für das menschliche Auge jedoch schwer zu quantifizieren ist.

Neben einer gleichmäßigen Veränderung aller Bildpunkte existieren auch Verfahren, bei denen ein Bildpunkt in Abhängigkeit von den Werten der Bildpunkte in seiner unmittelbaren Umgebung berechnet wird. Durch den Einsatz dieser sogenannten **Bildfilter** ist es mit unterschiedlichen mathematischen Algorithmen möglich, Einfluss auf Bildschärfe, Konturen und Bildrauschen zu nehmen. So kann z. B. ein Bildpunkt durch den Mittelwert der umgebenden Bildpunkte ersetzt werden. Ein solcher Algorithmus führt zu einer Reduzierung des Bildrauschens, jedoch verschwimmen gleichzeitig die Bildkonturen. Berechnet man anstatt des Mittelwertes den Median der umgebenden Bildpunkte, erzielt man ein deutlich reduziertes Rauschen bei weitgehendem Erhalt der Bildkonturen (**Medianfilter**). Kantenbetonende Bildfilter schärfen das Bild mit Erhöhung der Ortsauflösung bei gleichzeitiger Verstärkung des Bildrauschens (z. B. ein Bildfilter mit der **Methode der unscharfen Maske**) (Abb. 7.25).

Es besteht auch die Möglichkeit, ganze Bilder miteinander mittels eines mathematischen Algorithmus zu vergleichen. Subtrahiert man von den Bildpunkten eines Bildes nach Kontrastmittelgabe die korrespondierenden Zahlenwerte der Bildpunkte des Bildes vor Kontrastmittelgabe, verschwindet die Darstellung der unveränderten Bildstrukturen. Lediglich die Bildstrukturen, die sich verändert haben, die also Kontrastmittel aufgenommen haben, werden dargestellt. Solche Verfahren sind z. B. die digitale **Subtraktionsangiografie** (DSA), die kontrastmittelunterstützte MR-Angiografie oder die MR-Mammografie mit dynamischer Kontrastmitteluntersuchung. Hierbei handelt es sich um die Verarbeitung von Bildern mit einer Veränderung im zeitlichen Ablauf. Es können aber auch Bilder subtrahiert werden, die mit unterschiedlicher

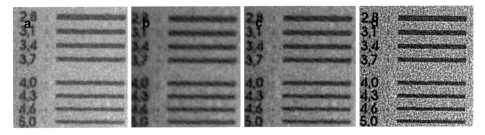

Abb. 7.25 a) Digitales Röntgenbild eines Bleilinienrasters, b) nach Bildnachverarbeitung mit einem Mittelwertfilter, c) einem Medianfilter oder d) einer unscharfen Maske

Technik bei einem zeitlich unveränderten Untersuchungsobjekt erworben wurden. Ein solches Verfahren nutzt die dual-energy-CT, die das sich in Abhängigkeit von der Strahlenqualität (spektrale Bildgebung) vom Weichteilgewebe unterscheidende Absorptionsverhalten für Jod berücksichtigt. So können nach der Kontrastmittelgabe virtuelle Bilder ohne Kontrastmittel erzeugt werden, indem ein sogenanntes „**Jodbild**" mit niedriger Röhrenspannung erzeugt wird, dass von den Bildern mit Kontrastmittel, die mit höherer Röhrenspannung erstellt wurden, subtrahiert wird.

Es existiert eine Vielzahl weiterer Verfahren der digitalen Bildverarbeitung. Bei der **Segmentierung** wird ein Bildobjekt von seiner Umgebung aufgrund seiner Bildeigenschaften abgegrenzt. Die einfachste Form der Segmentierung ist die Trennung von Strukturen aufgrund ihrer Grauwerte. Diese Methode eignet sich jedoch nur für die Trennung von Bildobjekten mit einem hohen Bildkontrast und geringem Hintergrundrauschen. Durch eine Kombination verschiedener komplexer Algorithmen (pixel-, kanten- und regionenorientierte Verfahren) kann eine Segmentierung optimiert werden.

7.3.9.2 Dreidimensionale Bildverarbeitungsverfahren

Dreidimensionale Bildverarbeitungsverfahren finden in der Computertomografie Anwendung, da die CT einen Volumendatensatz generiert. Einzelheiten siehe Spezialkurs Computertomografie „3D-Bildverarbeitungsverfahren" Abschn. 14.4.2.

7.4 Strahlenschutzeinrichtungen in der Röntgendiagnostik

7.4.1 Baulicher Strahlenschutz

Siehe auch Grundkurs im Strahlenschutz für Ärzte und Medizinphysik-Experten „Baulicher Strahlenschutz" Abschn. 4.2.

Für Röntgenräume sind bautechnische Strahlenschutzmaßnahmen erforderlich. Grundlage für die Planung und Prüfung der Durchführung ist die DIN 6812. Niederenergetische diagnostische Strahlung kann durch Gipskartonplatten mit rückseitiger Bleifolienkaschierung von 0,5 bis 3 mm Bleidicke oder spezielle bleifreie Strahlenschutzplatten mit Gipsmischung höherer Dichte einfach und kostengünstig abgeschirmt werden. Sichtfenster werden aus Bleiglas oder Bleiacryl gefertigt. Zusätzlich ist darauf zu achten, dass Durchlässe für Leitungen, Belüftungsschächte, Steckdosen oder Schlossöffnungen mit abgeschirmt werden. Auch die Abschirmung der Decken und Bodenflächen sowie der Türen und Fenster werden vom Hersteller oder Lieferanten der Röntgeneinrichtungen im Rahmen eines Strahlenschutzplanes entsprechend den Vorgaben der DIN 6812 berechnet und vorgegeben. Das Ausmaß der erforderlichen Dicke der Abschirmung hängt im Wesentlichen von der Energie der Strahlung und der Strahlenart ab und wird durch einen Sachverständigen unter Berücksichtigung der DIN-Normen berechnet. Üblicherweise stellen die Herstellerfirmen der Geräte entsprechende Vorgaben dem Architekten zur Verfügung. Die Überprüfung der Einhaltung der Vorgaben unterliegt dem Gewerbeaufsichtsamt.

▶   Kontrollbereiche für die Anwendung von Röntgenstrahlung müssen während
     der Einschaltzeit und der Betriebsbereitschaft durch eine deutlich sichtbare
     Kennzeichnung „KEIN ZUTRITT RÖNTGEN" ausgewiesen sein. StrlSchV § 53 (2)

Die Gewährleistung eines ausreichenden Abstandes zur Strahlenquelle ist die einfachste bauliche Maßnahme, die zu einer deutlichen Reduzierung der Strahlenexposition
für die Mitarbeiter im Kontrollbereich führt, da sich die Dosisexposition mit dem Quadrat
des Abstandes vermindert. Bei stationären Geräten kann durch eine optische Markierung
um ein Gerät herum der Kontrollbereich innerhalb eines Raumes angezeigt sein. Üblicherweise werden Kontrollbereiche durch Wände von dem Überwachungsbereich abgetrennt.
Probleme können bei mobilen Geräten entstehen. Wie groß der jeweilige Abstand ist, um
eine Exposition unbeteiligter Personen im Kontrollbereich zu vermeiden, ist an dem mobilen Untersuchungsgerät durch ein aufgeklebtes Etikett dokumentiert. Hierbei handelt es
sich üblicherweise um einen Abstandsradius von wenigen Metern.

Eine Gefährdung anderer Patienten ist besonders beim Röntgen auf Intensivstation unbedingt zu vermeiden. Daher sollte auf einen Abstand entsprechend des Ausmaßes des
Kontrollbereiches zu den nicht untersuchten Patienten geachtet werden, was unter Um-
ständen bei zu kleinen Patientenzimmern mit Schwierigkeiten verbunden ist. Eventuell
helfen Strahlenschutzmaßnahmen bei den indirekt exponierten Mitpatienten wie z. B. die
Verwendung **mobiler Strahlenschutzwände** oder das Auflegen einer Strahlenschutzschürze. Hierbei sind jedoch Hygienevorschriften zu beachten.

7.4.2 Apparativer Strahlenschutz

Siehe auch Grundkurs im Strahlenschutz für Ärzte und Medizinphysik-Experten „Apparativer Strahlenschutz" Abschn. 4.3.

Der apparative Strahlenschutz hat die Aufgabe, durch technische Maßnahmen am Gerät die Strahlenexposition bei einer Röntgenuntersuchung sowohl des Patienten als auch
des medizinischen Personals zu minimieren. Die technischen Mindestanforderungen sind
durch zahlreiche DIN-Normen vorgegeben.

Messung der Personendosis
Es gelten folgende technische Anforderungen:

- optisch-akustische Signale zur Anzeige des Betriebes,
- Röhrengehäuse und Kollimator mit Reduzierung der Extrafokal- und Gehäuse-
  durchlassstrahlung,
- bewegliche Bleiblenden, die das Einblenden des Röntgenstrahls ermöglichen,

- Filter, die eine Aufhärtung der Strahlen bewirken (z. B. 0,1 mm Kupfer),
- räumliche Modulation der Strahlung durch Keilfilter oder halbtransparente Blenden,
- empfindliche Bilddetektorsysteme,
- Belichtungsautomatiken sowie automatische Dosisregulationen (ADR), die in unterschiedlicher Weise im konventionellen Röntgen, der Durchleuchtung und der Computertomografie zum Einsatz kommen,
- gepulste Durchleuchtung (7,5 bzw. 10 Pulse/s),
- Digitale Subtraktionsangiografieserien (DSA)- mit einer Bildrate von 1 bis 2 Bildern/s,
- Monitoroptionen wie last image hold, last image run, virtuelle Blenden, roadmapping, Overlayfunktion und anderes mehr,
- Monitorbild der Durchleuchtung als Dokumentation bei Verzicht auf Bildserien,
- Fernsteuerung der Gerätefunktionen einschließlich der Position der Untersuchungsliege.

Eine Strahlenexposition des Untersuchers und des Hilfspersonals entsteht durch Aktivitäten, die während der Bestrahlung unmittelbar am Patienten durchgeführt werden müssen. Dies betrifft im Wesentlichen Interventionen in der Radiologie und Kardiologie, intraoperative Durchleuchtungsuntersuchungen sowie Durchleuchtungsuntersuchung des Magen-Darm-Traktes und der Gallenwege und Pankreasgänge (ERCP).

Das Personal ist überwiegend durch die vom Patienten ausgehende Streustrahlung gefährdet. Diese ist in Nähe der Strahleneintrittsfläche des Patienten am stärksten, da hier die Nutzstrahlung, die bei der Absorption im Körper eine Compton-Streustrahlung erzeugt, noch ungeschwächt ist. Die Streustrahlung breitet sich zu einem großen Anteil schräg entgegengesetzt zu der Nutzstrahlung aus.

Bei den Durchleuchtungsgeräten wird prinzipiell zwischen einer **Übertischanordnung** und einer **Untertischanordnung der Röntgenröhre** unterschieden. Bei der **Übertischanordnung** trifft das Maximum der vom Patienten ausgehenden Streustrahlung den Untersucher in Höhe der Hals – und Kopfregion (Abb. 7.26) (Morgan und Schueler 2017; Schueler et al. 2006). Ohne einen entsprechenden Schutz sind hierbei besonders die Schilddrüse und die Augenlinsen gefährdet. Da der Untersucher mit seinen Händen am Patienten arbeiten muss, lässt sich diese Streustrahlung nur durch bewegliche an der Decke montierte transparente Bleiacrylplatten abschirmen, die hinsichtlich ihrer Position permanent nachjustiert werden müssen. Die Möglichkeiten einer Fernsteuerung der Tischposition und der Gerätefunktionen sollten, wenn möglich, genutzt werden, um die Strahlenexposition des Personals bei Durchleuchtungsuntersuchungen ohne einen erforderlichen unmittelbaren Kontakt zum Patienten zu reduzieren.

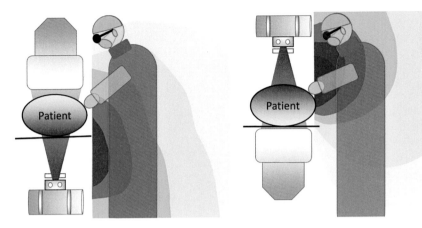

Abb. 7.26 Isodosen bei Durchleuchtungen (dunkelrot >8 mSv/h, rot >4 mSv/h, rosa > 2 mSv/h, orange >1 mSv/h, gelb >0,5 mSv/h, beige >0,25 mSv/h). Das Maximum der Streustrahlung befindet sich immer röhrennah. Bei der Untertischanordnung der Röhre **a**) ist die untere Körperhälfte des Untersuchers stärker exponiert. Bei der Übertischanordnung **b**) werden die obere Körperhälfte und der Kopf mit den Augenlinsen bevorzugt bestrahlt

Dagegen kann bei der **Untertischanordnung** der Röhre die schräg verlaufende rückwärts gerichtete Streustrahlung problemlos durch am Gerät fest montierte Bleche oder seitlich am Untersuchungstisch montierbare Bleiaufsatzlamellen abgeschirmt werden, da eine Intervention am Patienten unterhalb des Untersuchungstisches nicht durchgeführt wird. Zusätzlich wird die Streustrahlung durch das nah am Patienten geführte Bildempfängersystem abgeschirmt. Auf deckenmontierte Bleiacrylplatten sollte auch bei der **Untertischanordnung** der Röhre nicht verzichtet werden.

▶   Die Untertischanordnung der Röhre ermöglicht bei Durchleuchtungsuntersuchungen im Vergleich zur Übertischanordnung eine deutlich reduzierte Strahlenexposition des Personals und sollte stets bevorzugt werden.

Der Nachteil der Untertischanordnung besteht in der eingeschränkten Möglichkeit, zwischen dem Patienten und dem Bildempfängersystem Manipulationen am Patienten durchzuführen.

7.4.3   Strahlenschutzzubehör

Strahlenschutzzubehör, das sich innerhalb des Kontrollbereiches befindet bzw. fest an den Geräten installiert ist, wird als Dauerschutz-Einrichtung bezeichnet.

Abb. 7.27 Anlage mit zwei C-Bögen für Angiographien und Interventionen: **a**) Röntgenröhren, **b**) Flachbilddetektoren, **c**) Unterkörperschutz und **d**) Übertischblende

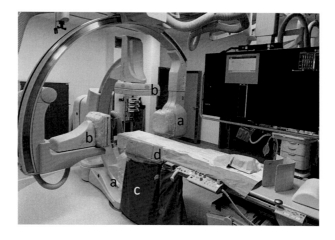

Messung der Personendosis

Folgende Dauerschutz-Einrichtungen verbessern den Strahlenschutz (Schächinger et al. 2015):

- an der Decke montierte und über ein Verbindungselement bewegliche Obertischschutzscheibe (z. B. Acrylscheibe) eventuell mit Bleilamellenverlängerung,
- Untertischlamellen (Unterkörperschutz) mit schwenkbarem Seitenteil und Lamellenverlängerung als Übertischblende (Abb. 7.27),
- Fußschalterschutz,
- Strahlenschutz-Abdeckungen aus Bleigummi,
- bewegliche Schutzwände und
- Strahlenschutz-Vorhangsysteme.

Literatur

Bundesamt für Strahlenschutz (BfS) (2016) Bekanntmachung der aktualisierten diagnostischen Referenzwerte für diagnostische und interventionelle Röntgenanwendungen. http://www.bfs.de/SharedDocs/Downloads/BfS/DE/fachinfo/ion/drw-roentgen.pdf?__blob=publicationFile&v=9. Zugegriffen am 08.04.2019

Bundesministerium für Umwelt, Naturschutz, Bau und Reaktorsicherheit (BMU) (2014) Richtlinie zur Durchführung der Qualitätssicherung bei Röntgeneinrichtungen zur Untersuchung oder Behandlung von Menschen (QS-RL). https://www.bmu.de/fileadmin/Daten_BMU/Download_PDF/Strahlenschutz/qualitaetssicherungs_richtlinie_bf.pdf. Zugegriffen am 08.04.2019

Bunke J, Delorme S, Kamm KF, Kooijman H, Lorenz A, Nagel HD et al (2003) Physikalisch-technische Prinzipien der Bilderzeugung. In: Schmidt T (Hrsg) Handbuch diagnostische Radiologie, Strahlenphysik Strahlenbiologie Strahlenschutz. Springer, Heidelberg, S 1–161

Dümling K (1992) Gerätekunde. In: Stieve FE, Stender HS (Hrsg) Strahlenschutz. Kurslehrbuch für die in der medizinischen Röntgendiagnostik tätigen Personen, Bd 2. H. Hoffmann, Berlin, S 177–196

Gajewski H, Müller D, Schmidt T (1979) Die technischen Mittel für die Diagnostik mit Röntgenstahlen. In: Frommhold W, Gajewski H, Schoen HD (Hrsg) Medizinische Röntgentechnik, Band 1 Physikalische und technische Grundlagen, 4. Aufl. Georg Thieme, Stuttgart, S S 191–S 266

Laubenberger T (1990a) Röntgentechnik – Röntgenröhre und Generator. In: Laubenberger T (Hrsg) Technik der medizinischen Radiologie, 5. Aufl. Deutscher Ärzteverlag, Köln, S 144–204

Laubenberger T (1990b) Bildqualität. In: Laubenberger T Technik der medizinischen Radiologie, 5. Aufl. Deutscher Ärzteverlag, Köln, S 119–143

Morgan DE, Schueler BA (2017) Radiologic issues and radiation safety during ERCP. Abdominal Key. https://abdominalkey.com/radiologic-issues-and-radiation-safety-during-ercp/. Zugegriffen am 08.04.2019

Pötter-Lang S, Dünkelmeyer M, Uffmann M (2012) Dosisreduktion und adäquate Bildqualität in der digitalen Radiografie: ein Widerspruch? Radiologe 52(10):898–904

Prokop M (2008) Strahlendosis in der Computertomografie. Radiologe 48(3):229–242

Rausch R (2019) Das Periodensystem der Elemente online. http://www.periodensystem-online.de/index.php. Zugegriffen am 08.04.2019

Schächinger V, Nef H, Achenbach S, Butter C, Deisenhofer I, Eckardt L et al (2015) Leitlinie zum Einrichten und Betreiben von Herzkatheterlaboren und Hybridoperationssälen/Hybridlaboren. Kardiologe 9:89–123

Schueler BA, Vrieze TJ, Bjarnason H, Stanso AW (2006) An investigation of operator exposure in interventional radiology. RadioGraphics 26 (5): 1533–1541 https://doi.org/10.1148/rg.265055127. Zugegriffen am 08.04.2019

Stieve FE, Stender HS (1992) Änderung der aufnahmetechnischen Daten mit Hilfe des Punktesystems bei Abweichung vom normalen Belichtungswert einschließlich der im Handel erhältlichen Verstärkungsfolien und Filme. In: Stieve FE, Stender HS (Hrsg) Strahlenschutz. Kurslehrbuch für die in der medizinischen Röntgendiagnostik tätigen Personen, 2. Aufl. H. Hoffmann, Berlin, S 322–332

Szigeti F, Bauer R (2015) Stellenwert des Standard Exposure Index in der klinischen Routine. Radiopraxis 8(2):95–105

Uffmann M, Schaefer-Prokop C, Neitzel U (2008) Abwägen von Dosisbedarf und Bildqualität in der digitalen Radiografie. Radiologe 48(3):249–257

Dosisbegriffe und Dosimetrie in der Röntgendiagnostik

8

Inhaltsverzeichnis

Siehe auch Grundkurs im Strahlenschutz für Ärzte und Medizinphysik-Experten „Dosisbegriffe und Dosimetrie" Kap. 2.

Das Nutzstrahlenbündel verlässt die Röntgenröhre durch das Austrittsfenster und wird durch das Tiefenblendensystem eingeblendet.

▶ Unmittelbar hinter der Einblendung befindet sich im Kollimator eine Ionisationskammer, mit der das Dosisflächenprodukt (DFP) gemessen wird.

Die Dosis in der Eintrittsebene der Nutzstrahlung ohne das Vorhandensein eines Patienten wird Einfalldosis genannt.

▶ Die Einfalldosis entspricht der in Luft gemessenen Dosis am Ort des Strahleneintritts des Nutzstrahlenbündels in den Patienten ohne Rückstreubeiträge aus dem Patienten.

▶ Die Einfalldosis lässt sich aus dem Dosisflächenprodukt (DFP) berechnen, in dem das Dosisflächenprodukt durch die Fläche des Bestrahlungsfelds geteilt wird.

Trifft das Nutzstrahlenbündel auf den Patienten, entsteht eine Streustrahlung, die sich auch in die Richtung ausbreitet, aus der die Nutzstrahlen kommen.

▶ Die Oberflächendosis entspricht der Einfalldosis einschließlich der Rückstreubeiträge aus dem Patienten.

Beim Durchgang der Röntgenstrahlen durch den Körper des Patienten kommt es zu einer ortsabhängigen unterschiedlichen Absorption der Strahlung.

▶ Die jeweilige Ortsdosis ist entsprechend der Ausrichtung der einfallenden Strahlung und den Absorptionseigenschaften des durchstrahlten Gewebes inhomogen verteilt.

Nach dem Austritt der Strahlung aus dem Körper durchdringt sie die Tischplatte, das Streustrahlenraster und das Bildempfängersystem.

▶ Die Messkammern der Belichtungsautomatik messen die Bildempfängerdosis. Erreicht die Bildempfängerdosis in den Messkammern die vorher definierte Abschaltdosis, wird die Strahlenexposition beendet.

Das Untersuchungspersonal ist durch die von dem Patienten ausgehende Streustrahlung exponiert.

▶ Als repräsentativer Wert für die Exposition des Personals ist die Personendosis definiert, die üblicherweise durch ein am Körper getragenes Gleitschattendosimeter gemessen wird. Die ermittelten Dosiswerte der Personendosimetrie werden über das gesamte Berufsleben dokumentiert und personenbezogen archiviert (Strahlenschutzregister beim Bundesamt für Strahlenschutz (BfS)). StrlSchG § 170, StrlSchV § 66, StrlSchV § 173

Hinsichtlich des zeitlichen Verlaufes von Strahlenexpositionen geht man von einer additiven Wirkung der Strahlung aus. Bei einer Teilkörperexposition kommt es nur dann zu einem additiven Effekt, wenn sich die Strahlenfelder überlappen. Dies ist besonders bei multiphasischen CT-Untersuchungen zu berücksichtigen. Bei einer CT-Untersuchung des Abdomens mit einer Organdosis von 15 mSv pro Durchlauf addiert sich die Dosis bei 2 Durchgängen (vor und nach Kontrastmittelgabe) auf 30 mSv und bei 3 Durchgängen (vor Kontrastmittelgabe und biphasisch nach Kontrastmittelgabe) auf 45 mSv. Daher macht es in der Computertomografie aus Strahlenschutzgründen Sinn, häufiger auf einen ersten Durchgang vor Kontrastmittelgabe zu verzichten.

Abb. 8.1 Kollimator mit
eingeschobenem Dosimeter für
die Messung des
Dosisflächenprodukts

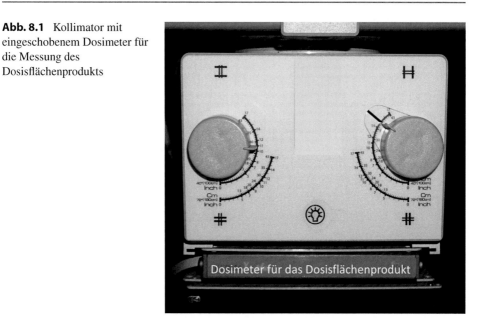

8.1 Dosisflächenprodukt

Das **Dosisflächenprodukt** ist ein Maß für die Strahlenexposition des Patienten im Rahmen konventioneller Projektionsaufnahmen, diagnostischer Durchleuchtungsuntersuchungen oder interventioneller Eingriffe. Das Dosisflächenprodukt wird mittels einer Ionisations-Messkammer im Kollimator im Ausgangsbereich der Nutzstrahlung nach der Einblendung des Strahlenfeldes hinter dem Tiefenblendensystem gemessen (Abb. 8.1). Das Dosisflächenprodukt muss für jede Röntgenuntersuchung dokumentiert werden. Als Produkt von Dosis und Fläche ist das Dosisflächenprodukt unabhängig von dem Fokus-Objekt-Abstand. Während nach dem Abstandsquadratgesetz die Dosis mit dem Quadrat des Abstandes abnimmt, nimmt die Fläche mit dem Quadrat des Abstandes zu, so dass sich das Produkt aus Dosis und Fläche nicht ändert. Die Einfalldosis entspricht dem Dosisflächenprodukt geteilt durch die Fläche des Bestrahlungsfeldes. Das Bundesamt für Strahlenschutz (BfS) hat Werte von Dosisflächenprodukten für unterschiedliche Röntgenuntersuchungen als **diagnostische Referenzwerte** definiert, die als durchschnittliche Dosiswerte für ein untersuchtes Kollektiv nicht überschritten werden dürfen (BfS 2016).

8.2   Organdosis, effektive Dosis
ICRP-Publikation 103, StrlSchG § 5 (11), StrlSchG § 5 (27), StrlSchV Anlage 18 Teil B

▶   Sowohl die Organdosis als auch die effektive Dosis sind Körperdosisgrößen, die
     als Schutzgrößen zur Festlegung von Grenzwerten dienen.

Als Mittelwertgröße berechnet sich die **Organdosis** (Organ-Äquivalentdosis, StrlSchG
§ 5 (27)) aus der mittleren Energiedosis, die durch die Strahlung in einer Zielregion T_i
(target region, anatomische Region innerhalb des Körpers wie ein Organ oder ein bestimmtes Gewebe) erzeugt wird multipliziert mit dem Strahlungs-Wichtungsfaktor w_R
(Tab. 8.1). Für Röntgenstrahlung beträgt der Wichtungsfaktor 1. Somit sind für Röntgenstrahlung die im Organ erzeugte mittlere Energiedosis und die Organdosis als Körperdosisgröße nominal identisch (siehe auch Grundkurs im Strahlenschutz für Ärzte und
Medizinphysik-Experten „Dosisbegriffe und Dosimetrie" Abschn. 2.2.2.3).

▶   Die Einheit der Organdosis ist das Sievert, die Einheit der Energiedosis das Gray.

Die **effektive Dosis** (StrlSchG § 5 (11)) ist die Summe der gewichteten Organdosen aller
bestrahlten Gewebe und Organe des Körpers (Tab. 8.2). Sie stellt demnach eine Abschätzung der Gesamtexposition eines Körpers im Falle einer Teilkörperbestrahlung mit unter-

Tab. 8.1 Organdosis H_T

Namen	Organdosis, Organ-Äquivalentdosis, equivalent dose, H_T
Formel	$H_T = w_R \cdot D_{T,R}$
SI-Einheit	Sievert (Sv)
Definition	Die Organdosis H_T ist das Produkt aus der über das Gewebe oder Organ T gemittelten Energiedosis (der Organ-Energiedosis $D_{T,R}$), die durch die Strahlung R erzeugt wird, und dem Strahlungs-Wichtungsfaktor w_R.
ICRP (2007), StrlSchV Anlage 18 Teil B	

Tab. 8.2 effektive Dosis

Namen	effektive Dosis, effective dose, E
Formel	$E = \sum_T w_T H_T$
SI-Einheit	Sievert (Sv)
Definition	Summe der gewichteten Organdosen H_T für alle angegebenen Gewebe und Organe des Körpers, wobei H_T die Organdosis in dem Gewebe oder Organ T und w_T der Gewebewichtungsfaktor ist.
ICRP (2007), StrlSchV Anlage 18 Teil B	

schiedlicher Strahlenexposition der verschiedenen Körperteile dar. Die Gewebewichtungsfaktoren für die verschiedenen Organe werden von der International Commission on Radiological Protection (ICRP) regelmäßig überarbeitet und publiziert (ICRP-Publikation 103) und finden Eingang in die nationale Strahlenschutzgesetzgebung (StrlSchV Anlage 18 Teil C) (siehe auch Grundkurs im Strahlenschutz für Ärzte und Medizinphysik-Experten „Dosisbegriffe und Dosimetrie" Abschn. 2.2.2.7).

Die Werte für die Organdosen und die effektive Dosis können sehr unterschiedlich sein, wenn nur eine Teilkörperbestrahlung erfolgte und das bestrahlte Organ nur einen niedrigen Gewebewichtungsfaktor hat. So beträgt z.B. bei der Mammografie die Organdosis pro Brust bei einer Untersuchung in 2 Ebenen je nach Dicke der Brust ca. 4 mSv bei einer effektiven Dosis der Mammografie von 0,5 mSv (SSK 2008). Die Organdosis des Gehirns beträgt bei einer CT-Untersuchung des Schädels ca. 60 mSv bei einer effektiven Dosis von 1–2,5 mSv. Vergleichbares gilt für das Röntgen von Extremitäten. Soll das Risiko berechnet werden, durch eine Mammografie an einem strahleninduzierten Brustkrebs zu erkranken, so ist die Organdosis der Brust zu berücksichtigen. Soll dagegen das Risiko des Auslösens einer Leukämie durch eine Mammografie berechnet werden, ist die effektive Dosis in die Berechnung einzubeziehen.

Im Rahmen der Strahlentherapie ist die Verteilung der Dosis im Körper und damit die Organdosis von großem Interesse, da bei der Bestrahlung die maximal zulässigen Dosiswerte einzelner Organe nicht überschritten werden dürfen. Die Bestrahlung eines Karzinoms erfordert lokale Dosen von ca. 50–60 Sv, allerdings fraktioniert appliziert. Dagegen ist eine einmalige Ganzkörperbestrahlung mit 7 Sv tödlich, sofern keine medizinischen Gegenmaßnahmen ergriffen werden.

8.3   Abschätzung der Strahlenexposition und deren Bedeutung

Für eine **Risikoanalyse** hinsichtlich der möglichen Folgeschäden nach einer Strahlenexposition wird die effektive Dosis einer Untersuchung herangezogen. Um einem Patienten das Risiko einer geplanten Röntgenuntersuchung anschaulich zu machen, kann die effektive Dosis seiner Untersuchung mit der effektiven Dosis einer anderen Strahlenexposition verglichen werden. Hierfür bietet sich die natürliche Strahlenexposition (2,1 mSv/Jahr) an, der der Patient natürlicherweise ausgesetzt ist (Tab. 8.3). Auch der Vergleich mit einer einfachen Röntgenuntersuchung wie einer Aufnahme des Thorax kann sinnvoll sein. Tab. 8.4 zeigt eine Gruppenunterteilung unterschiedlicher radiologischer Untersuchungsverfahren in vier Gruppen entsprechend ihrer effektiven Dosis.

Werden mehrere Röntgenuntersuchungen durchgeführt, so addieren sich die effektiven Dosen. Der zeitliche Abstand zwischen den Untersuchungen findet der Einfachheit halber hierbei keine Berücksichtigung.

Tab. 8.3 Übersicht über die Strahlenexposition der Patienten bei typischen Untersuchungen in der Radiologie

Diagnoseverfahren Projektionsradiografie (**PR**) Durchleuchtung (**DL**) Computertomografie (**CT**)	typische effektive Dosis (mSv)	Anzahl von Untersuchungen des Thorax in 2 Ebenen, die zu einer vergleichbaren Exposition führt	ungefährer Zeitraum der natürlichen Strahlenexposition (2,1 mSv/Jahr), der zu einer vergleichbaren Exposition führt
PR-Extremitäten und Gelenke (außer Hüfte)	0,01	0,1	1,5 Tage
PR-Thorax (einzelne p.a.-Aufnahme)	0,04	0,4	7 Tage
PR-Thorax in 2 Ebenen	0,1	1	15 Tage
PR-Schädel	0,07	0,7	12 Tage
PR-Brustwirbelsäule	0,7	7	4 Monate
PR-Lendenwirbelsäule	1,3	13	7 Monate
PR-Hüfte	0,3	3	7 Wochen
PR-Becken	0,7	7	4 Monate
PR-Abdomen	1	10	6 Monate
Mammografie bds. 2 Ebenen	0,5	5	3 Monate
PR-Ausscheidungsurografie	2,5	25	14 Monate
DL-Bariumeinlauf	7	70	3,3 Jahre
CT-Kopf	2,3	23	1,1 Jahr
CT-Thorax	8	80	3,8 Jahre
CT-Abdomen oder Becken	10	100	4,8 Jahre
CT-Ganzkörper	14	140	6,7 Jahre

SSK 2008

Tab. 8.4 Gruppenunterteilung verschiedener radiologischer Untersuchungsverfahren entsprechend ihrer effektiven Dosis

Untersuchungsverfahren mit einer effektiven Dosis von	Art der Untersuchung	ungefährer Zeitraum der natürlichen Strahlenexposition (2,1 mSv/Jahr), der zu einer vergleichbaren Exposition führt.
bis zu 0,1 mSv	Projektionsradiografie Extremitäten, Schädel, Thorax	Tage
bis zu 1 mSv	Projektionsradiografie Wirbelsäule, Hüfte, Becken, Abdomen, Mammografie	Wochen bis Monate
bis zu 10 mSv	Durchleuchtungsuntersuchungen Magen-Darm-Trakt, einfache CT-Untersuchungen	Monate bis 5 Jahre
mehr als 10 mSv	Umfangreiche CT-Untersuchungen mit mehreren Kontrastmittelphasen, Interventionen	mehr als 5 Jahre

8.4 Dosismessverfahren

Siehe Grundkurs im Strahlenschutz für Ärzte und Medizinphysik-Experten „Dosisbegriffe und Dosimetrie" Abschn. 2.3

Literatur

Bundesamt für Strahlenschutz (BfS) (2016) Bekanntmachung der aktualisierten diagnostischen Referenzwerte für diagnostische und interventionelle Röntgenanwendungen. http://www.bfs.de/SharedDocs/Downloads/BfS/DE/fachinfo/ion/drw-roentgen.pdf?__blob=publicationFile&v=9. Zugegriffen am 08.04.2019

International commission on radiological protection (ICRP) (2007) Die Empfehlungen der Internationalen Strahlenschutzkommission von 2007. ICRP-Veröffentlichung 103. http://www.icrp.org/docs/P103_German.pdf. Zugegriffen am 08.04.2019

Strahlenschutzkommission (SSK) (2008) Orientierungshilfe für bildgebende Untersuchungen. Empfehlung der Strahlenschutzkommission. https://www.ssk.de/SharedDocs/Beratungsergebnisse_PDF/2008/Orientierungshilfe.pdf?__blob=publicationFile. Zugegriffen am 08.04.2019

Strahlenschutz des Personals in der Röntgendiagnostik

9

Inhaltsverzeichnis

9.1 Kontroll- und Überwachungsbereiche

Siehe Grundkurs im Strahlenschutz für Ärzte und Medizinphysik-Experten „Strahlenschutz" Abschn. 4.2.1

9.2 Kategorien des beruflich strahlenexponierten Personals

StrlSchV § 71

Hinsichtlich beruflich strahlenexponierter Personen werden zwei Kategorien unterschieden.

▶ Kategorie A: Personen, die aufgrund beruflicher Strahlenexposition im Kalenderjahr eine effektive Dosis von mehr als 6 mSv oder eine höhere Organdosis als 15 mSv für die Augenlinse oder 150 mSv für die lokale Haut, die Hände, die Unterarme, die Füße und Knöchel erhalten können.

▶ Kategorie B: Personen, die aufgrund beruflicher Strahlenexposition im Kalenderjahr eine effektive Dosis von mehr als 1 mSv oder eine höhere Organdosis als 50 mSv für die lokale Haut, die Hände, die Unterarme, die Füße und Knöchel erhalten können und nicht zur Kategorie A gehören. StrlSchV § 71

Eine beruflich exponierte Person der **Kategorie A** darf nur dann Aufgaben wahrnehmen, für die die Einstufung in diese Kategorie erforderlich ist, wenn sie innerhalb eines Jahres vor der erstmaligen Aufgabenwahrnehmung von einem **ermächtigten Arzt** untersucht worden ist und dem Strahlenschutzverantwortlichen eine von diesem Arzt ausgestellte **ärztliche Bescheinigung** vorliegt, nach der der Aufgabenwahrnehmung keine gesundheitlichen Bedenken entgegenstehen (StrlSchV § 77 (1)).

Beruflich exponierte Personen der Kategorie A dürfen Tätigkeiten im Kontrollbereich nur fortsetzen, wenn sie innerhalb eines Jahres nach der letzten Untersuchung erneut von einem ermächtigten Arzt untersucht wurden und dem Strahlenschutzverantwortlichen eine von diesem Arzt ausgestellte ärztliche Bescheinigung vorliegt, nach der der weiteren Aufgabenwahrnehmung keine gesundheitlichen Bedenken entgegenstehen (StrlSchV § 77 (2)).

9.3   Personendosimetrie

StrlSchV § 64–66

▶ Der Strahlenschutzverantwortliche hat dafür zu sorgen, dass an Personen, die sich in einem Strahlenschutzbereich aufhalten, die Körperdosis ermittelt wird. StrlSchV § 64 (1)

Ist für den Aufenthalt in einem Überwachungsbereich für alle oder für einzelne Personen zu erwarten, dass im Kalenderjahr eine effektive Dosis von 1 Millisievert, eine höhere Organ-Äquivalentdosis als 15 Millisievert für die Augenlinse und eine lokale Hautdosis von 50 Millisievert nicht erreicht werden, so kann für diese Personen auf die Ermittlung der Körperdosis verzichtet werden (StrlSchV § 64 (1)). Jeder beruflich exponierten Person muss auf deren Verlangen die im Beschäftigungsverhältnis erhaltene berufliche Exposition schriftlich mitgeteilt werden (StrlSchV 64 (3)).

Messung der Personendosis
Die Personendosis muss mit einem Dosimeter gemessen werden,

- das bei einer zertifizierten amtlichen Messstelle anzufordern ist (amtliche Personendosimetrie, StrlSchV § 66 (1) 1) oder
- mit einem Dosimeter, das unter der Verantwortung des Strahlenschutzverantwortlichen ausgewertet wird (betriebliche Personendosimetrie, StrlSchV § 66 (1) 2).

Betriebliche Personendosimetrie
Die betriebliche Personendosimetrie wird zusätzlich zur amtlichen Ganz- oder Teilkörperdosimetrie mittels elektronischer Personendosimeter (EPD) durchgeführt z. B.

- bei behördlich angeordnetem zweitem Dosimeter (StrlSchV § 66 (2)),
- zur jederzeitigen Feststellung der Personendosis auf Verlangen der überwachten Person (StrlSchV § 66 (5)),
- zur arbeitswöchentlichen Ermittlung der beruflichen Exposition von Schwangeren,
- zur Ermittlung der Personendosis bei nicht beruflich strahlenexponierten Personen (Besucher, Hilfestellung beim Halten, Tierhalter etc.),
- zur zusätzlichen Messung bei bestimmten Personengruppen (Auszubildende und Studierende unter 18 Jahren) sowie
- zur Ermittlung betrieblicher Dosen für bestimmte Tätigkeiten oder neue Arbeitsplätze.

▶ Die Dosimeter müssen der Messstelle jeweils nach Ablauf eines Monats unverzüglich eingereicht werden. StrlSchV § 66 (3) 1

Im Falle der betrieblichen Dosimetrie müssen die Messwerte der Messstelle zur Prüfung und Feststellung bereitgestellt werden (StrlSchV § 66 (3) 2). Die zuständige Behörde kann gestatten, dass Dosimeter in Zeitabständen von bis zu drei Monaten bei der Messstelle einzureichen sind, wenn die Expositionsbedingungen dem nicht entgegenstehen (StrlSchV § 66 (3)).

Besteht auf Grund der Ermittlung der Körperdosis der Verdacht, dass einer der Dosisgrenzwerte des § 78 des Strahlenschutzgesetzes überschritten wurde, hat der Strahlenschutzverantwortliche dafür zu sorgen, dass die Körperdosis unter Berücksichtigung der Expositionsbedingungen ermittelt wird (StrlSchV § 65 (3)). Er hat dafür zu sorgen, dass die ermittelte Körperdosis unverzüglich der betroffenen Person mitgeteilt und zusammen mit den Angaben zu den Expositionsbedingungen an die zuständige Behörde übermittelt wird. Die zuständige Behörde veranlasst, dass die ermittelte Körperdosis und die Angaben über die Expositionsbedingungen an das Strahlenschutzregister übermittelt werden.

Bei einer unterbliebenen oder fehlerhaften Messung muss die zuständige Behörde informiert werden und die Dosis abgeschätzt werden (StrlSchV § 65 (2)). Die Meldung an die Behörde erfolgt in der Regel durch die Messstelle, wenn die Dosimeter von Personen, die bei der Messstelle registriert sind, nicht eingereicht werden. Die zuständige Behörde legt eine Ersatzdosis fest, die an das Strahlenschutzregister gemeldet wird. Die zuständige Behörde kann im Einzelfall von der Festlegung einer Ersatzdosis absehen, wenn die festzusetzende Dosis 0 Millisievert beträgt (StrlSchV § 65 (2)). Die Abschätzung der Dosis durch die Behörde ist mit Gebühren verbunden.

Die amtlichen Messstellen stehen für Beratungen hinsichtlich der vielfältigen Detailfragen im Rahmen der Personendosimetrie zur Verfügung.

▶ Das Personendosimeter wird an einer für die Exposition repräsentativ geltenden Stelle der Körperoberfläche getragen (in der Regel an der Vorderseite des Rumpfes). StrlSchV § 66 (2)

Der Messwert des Dosimeters ist als Maß für die effektive Dosis zu werten, sofern die Körperdosis für einzelne Körperteile, Organe oder Gewebe nicht genauer ermittelt worden ist (StrlSchV § 66 (2)). Ist vorauszusehen, dass im Kalenderjahr die Organ-Äquivalentdosis für die Hände, die Unterarme, die Füße und Knöchel oder die lokale Haut größer als 150 mSv oder die Organ-Äquivalentdosis der Augenlinse größer als 15 mSv sein kann, muss die Personendosis auch an den besonders exponierten Körperteilen durch weitere Dosimeter festgestellt werden (z. B. Tragen von Fingerringdosimeter im Rahmen nuklearmedizinischer Tätigkeiten oder bei intraoperativen Durchleuchtungen bzw. Manipulationen am Patienten unter Durchleuchtung) (StrlSchV § 66 (2)). Die zuständige Behörde kann aufgrund der Expositionsbedingungen anordnen, dass die Personendosis nach einem anderen geeigneten oder nach zwei voneinander unabhängigen Verfahren gemessen wird (StrlSchV § 66 (2)). Einer zu überwachenden Person muss auf ihr Verlangen ein Dosimeter zur Verfügung gestellt werden, mit dem die Personendosis gemessen und jederzeit festgestellt werden kann (StrlSchV § 66 (5)).

▶ Messgrößen für die Personendosimetrie sind die Tiefenpersonendosis $H_p(10)$, die Augenlinsen-Personendosis $H_p(3)$ und die Oberflächen-Personendosis $H_p(0{,}07)$.

Die Tiefenpersonendosis $H_p(10)$ ist die Äquivalentdosis in 10 Millimeter Tiefe, die Augenlinsen-Personendosis $H_p(3)$ entspricht der Äquivalentdosis in 3 Millimeter Tiefe und die Oberflächen-Personendosis $H_p(0{,}07)$ der Äquivalentdosis in 0,07 Millimeter Tiefe im Körper an der Tragestelle des für die Messung vorgesehenen Dosimeters (StrlSchV Anlage 18 Teil A).

Die Dosimeter für die amtliche Personendosimetrie werden von den zertifizierten amtlichen Messstellen gegen eine Gebühr zur Verfügung gestellt (StrlSchV § 172 (1) 1). Für die Personendosimetrie im Rahmen der Röntgendiagnostik werden zur Messung der Tiefenpersonendosis $H_p(10)$ Gleitschattendosimeter eingesetzt, die quantitativ Röntgen- bzw. Gammastrahlung und qualitativ Betastrahlung messen können. Für die Messung der Oberflächen-Personendosis H_p (0,07) werden für Röntgen- bzw. Gammastrahlung Photonen-Fingerring-Dosimeter, für Betastrahlung Beta-Fingerring-Dosimeter angeboten.

9.3.1 Gleitschattendosimeter

Gleitschattendosimeter sind für die amtliche Ganzkörperdosimeter-Personendosimetrie von der Physikalisch-Technischen Bundesanstalt (PTB) zugelassen. Grundsätzlich ist ein Tragezeitraum von einem Monat vorgesehen. Längere Zeiträume erfordern eine Genehmigung durch die zuständige Behörde (StrlSchV § 66 (3)). Die Messfilmpackung, die an die Messstelle zur Auswertung geschickt wird, muss der überwachten Person anhand der Nummer auf der Packung eindeutig zugeordnet sein. Die Filmkassette verbleibt beim Anwender. Der Anwender erhält von der Messstelle die Messfilmpackungen für den neuen Tragezeitraum.

▶ Das Gleitschattendosimeter wird in der Regel an der Vorderseite des Rumpfes (meistens in Höhe der Brust) **unter** einer Strahlenschutzkleidung mit der durchsichtigen Seite der Filmkassette nach vorne getragen.

Die **repräsentative Stelle** sollte die Stelle sein, wo die größte Exposition zu erwarten ist. Die Kassette wird mit einem Metallclip oder einer Nadel an der Kleidung befestigt und kann mit einem Klebestreifen zur Beschriftung der Kassette versehen werden. Die Kassette ist aus Acryl-Butadien-Styrol (ABS) gefertigt und enthält eine lichtundurchlässige Messfilmpackung mit jeweils zwei Dosismessfilmen unterschiedlicher Empfindlichkeit (Abb. 9.1). Die Messfilmpackung ist so in den Rahmen der Kassettenrückseite (Schale)

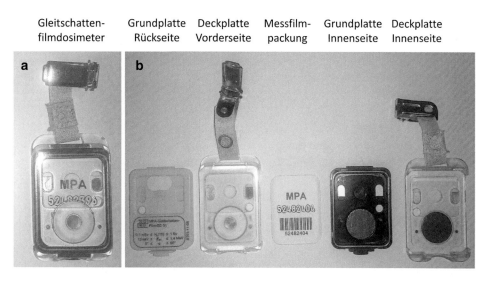

Abb. 9.1 a) Gleitschattendosimeter mit Messfilmpackung. **b)** Kassette aus Kunststoff mit Grund- und Deckplatte in den verschiedenen Ansichten

Abb. 9.2 Personendosimetrie mit einem Gleitschattendosimeter

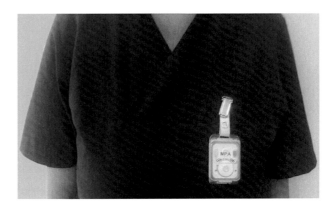

Tab. 9.1 Technische Daten der Gleitschattendosimeter

Messgröße	Tiefenpersonendosis $H_p(10)$
Dosis-Messbereich	0,1 mSv bis 1,0 Sv
Photonenenergie	14 keV bis 1,4 MeV
Strahleneinfallswinkel	$0° \pm 60°$
LPS 2012	

einzulegen, dass man die Nummer aufrecht lesen kann, wenn sich der Verschluss unten befindet (Abb. 9.2).

Die Dosismessung beruht auf der Messung der optischen Dichte der durch die ionisierende Strahlung geschwärzten Dosismessfilme. Die technischen Daten des Gleitschattendosimeter finden sich in Tab. 9.1. Die Schwärzung der Filme ist sowohl von der Dosis als auch von der Energie der Strahlung abhängig. Daher muss die Energie der zu messenden Strahlung bekannt sein, um eine valide Dosisbestimmung in Abhängigkeit von der Filmschwärzung zu erhalten. Die Energie der Strahlung wird ermittelt, indem die Schwärzung hinter zwei in der Plakette befindlichen Filtern (Plastikfilter aus Acryl-Butadien-Styrol (ABS) und Metallfilter aus Zinn-Blei-Scheiben) bestimmt wird (Abb. 9.3). Die Energie der Strahlung kann über das Verhältnis dieser beiden unterschiedlichen Filmschwärzungen zueinander bestimmt werden.

Die beiden kreisförmigen Scheiben des Metallfilters in der Deckplatte der Kassette haben einen unterschiedlichen Durchmesser (Vorderseite 8 mm, Innenseite 20 mm). Die Scheiben weisen einen Abstand von 1 mm auf und sind konzentrisch angeordnet (Abb. 9.4). Im Falle einer schräg einfallenden Strahlung erfolgt eine vom Einfallswinkel der einfallenden Strahlung abhängige exzentrische Abbildung der beiden Scheiben auf dem Dosimeterfilm, was eine Berechnung des Einfallswinkels der Strahlung bis zu 60° ermöglicht. In der Grund- und Deckplatte der Kassette versetzt angeordnete punktförmige Richtungsindikatoren dokumentieren die überwiegende Ausrichtung der Strahlung (ventrodorsaler versus dorsoventraler Strahlengang). Diese Dokumentation ist wichtig, da bei einem dorsoventralen Strahlengang die Strahlung, die das Dosimeter an der Vorderseite des Rumpfes erreicht, bereits vom Durchgang durch den Körper des Trägers geschwächt ist.

Abb. 9.3 Schemazeichnung des Aufbaus eines Gleitschattendosimeters. Es besteht aus einer Kassette mit Grund- und Deckplatte, einer Messfilmpackung mit zwei Dosismessfilmen unterschiedlicher Empfindlichkeiten und je Platte einem Metallfilter, einem Plastikfilter, zwei Richtungsanzeiger und zwei Indikatoren für Betastrahlung (MPA NRW 2019a)

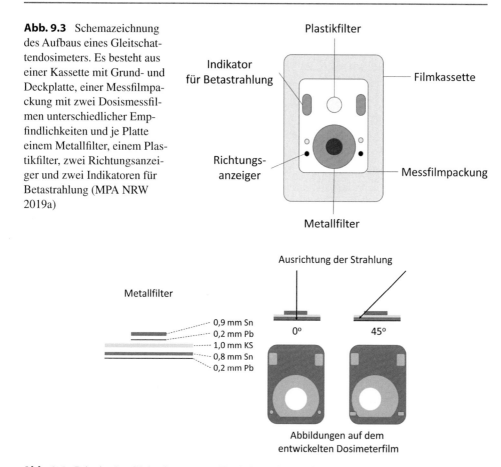

Abb. 9.4 Prinzip des Gleitschattens zur Ermittlung des Einfallswinkels der Strahlung. Die in die Kassette eingebauten Metallfilter aus Zinn- (Sn) und Bleiplättchen (Pb), die von einer 1 mm dicken Kunststoffscheibe (KS) distanziert werden, sowie ein Plastikfilter ermöglichen eine grobe Einschätzung des Einfallswinkels der Strahlung. Bei einer schräg einfallenden Strahlung (z. B. 45°) sind die Schatten der Metallfilter auf dem Film nicht konzentrisch (LPS 2012)

Die Zurverfügungstellung eines Messfilmes und dessen Auswertung im Rahmen der amtlichen Personendosimetrie kostet je nach Messstelle ca. 4 Euro zuzüglich anfallender zusätzlicher Materialkosten und Versandgebühren. Es empfiehlt sich daher regelmäßig zu überprüfen, ob die bei der Messstelle gemeldeten Personen aufgrund einer Änderung ihrer Tätigkeiten nicht mehr personendosimetrisch überwacht werden müssen. Wenn Messfilme einer bei der Messstelle registrierten Person (z. B. bei Verlust der Kassette) nicht zur Messung eingereicht werden, nimmt die zuständige Behörde, sofern die Person in dieser Zeit im Kontrollbereich tätig war, Abschätzungen der Exposition vor. Dies ist in der Regel mit einer Gebühr verbunden.

Ab 2021 ist der Ersatz der Gleitschattenfilmdosimeter durch Thermolumineszenzdosimeter vorgesehen (MPA NRW 2019b).

9.3.2   Fingerringdosimeter und Kopf-/Armband-Dosimeter

Das Fingerringdosimeter (Abb. 9.5) dient im Rahmen der amtlichen Dosimetrie zur Ermittlung von repräsentativen Messwerten von Photonenstrahlung (Röntgen- und Gammastrahlung) für die Teilkörperdosimetrie an den Händen. Die Dosismessung erfolgt mit einem Thermolumineszenz-Detektor (TLD) aus Lithiumfluorid (LiF). Für Betastrahlung oder gemischte Photonen- und Betastrahlung sind spezielle Beta–Fingerringdosimeter bei der Messstelle erhältlich.

Das Teilkörperdosimeter ist dort zu tragen, wo die höchste Exposition zu erwarten ist und der Detektor zur Strahlenquelle weist. Die technischen Daten des Photonen-Fingerringdosimeters finden sich in Tab. 9.2.

▶   In der Nuklearmedizin sollten die Fingerringdosimeter an der Handinnenseite nahe dem Grundgelenk des Zeigefingers der nichtdominanten Hand getragen werden.

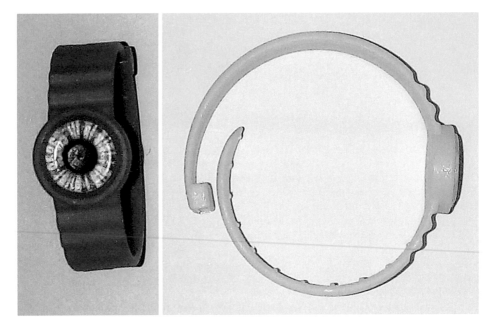

Abb. 9.5 Fingerringdosimeter

Tab. 9.2 Technische Daten der Photonen-Fingerringdosimeter

Messgröße	Oberflächen-Personendosis $H_p(0{,}07)$
Dosis-Messbereich	0,3 mSv bis 10 Sv
Photonenenergie	12 keV bis 1250 keV
Strahleneinfallswinkel	0° bis ± 60°
MPA NRW 2018b	

Ein Gebrauch unter einem sterilen OP-Handschuh ist möglich. Hierzu sollte der zuständige Hygieniker konsultiert werden. Hinweise zur Handhabung der Desinfektion/Sterilisation geben auch die amtlichen Messstellen. Zur Reinigung bzw. Desinfektion können Waschmittellösungen, Alkohol, Handdesinfektionsmittel und auch Ethylenoxid verwendet werden. Der Detektor ist in der Sonde vor Flüssigkeiten geschützt. Eine Erhitzung des Dosimeters über 80° C ist nicht zulässig.

Die benutzten Fingerringdosimeter werden unmittelbar nach Ablauf der Trageperiode komplett zur Messstelle eingesendet, wo sie demontiert werden. Die Messstelle schickt automatisch einen neuen Ring für den nächsten Tragezeitraum vor Ende des bestehenden Tragezeitraumes zu.

Messtechnisch identisch zu den Photonen-Fingerringdosimeter sind die Kopf-/ Armband-Dosimeter, die für die meisten Anwendungen zur Augenlinsendosimetrie geeignet sind (MPA NRW 2018a).

9.3.3 Elektronische Personendosimeter

Elektronische Personendosimeter (EPD) (Abb. 9.6) werden in der betrieblichen Personendosimetrie zusätzlich zur amtlichen Personendosimetrie eingesetzt. Die Geräte müssen eine Bauartzulassung der Physikalisch-Technischen-Bundesanstalt (PTB) besitzen. Die von der Messstelle zur Verfügung gestellten EPDs müssen geeicht sein und werden unmittelbar vor dem Versand von der Messstelle durch eine Kontrollmessung überprüft. Die technischen Daten des elektronischen Personendosimeters finden sich in Tab. 9.3.

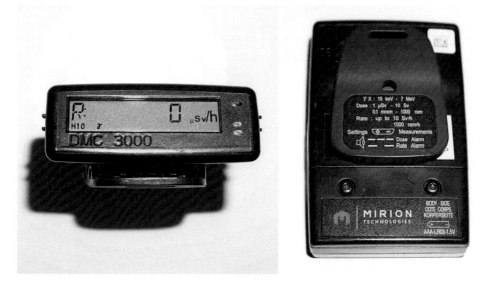

Abb. 9.6 Elektronisches Personendosimeter (EPD)

Tab. 9.3 Technische Daten
der elektronischen
Personendosimeter

Messgröße	Tiefenpersonendosis $H_p(10)$
Dosis-Messbereich	10 μSv bis 10 Sv
Photonenenergie	16 keV bis 7 MeV
Dosisleistung	50 nSv/h bis 1 Sv/h
Strahleneinfallswinkel	0° ± 60°
MPA NRW 2012b	

Einschränkungen in der Anwendung bestehen bei Verwendung gepulster Strahlenfelder im Kontrollbereich (MPA NRW 2012a).

Elektronische Personendosimeter sind aktive Personendosimeter, die die aktuelle Dosis als Tiefenpersonendosis $H_p(10)$ ständig auf einem Display anzeigen. Das Dosimeter sollte daher auch immer nur während der Benutzung eingeschaltet sein, damit Dosisbeiträge während der Lagerung des Dosimeters nicht mitgemessen werden. Auch für die Messung der Oberflächendosis $H_p(0,07)$ oder die Messung von Betastrahlung sind spezielle elektronische Personendosimeter verfügbar. Elektronische Personendosimeter ermöglichen zusätzlich die Messung der Dosisleistung. Beim Überschreiten von Dosisschwellen, Fehlfunktionen oder einer Batteriewarnung werden entsprechende akustische und optische Signale ausgelöst. Die zeitlichen Verläufe von Dosis und Dosisleistung können im Gerät gespeichert und über eine Schnittstelle ausgelesen werden.

9.3.4 Strahlenschutzregister

StrlSchG § 170, StrlSchV § 173

Die Daten über die beruflichen Expositionen werden zum Zweck der Überwachung von Dosisgrenzwerten und der Beachtung der Strahlenschutzgrundsätze, zur Prüfung des Bestehens eines Anspruchs gegen einen Träger der gesetzlichen Unfallversicherung sowie zum Zweck der wissenschaftlichen Forschung im Bereich des Strahlenschutzes in einem beim Bundesamt für Strahlenschutz eingerichteten Strahlenschutzregister erfasst (StrlSchG § 170 (1)).

Strahlenschutzregister
Im Bereich der Röntgendiagnostik werden die folgenden Daten dem Strahlenschutzregister durch die Messstellen, die zuständigen Behörden oder den Strahlenschutzverantwortlichen übermittelt (StrlSchG § 170 (2)):

- die persönliche Kennnummer,
- die jeweiligen Personendaten,
- Beschäftigungsmerkmale und Expositionsverhältnisse,

- die Betriebsnummer des Beschäftigungsbetriebs,
- Name und Anschrift des Strahlenschutzverantwortlichen,
- Angaben über einen registrierten Strahlenpass,
- Angaben über die zuständige Behörde und
- die ermittelte Körperdosis infolge einer beruflichen Exposition, die Expositions-bedingungen sowie die Feststellungen der zuständigen Behörde hinsichtlich die-ser Körperdosis und der Expositionsbedingungen.

Zur eindeutigen Zuordnung der Eintragungen vergibt das Bundesamt für Strahlenschutz für jede Person, für die Eintragungen vorgenommen werden, eine persönliche Kennnum-mer. Die persönliche Kennnummer ist mittels nicht rückführbarer Verschlüsselung aus der Versicherungsnummer nach § 147 des Sechsten Buches Sozialgesetzbuch abzuleiten, die der jeweiligen Person zugeordnet ist (StrlSchG § 170 (3), StrlSchV § 173).

9.3.5 Grenzwerte für beruflich exponierte Personen

StrlSchG § 77–78, StrlSchV § 73

▶   Der Grenzwert für die Summe der in allen Kalenderjahren ermittelten effek-tiven Dosen beruflich exponierter Personen beträgt 400 Millisievert (Berufsle-bensdosis). StrlSchG § 77

Die zuständige Behörde kann im Benehmen mit einem ermächtigten Arzt eine zusätzliche berufliche Exposition zulassen, wenn diese nicht mehr als 10 mSv effektive Dosis im Ka-lenderjahr beträgt und die beruflich exponierte Person einwilligt. Die Einwilligung ist schriftlich zu erteilen (StrlSchG § 77).

▶   Der Grenzwert der effektiven Dosis beträgt für beruflich exponierte Personen 20 mSv im Kalenderjahr. StrlSchG § 78 (1)

Die zuständige Behörde kann im Einzelfall für ein einzelnes Jahr eine effektive Dosis von 50 mSv zulassen, wobei in fünf aufeinander folgenden Jahren insgesamt 100 mSv nicht überschritten werden dürfen (StrlSchG § 78 (1)).

▶   Der Grenzwert der Organ-Äquivalentdosis beträgt für beruflich exponierte Per-sonen für die Augenlinse 20 mSv im Kalenderjahr. StrlSchG § 78 (2)

Grenzwerte der Organ-Äquivalentdosis im Kalenderjahr
Der Grenzwert der Organ-Äquivalentdosis beträgt für beruflich exponierte Personen (StrlSchG § 78 (2))

- für die Augenlinse 20 mSv im Kalenderjahr,
- für die Haut gemittelt über jede beliebige Hautfläche von einem Quadratzentimeter, unabhängig von der exponierten Fläche (**lokale Hautdosis**) **500** mSv im Kalenderjahr und
- für die Hände, die Unterarme, die Füße und Knöchel jeweils 500 mSv im Kalenderjahr.

Dosisgrenzwerte für beruflich exponierte Personen unter 18 Jahren
Für beruflich exponierte **Personen unter 18 Jahren** beträgt der Grenzwert der **effektiven Dosis 1** mSv im Kalenderjahr. Der Grenzwert der Organ-Äquivalentdosis beträgt

- für die Augenlinse 15 mSv im Kalenderjahr,
- für die lokale Hautdosis 50 mSv im Kalenderjahr und
- für die Hände, die Unterarme, die Füße und Knöchel jeweils 50 mSv im Kalenderjahr.

Abweichend davon kann die zuständige Behörde für Auszubildende und Studierende im Alter zwischen 16 und 18 Jahren einen Grenzwert von 6 mSv im Kalenderjahr für die effektive Dosis und jeweils 150 mSv im Kalenderjahr für die Organ-Äquivalentdosis der Haut, der Hände, der Unterarme, der Füße und Knöchel zulassen, wenn dies zur Erreichung des Ausbildungszieles notwendig ist (StrlSchG § 78 (3)).

▶   Bei gebärfähigen Frauen beträgt der Grenzwert für die Organ-Äquivalentdosis der Gebärmutter 2 mSv im Monat. Für ein ungeborenes Kind, das auf Grund der Beschäftigung der Mutter einer Exposition ausgesetzt ist, beträgt der Grenzwert der effektiven Dosis vom Zeitpunkt der Mitteilung über die Schwangerschaft bis zu deren Ende 1 mSv. StrlSchG § 78 (4)

Wurde unter Verstoß gegen § 78 des Strahlenschutzgesetzes ein Grenzwert im Kalenderjahr überschritten, so ist eine Weiterbeschäftigung als beruflich exponierte Person nur zulässig, wenn der Strahlenschutzverantwortliche dafür sorgt, dass die Expositionen in den folgenden vier Kalenderjahren unter Berücksichtigung der erfolgten Grenzwertüberschreitung so begrenzt werden, dass die Summe der Dosen das Fünffache des jeweiligen Grenzwertes nicht überschreitet (StrlSchV § 73).

9.4   Schutzkleidung

9.4.1   Blei als Material zum Abschirmen der Strahlung

Din EN 61331-1

Die Schwächungskurve (Massenschwächungskoeffizient) zeigt für Blei eine deutliche Abhängigkeit der Absorption der Strahlung von ihrer Energie (Abb. 9.7). Bei einer Strahlenenergie von ca. 3 MeV (3000 keV), wie sie in der Strahlentherapie oder der Nuklearmedizin auftreten kann, erreicht die Schwächungskurve ein Minimum und die Absorption der Strahlung durch Blei beträgt nur noch ca. ein Hundertvierzigstel verglichen mit der Absorption der Strahlung im Energiebereich der Röntgendiagnostik. Eine Schutzschürze aus Blei ist daher hinsichtlich einer Strahlung im höheren Energiebereich weitgehend unwirksam. Bleiabschirmungen im Bereich der Nuklearmedizin oder der Strahlentherapie sind deutlich dicker und bestehen aus Bleiziegel (Nuklearmedizin) bzw. Wänden aus meterdickem Barytbeton (Strahlentherapie). Hilfskräfte, die bei der Katastrophe des Atomkraftwerkes in Tschernobyl mit Strahlenschutzschürzen Aufräumarbeiten geleistet haben, waren demnach weitgehend ungeschützt.

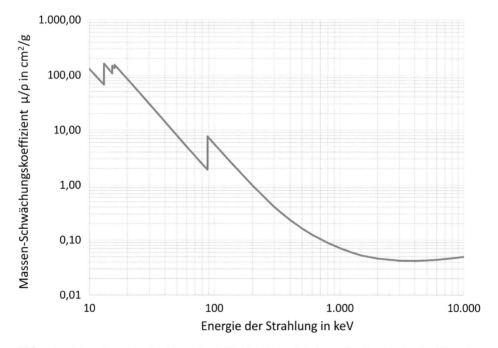

Abb. 9.7 Schwächung der Strahlung durch Blei in Abhängigkeit von der Energie der Strahlung. Im Bereich von 1 MeV (1000 keV) beträgt die Schwächung der Strahlung durch Blei nur ein Achtzigstel im Vergleich zu einer Strahlung mit der Energie von 100 keV. Die Schwächungskurve weist eine K-Absorptionskante bei 88 keV auf (Quelle der Daten NIST 2004)

Als Maß für das Schwächungsvermögen von Bleischürzen wird der Schwächungs-
gleichwert für Blei, der sogenannte **Bleigleichwert (mm Pb)** angegeben.

▶ Eine Bleigummischürze mit einem Bleigleichwert von 0,35 mm Pb hat eine
   Schutzwirkung gegenüber Röntgenstrahlen, die einem Blech aus Blei mit einer
   Dicke von 0,35 mm entspricht.

Übliche Werte sind 0,25 mm, 0,35 mm, 0,5 mm und 1 mm Pb (Schutzklassen I-IV nach
DIN 6857-1).
     Die Schutzwirkung einer Bleigummischürze hängt von der Röhrenspannung der zu
absorbierenden Strahlung ab (Abb. 9.8).

▶ Eine Strahlenschutzschürze mit einem Bleigleichwert von 0,35 mm Pb weist bei
   einer Röhrenspannung von 60 kV eine Schwächung der Strahlung von 99,4 %
   auf, d. h. 99,4 % der einfallenden Strahlung werden absorbiert und 0,6 % durchgelassen. Bei einer Röhrenspannung von 120 kV beträgt die Schwächung nur
   noch 93 % der Strahlung und 7 % werden durchgelassen.

Schürzen mit einem höheren Bleigleichwert von z. B. 0,5 mm Pb weisen eine geringere
Spannungsabhängigkeit der Schutzwirkung auf (Bleigleichwert von 0,5 mm Pb:

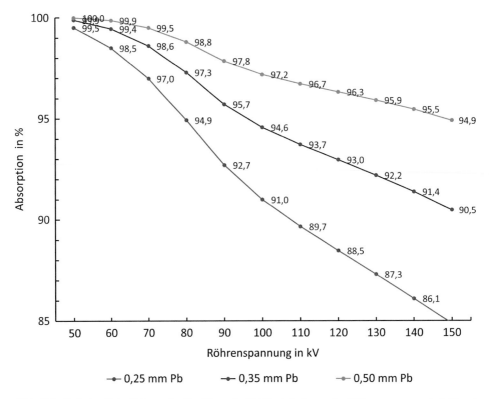

Abb. 9.8 Relative Schwächung der Strahlung in Abhängigkeit von der Röhrenspannung in kV und
des Bleigleichwertes in mm Pb (Quelle der Daten Din EN 61331-1: 2014)

Schwächung bei 60 kV 99,9 % und bei 120 kV 96,3 %). Hierbei ist zu beachten, dass die vom Patienten ausgehende Streustrahlung eine um ca. 10 keV geringere Energie im Vergleich zur Nutzstrahlung aufweist. Da die Schutzwirkung von der Röhrenspannung abhängig ist, muss bei einer Bleigummischürze stets angegeben werden, in welchem Bereich der Röhrenspannung die angegebenen Schutzwerte gelten. Für Röhrenspannungen unter 100 kV sind Strahlenschürzen mit einem Bleigleichwert von 0,35 mm Pb ausreichend. Eine Erhöhung des Bleigleichwertes bewirkt keine signifikante weitere Reduktion der Strahlung, da diese bereits auf 1 % reduziert ist.

▶ Strahlenschutzschürzen mit einem Bleigleichwert von 0,35 mm Pb stellen einen guten Kompromiss zwischen dem Gewicht der Schürze und dem Ausmaß der Strahlenreduktion dar und werden am häufigsten eingesetzt.

Eine Schürze, die im Rahmen der Computertomografie verwendet wird, muss für Röhrenspannungen bis 150 kV geprüft sein, da bei der Computertomografie höhere Röhrenspannungen Verwendung finden. Hier werden Schürzen mit einem Bleigleichwert von 0,5 mm Pb eingesetzt, die jedoch für längere Tragezeiten ungeeignet sind.

Da Blei ein Umweltgift darstellt und die Entsorgung problematisch ist, wird auch Bismut (auch Wismut genannt, Bi, Ordnungszahl Z=83, Blei Ordnungszahl Z=82) in Strahlenschutzschürzen und Abdeckungen eingesetzt. Die Absorptionseigenschaften sind dem des Bleis sehr ähnlich.

9.4.2 Persönliche Schutzausrüstung (PSA)

9.4.2.1 Bleigummischürze

DIN EN 61331-3

Für einen wirksamen Strahlenschutz des untersuchenden Personals hinsichtlich der von dem Patienten ausgehenden Streustrahlung haben sich Bleigummischürzen bewährt. Hierbei handelt es sich um Schürzen mit einem Innenmaterial bestehend aus einer oder mehreren Schichten aus Kautschukgummi, denen Bleioxid zugeführt wird, sowie einer äußeren Schutzschicht aus Kunststoff (PVA, Polyester).

Eine Übersicht der vier unterschiedlichen Kategorien von Strahlenschutzschürzen gibt Tab. 9.4.

Tab. 9.4 Übersicht über die Arten der Strahlenschutzschürzen und deren Bleigleichwert

Art der Schürze	der Bleigleichwert **(Pb)** darf nicht kleiner sein als:
leichte Strahlenschutzschürzen	0,25 mm Pb über die gesamte Fläche
schwere Strahlenschutzschürzen	0,35 mm Pb für den vorderen Teil und 0,25 mm Pb für die übrigen Teile
leichte geschlossene Strahlenschutzschürzen	0,25 mm Pb über die gesamte Fläche
schwere geschlossene Strahlenschutzschürzen	0,35 mm Pb für den vorderen Teil und 0,25 mm Pb für die übrigen Teile
DIN EN 61331-3	

Leichte Strahlenschutzschürzen können z. B. im Operationssaal und im Gipsraum getragen werden oder dann, wenn der Aufenthaltsbereich durch andere Strahlenschutzvorrichtungen gegen Störstrahlung geschützt ist, z. B. durch solche, die an der Röntgeneinrichtung befestigt sind.

▶   Die Strahlenschutzschürze sollte weitgehend alle blutbildenden Anteile des
      Knochenmarkes einschließlich Schulterbereich und Sternum (mit Ausnahme
      des Schädels) abdecken und bis zu den Knien reichen.

Die Breite der Schürze bzw. der Frontteil bei geschlossenen Schürzen muss mindestens 60 % des Umfangs der Brust, Taille oder Hüfte entsprechen, je nachdem, welcher Wert der größte ist.

▶   Ein Einfall der Strahlung durch ungeschützte Eintrittsstellen ist absolut zu vermeiden.

Daher sollte die Schürze im Bereich der Achselhöhle nah am Oberarm anliegen und höchstens 10 cm unterhalb des Oberarmes beginnen. Bei weiblichen Trägern sollte die Schürze im Bereich der Achsel sogar enger am Oberarm anliegen, da eine ungeschützte Achsel ein seitliches Eintreten der Strahlung ermöglicht und damit die strahlenempfindliche weibliche Brust teilexponiert ist. Auch ein im Bereich des oberen Brustkorbes getragenes Personendosimeter kann durch die seitlich einfallende Strahlung getroffen werden und eine zu hohe Personendosis anzeigen (Abb. 9.9). Ärmel für Strahlenschutzschürzen helfen, die Expositionen der Schulterregion und der Achselhöhle zu reduzieren.

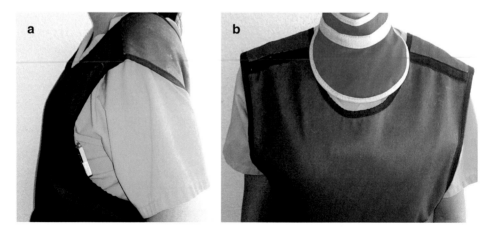

Abb. 9.9 Unzureichende Schutzwirkung der Schutzausrüstung im Bereich der Achselhöhle und des Dekolletés. Exposition der weiblichen Brust und eines im Bereich des oberen Brustkorbes getragenen Personendosimeters durch seitliches Eintreten der Strahlung **a**). Unzureichender Schutz im Dekolleté aufgrund nicht ausreichender Überlappung der Schutzkleidung **b**)

▶ Das Dekolleté sollte im Übergang vom Schilddrüsenschutz zur Schürze nicht ungeschützt sein (Abb. 9.9).

Bei einem potentiellen Strahlengang von hinten müssen Mantelschürzen mit einem rückseitigen Schutz getragen werden. Aus Gründen der Gewichtsreduktion haben die hinteren Anteile üblicherweise einen Bleigleichwert von 0,25 mm Pb im Gegensatz zu der Frontregion mit 0,35 bzw. 0,5 mm Pb. Bei Mantelschürzen ist zu beachten, dass sich bei frontal überlappenden Anteilen die Bleigleichwerte addieren.

Breite Schulterpartien, Schulterpolster, Stretchgürtel- und Kreuzbandverschlußsysteme oder Kostümmodelle mit getrennter Jacke und Schürze sind verfügbar, um den Tragekomfort zu erhöhen und das Gewicht am Körper besser zu verteilen und damit den Rücken zu entlasten. Besonders bei den Kostümmodellen sollte darauf geachtet werden, dass eine ausreichende Überlappung der Teile vorhanden ist. Als persönliche Schutzausrüstung sollten die Maße der Schürze dem Träger angepasst werden. Die Hersteller bieten entsprechende Modelle an.

▶ Strahlenschutzschürzen und Schilddrüsenschutze müssen eine Kennzeichnung mit Informationen zur Schutzwirkung aufweisen (Abb. 9.10, Tab. 9.5).

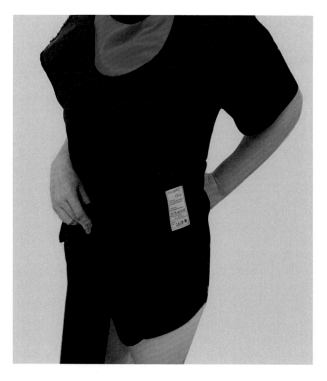

Abb. 9.10 Strahlenschutzschürze mit Kennzeichnung der Schutzwirkung

Tab. 9.5 Vorgaben für die Kennzeichnung der Strahlenschutzschürzen

Informationen, die auf dem Etikett angegeben werden müssen:	zum Beispiel:
Name oder Warenzeichen des Herstellers oder Lieferanten	xyz
Buchstaben zur Bezeichnung des Typs der Strahlenschutzschürze, und zwar L (leicht), H (schwer), LC (leicht, geschlossen) oder HC (schwer, geschlossen)	L, H, LC oder HC
Bleigleichwert als Bleidicke, angegeben durch das Symbol Pb, gefolgt von der Dicke in Millimeter	mm Pb 0,35 (Vorderseite) mm Pb 0,25 (Rückseite)
Bereich der Röntgenröhrenspannung, der für die Ermittlung der Werte des Bleigleichwerts benutzt wird, wobei ein Schrägstrich, gefolgt von dem Wert des Röntgenröhrenspannungs-Bereichs in Kilovolt, hinzugefügt wird	50–110 kV bzw. 50–150 kV
Flächendichte (Mindestmasse je Flächeneinheit des Schutzmaterials in kg/m²)	z. B. 4,60
Verweisung auf die Norm	IEC 61331-3:2014
Beispiel für ein Etikett einer schweren Strahlenschutzschürze: xyz[1] H[2] Pb 0,35[3]/50-110[4] 4,60[5] IEC 61331-3:2014[6]. [1] Name oder Warenzeichen des Herstellers oder Lieferanten, [2] für schwere Strahlenschutzschürzen, [3] Bleigleichwert, [4] Bereich der Röntgenröhrenspannung, [5] Flächendichte, [6] Norm mit Jahr der Veröffentlichung.	
DIN EN 61331-3	

Qualitätskontrolle der Strahlenschutzschürzen

DIN 6857-2

Strahlenschutzschürzen sind teuer und empfindlich. Sie müssen gepflegt werden. Die Innenmaterialien können einreißen, besonders leicht im Bereich der Nähte zwischen dem Außen- und dem Innenmaterial, wodurch die Schutzfunktion der Schürze verloren geht. Als persönliche Schutzausrüstung sollten sie entsprechend den Maßen der Mitarbeiter angefertigt und ihnen persönlich zugeordnet werden. Ein Knicken oder Falten z. B. durch Sitzen auf der Schürze oder nicht sachgerechte Aufbewahrung ist zu vermeiden. Nach Verwendung sollten sie auf einen Bügel oder spezielle Wandaufhänger aufgehängt werden (Abb. 9.11). Für die Reinigung, Pflege und Desinfektion der Außenmaterialien werden von den Herstellern der Schürzen spezielle Reinigungsmittel angeboten.

▶   Im Gebrauch befindliche Schutzkleidung unterliegt entsprechend der DIN 6857-2 regelmäßigen Qualitätsprüfungen durch den Anwender.

Eine Übersicht über die regelmäßigen Qualitätsprüfungen für Schutzkleidung durch den Anwender gibt Tab. 9.6. Bei der Tastprüfung wird die Schutzkleidung vorzugsweise im hängenden Zustand durch Abtasten der gesamten Schutzkleidung auf Brüche, Knicke und Risse in der Schutzschicht bzw. auf abgerissene Schutzschichten und auf weitere Beschädigungen überprüft. Dabei ist besonders auf empfindliche und strapazierte Stellen (z. B. Arm- und Schulterteile) sowie auf Wulstbildung (besonders im unteren Saum der Schürze) zu achten. Besteht nach der Prüfung der Verdacht auf Beschädigung der Schutzkleidung, die die Schutzwirkung beeinträchtigt, ist eine Prüfung der Schutzkleidung mit Hilfe von Röntgenstrahlung erforderlich (Abb. 9.12). Bei neuer Schutzkleidung

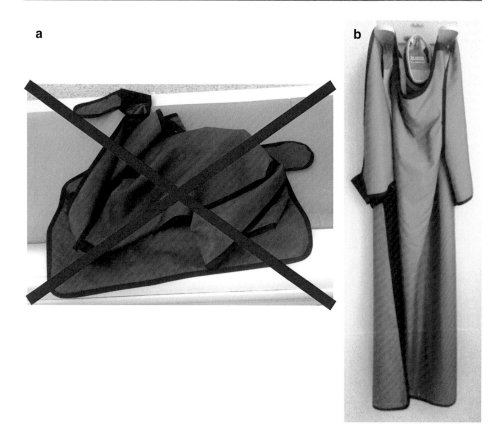

Abb. 9.11 **a**) Falsche und **b**) korrekte Aufbewahrung der Strahlenschutzkleidung

Tab. 9.6 Regelmäßige Qualitätsprüfungen für Schutzkleidung durch den Anwender

Art der Prüfung	Häufigkeit	Defekte oder Mängel
Sichtprüfung	arbeitstäglich	Risse, Löcher, defekte Nähte, Hinweise auf Defekte des innenliegenden Schutzmaterials, Funktionstüchtigkeit der Schließelemente
Tastprüfung	mindestens jährlich	Tastbare Beschädigungen der Schutzschicht, Brüche, Knicke, Risse, Löcher, abgerissene Schutzschicht
Prüfung mit Durchleuchtungseinrichtung oder mit Computertomografen	alle zwei Jahre (bei neuen Schürzen nach 3 Jahren)	Risse und Löcher
DIN 6857-2		

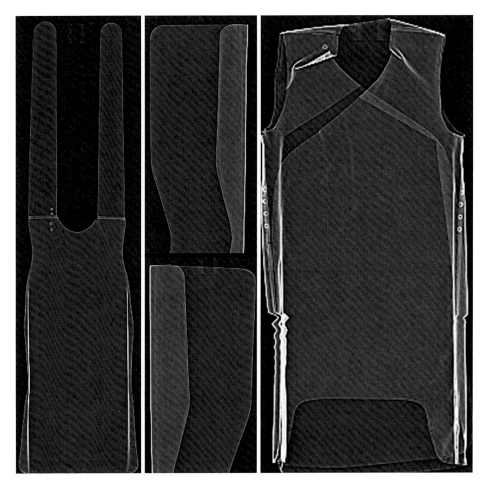

Abb. 9.12 Prüfung auf Unversehrtheit einer Strahlenschutzschürze mittels CT- Topogramm

ist spätestens mit dem Ablauf des dritten Jahres der Verwendung eine Prüfung mit Röntgenstrahlung erforderlich. Wenn bei einer Prüfung mit Röntgenstrahlung an der Schutzkleidung keine Defekte erkannt werden, ist eine erneute Prüfung mit Röntgenstrahlung
spätestens mit Ablauf des zweiten Jahres der Verwendung nach der Voruntersuchung
erforderlich. Die Ergebnisse der Prüfung sind in einem Prüfprotokoll zu dokumentieren.
Ein entsprechendes Formblatt findet sich im Anhang C der DIN 6857-2.

Defekte und Mängel an der Schutzkleidung

Die DIN 6857-2 unterscheidet zwischen Defekten und Mängeln:

- Ein **Defekt** ist jede Läsion an einer Schutzkleidung einschließlich ihrer Nähte und Schließelemente, unabhängig davon, ob damit ihre Schutzwirkung oder Funktion beeinträchtigt ist. Es handelt sich dabei um Läsionen, von denen erwartet werden kann, dass sie sich im Laufe des weiteren Gebrauchs der Schutzkleidung zu einem Mangel entwickeln. Defekte sind zu kennzeichnen und zu protokollieren. Herstellungsbedingte Nähte sind keine Defekte.
- Ein **Mangel** ist ein Defekt, der nach Entscheidung durch den Strahlenschutzbeauftragten zu einer relevanten Minderung der Schutzwirkung oder Funktionalität führt bzw. führen kann. Bei Mängeln darf die Schutzkleidung nicht mehr verwendet werden.

Bei Verdacht auf Defekte der Schutzschicht ist eine weitergehende Prüfung mit Röntgenstrahlung durchzuführen. Werden bei der Prüfung mit Röntgenstrahlung Defekte aber keine Mängel an der Schutzkleidung erkannt, so ist der Zeitraum für eine erneute Prüfung mit Röntgenstrahlung auf 12 Monate zu verkürzen.

Bleireduzierte Strahlenschutzschürzen

Nachteile von Blei als Strahlenschutzmaterial

Die Verwendung von Blei für die persönliche Schutzausrüstung hat folgende Nachteile:

- Das langjährige Tragen der ca. 6 kg schweren Bleigummischürzen kann bei dem medizinischen Personal zu gesundheitlichen Problemen mit dem Rücken und den Gelenken führen.
- Die Schutzwirkung der Bleischürzen ist abhängig von der Energie der einfallenden Strahlung und ist bei höheren Strahlenenergien reduziert.
- Die Entsorgung defekter Bleischürzen ist problematisch, da Blei ein Umweltgift ist (Sondermüll).

Besonders das hohe Tragegewicht mit langfristig resultierenden Gesundheitsschäden führte zur Entwicklung leichterer sogenannter bleifreier Schürzen, die alternative Abschirmmaterialien wie Zinn, Barium oder Antimon mit einer im Vergleich zu Blei niedrigeren Ordnungszahl verwendeten. Als zusätzlicher Vorteil lassen sich diese Materialien leichter entsorgen. Hierbei stellte sich jedoch heraus, dass bei Röntgenstrahlung im Bereich von 60 bis 80 kV und bei über 110 kV die Schutzwirkung durch Materialien mit niedriger Ordnungszahl stark abnimmt. Die Absorption einer Strahlung in dem Energiebereich, der üblicherweise in der Röntgendiagnostik verwendet wird, erfolgt überwiegend durch die Photoabsorption. Hierbei tritt bei den leichten absorbierenden Materialien mit einer kleinen Ordnungszahl im Rahmen der Schwächung der einfallenden Strahlen eine unerwünschte Fluoreszenzstrahlung auf. Die Schürze wird selber zum Strahler, was aufgrund der Entstehung der Strahlen im unmittelbaren Hautkontakt sowie der teilweise erhöhten biologischen Wirksamkeit der niederenergetischen Strahlen (Energie der Fluoreszenzstrahlung je nach Material kleiner als 30 keV) zu einer im Vergleich zu den konventionellen Bleischürzen signifikant erhöhten Strahlenbelastung des Trägers der Schürze führt. Besonders die weibliche Brust ist von der Fluoreszenzstrahlung der Schürze direkt betroffen. Zwar fluoresziert auch Blei bei höheren Strahlungsenergien, dies ist jedoch für den Energiebereich der Röntgendiagnostik nicht signifikant (Eder 2014).

▶   Ältere bleifreie Schürzen, die nicht mehr der DIN EN 61331-1: 2016 Prüfnorm entsprechen, sollten ausgemustert werden, da die Schutzfunktion deutlich eingeschränkt ist.

Aktuell werden von den Herstellern sowohl reine Bleigummischürzen mit einem höheren Gewicht als auch bleiarme sogenannte „light"-Schürzen angeboten, die im Vergleich zu den konventionellen Bleigummischürzen um ca. 15 % leichter sind. Bei den leichteren Schürzen handelt es sich entweder um Mischungen von Bleioxid und Absorptionsmaterialien mit einem niedrigeren Atomgewicht (**Composite-Schürzen**) oder um Schürzen, die zusätzlich zu der Schicht aus leichtem Material (z. B. Antimon) eine zweite dünne innere Schicht aus Blei oder Bismut aufweisen, die dem Körper des Trägers anliegt und die die entstehende niederenergetische Fluoreszensstrahlung absorbiert (**Bilayer-Schürzen**).

9.4.2.2 Schilddrüsenschutz
Ein **Schilddrüsenschutz** stellt einen zusätzlichen Schutz für die Schilddrüse, aber auch für die weibliche Brust und das blutbildende Sternum dar. Dies betrifft besonders Frauen, da sie für Schilddrüsenerkrankungen empfindlicher sind. Der Schilddrüsenschutz sollte überlappend zum Dekolletee der Strahlenschutzschürze getragen werden. Es stehen Modelle mit einem Bleigleichwert von 0,35 und 0,5 mm Pb zur Verfügung.

9.4.2.3 Röntgenschutzhandschuhe
Hierbei werden zwei unterschiedliche Arten von **Röntgenschutzhandschuhen** angeboten. Zum einen gibt es schwere Bleigummihandschuhe mit einem Bleigleichwert von 0,25 mm Pb, 0,35 mm Pb oder 0,5 mm Pb zum Palpieren oder Halten von Körperteilen oder Kleinkindern. Diese Handschuhe sind nicht steril. Es empfiehlt sich, aus

hygienischen Gründen bei Gebrauch zusätzlich Baumwollhandschuhe unter die Bleigummihandschuhe anzuziehen.

Sterile **strahlenabsorbierende OP-Handschuhe** als Einwegartikel haben einen sehr geringen Bleigleichwert von lediglich 0,045 mm Pb. Sie reduzieren die Strahlenexposition durch die Streustrahlung geringfügig um ca. 50 % (Mavig 2015). Das Tragen dieser Handschuhe rechtfertigt daher nicht die Tätigkeit der Hände im Bereich der Nutzstrahlung.

9.4.2.4 Röntgenschutzbrillen und Röntgenschutzvisiere

▶ Mit dem Strahlenschutzgesetz vom 01.01.2019 wurde der Grenzwert für die Strahlenbelastung der Augenlinse von 150 mSv auf 20 mSv gesenkt. StrlSchG § 78 (2) 1 Beruflich strahlenexponiertes Personal, das regelmäßig durchleuchtungsgeführte Interventionen durchführt, kann diese Werte nur durch die regelmäßige Verwendung von Röntgenschutzbrillen unterschreiten.

Die Röntgenschutzbrille muss auf die individuelle Sehschärfe ihres Trägers angepasst werden. Ein zusätzlicher Seitenschutz der Brille ist wichtig. Das Tragen der Röntgenschutzbrille bietet gleichzeitig einen Schutz der blutbildenden Schädelkalotte, der auch durch das Tragen von Strahlenschutzhauben oder – Kappen optimiert werden kann.

Röntgenschutzvisiere haben den Vorteil, von der individuellen Sehschärfe des Untersuchers unabhängig zu sein und den Schädelbereich einschließlich Gesichtsfeld komplett abzuschirmen. Die vom Schädel des Untersuchers verursachte Streustrahlung mit zusätzlicher Belastung der Augenlinse wird im Vergleich zur Röntgenschutzbrille durch ein Visier stärker reduziert. Um den Druck auf den Kopf erträglich zu machen (Gewicht der Visiere ca. 500 g), haben sie einen nur geringen Bleigleichwert von 0,1 mm Pb. Die Streustrahlenschwächung beträgt bei einer Röhrenspannung von 60 kV 94,4 % und von 100 kV 80 %.

9.5 Einweisung und Unterweisung

StrlSchG § 76 (1) 4, StrlSchV § 63

▶ Personen, die im Rahmen einer anzeige- oder genehmigungsbedürftigen Tätigkeit im Sinne des Strahlenschutzgesetzes tätig werden, müssen erstmals vor Aufnahme der Betätigung oder vor dem erstmaligen Zutritt zu einem Kontrollbereich unterwiesen werden. Die Unterweisung ist mindestens einmal im Jahr zu wiederholen. StrlSchV § 63 (1)

Dies gilt demnach nicht nur für Personen, denen im Rahmen ihrer beruflichen Tätigkeit oder Ausbildung der Zutritt zu Kontrollbereichen erlaubt wird, sondern auch für Personen, die Röntgenstrahlung anwenden und die nicht strahlenexponiert sind, da sie sich während ihrer Tätigkeit außerhalb des Kontrollbereiches befinden. Personen, an denen ionisierende Strahlung oder radioaktive Stoffe angewendet werden, müssen nicht unterwiesen werden (StrlSchV § 63 (4)).

Unterweisung im Strahlenschutz

Die Unterweisung hat insbesondere Informationen zu umfassen über (StrlSchV § 63 (2 und 5)):

- die Arbeitsmethoden,
- die möglichen Gefahren,
- die anzuwendenden Sicherheits- und Schutzmaßnahmen,
- die für ihre Beschäftigung oder ihre Anwesenheit wesentlichen Inhalte des Strahlenschutzrechts, der Genehmigung oder Anzeige, der Strahlenschutzanweisung,
- die zum Zweck der Überwachung von Dosisgrenzwerten und der Beachtung der Strahlenschutzgrundsätze erfolgende Verarbeitung und Nutzung personenbezogener Daten.
- die Verpflichtung, eine Schwangerschaft im Hinblick auf die Risiken einer Exposition für das ungeborene Kind so früh wie möglich mitzuteilen (StrlSchV § 63 (5)) und
- die Gefahr, dass beim Vorhandensein von offenen radioaktiven Stoffen eine Kontamination zu einer inneren Exposition eines ungeborenen oder gestillten Kindes führen kann (StrlSchV § 63 (5)).

Inhalt und Zeitpunkt der Unterweisungen müssen aufgezeichnet werden. Die Aufzeichnung ist von der unterwiesenen Person zu unterzeichnen und muss fünf Jahre lang nach der Unterweisung aufbewahrt und der zuständigen Behörde auf Verlangen vorgelegt werden (StrlSchV § 63 (6)). Die Unterweisung kann Bestandteil sonstiger erforderlicher Unterweisungen insbesondere nach arbeitsschutz-, immissionsschutz-, gefahrgut- oder gefahrstoffrechtlichen Vorschriften sein (StrlSchV § 63 (2)). Die Unterweisung muss in einer für die Unterwiesenen verständlichen Form und Sprache erfolgen. Die Unterweisung hat mündlich zu erfolgen. Die zuständige Behörde kann zulassen, dass die Unterweisung durch Nutzung von E-Learning-Angeboten oder von audiovisuellen Medien erfolgt, wenn dabei eine Erfolgskontrolle durchgeführt wird und die Möglichkeit für Nachfragen gewährleistet ist (StrlSchV § 63 (3)).

9.6   Ärztliche Überwachung

StrlSchG § 79 (1) 6–8, StrlSchV § 77–81

Eine beruflich exponierte Person der Kategorie A muss innerhalb eines Jahres vor der erstmaligen Aufgabenwahrnehmung (StrlSchV § 77 (1)) und danach innerhalb eines Jahres nach der letzten Untersuchung (StrlSchV § 77 (2)) von einem ermächtigten Arzt untersucht werden. Sie darf nur dann Aufgaben wahrnehmen, wenn dem Strahlenschutzverantwortlichen eine von diesem Arzt ausgestellte ärztliche Bescheinigung vorliegt, nach der der Aufgabenwahrnehmung keine gesundheitlichen Bedenken entgegenstehen.

Die zuständige Behörde kann für eine beruflich exponierte Person der Kategorie B Maßnahmen der ärztlichen Überwachung anordnen, wenn die Arbeitsbedingungen oder der Gesundheitszustand der beruflich exponierten Person dies erfordern. (StrlSchV § 77 (4)).

Nach Beendigung der Aufgabenwahrnehmung muss die ärztliche Überwachung mit Einwilligung der betroffenen Person so lange fortgesetzt werden, wie es der ermächtigte Arzt zum Schutz der Person für erforderlich erachtet (**nachgehende Untersuchung**) (StrlSchV § 78 (1)).

Die **ärztliche Bescheinigung** hat die Tauglichkeit in die Stufen „tauglich", „bedingt tauglich" und „nicht tauglich" einzuteilen. Im Falle einer bedingten Tauglichkeit sind die mit der Einstufung verbundenen Beschränkungen für die ärztlich überwachte Person darzulegen (StrlSchV § 79 (2)). Die der ärztlichen Überwachung unterliegende Person kann eine Abschrift der Mitteilungen verlangen (StrlSchV § 79 (3)).

Ist nicht auszuschließen, dass eine Person Expositionen erhalten hat, die im Kalenderjahr die effektive Dosis von 20 mSv oder die Organ-Äquivalentdosis von 20 mSv für die Augenlinse oder von 500 mSv für die Haut, die Hände, die Unterarme, die Füße oder Knöchel überschreiten, muss sie unverzüglich von einem ermächtigten Arzt untersucht werden (**besondere ärztliche Überwachung**) (StrlSchV § 81 (1)). Ist nach dem Ergebnis der besonderen ärztlichen Überwachung zu befürchten, dass die Gesundheit der Person gefährdet wird, wenn sie erneut eine Aufgabe als beruflich exponierte Person wahrnimmt oder fortsetzt, kann die zuständige Behörde anordnen, dass sie diese Aufgabe nicht oder nur unter Beschränkungen ausüben darf (StrlSchV § 81 (2)).

Literatur

Eder H (2014) Strahlenschutz durch Röntgenschürzen: Strenge Vorgaben. Dtsch Arztebl 111(38):A-1578–A-1580

Landesanstalt für Personendosimetrie und Strahlenschutzausbildung (LPS) (2012) Technisches Datenblatt für das Gleitschatten-Filmdosimeter. https://www.lps-berlin.de/sites/default/files/Technische_Datenblatt_Gleitschatten_2012_10.pdf. Zugegriffen am 12.04.2019

Materialprüfungsamt Nordrhein-Westfalen (MPA NRW) (2012a) Eingeschränkter Anwendungsbereich elektronischer Dosimeter. https://wwwmpanrwde/fileadmin/user_upload/pdf/Strahlenschutz/Downloads/Merkblaetter/MB_EPD_Eingeschraenkte_Anwendungpdf. Zugegriffen am 12.04.2019

Materialprüfungsamt Nordrhein-Westfalen (MPA NRW) (2012b) Technisches Datenblatt für das Elektronische Personendosimeter. https://wwwmpanrwde/fileadmin/user_upload/pdf/Strahlenschutz/Downloads/Datenblaetter/Elektronische_Personendosimeterpdf. Zugegriffen am 12.04.2019

Materialprüfungsamt Nordrhein-Westfalen (MPA NRW) (2018a) Informationen zur Augenlinsendosimetrie. https://www.mpanrw.de/fileadmin/user_upload/pdf/Strahlenschutz/Downloads/Augendosimetrie/Information-Augenlinsendosimetrie.pdf. Zugegriffen am 12. 04.2019

Materialprüfungsamt Nordrhein-Westfalen (MPA NRW) (2018b) Technisches Datenblatt für das Photonen-Fingerringdosimeter. https://www.mpanrw.de/fileadmin/user_upload/pdf/Strahlenschutz/Downloads/Datenblaetter/Photonen-Fingerring.pdf. Zugegriffen am 12.04.2019

Materialprüfungsamt Nordrhein-Westfalen (MPA NRW) (2019a) Schematischer_Aufbau_ Gleitschatten-Kassette. https://www.mpanrw.de/fileadmin/user_upload/pdf/Strahlenschutz/Downloads/Schulungsmaterial/Schematischer_Aufbau_Gleitschatten-Kassette.PDF. Zugegriffen am 12.04.2019

Materialprüfungsamt Nordrhein-Westfalen (MPA NRW) (2019b) Neues Strahlenschutzgesetz (StrlSchG) und Strahlenschutzverordnung (StrlSchV). https://www.mpanrw.de/fileadmin/user_upload/pdf/Strahlenschutz/Downloads/Newsletter/2019-01-Dosimetrie-News-02.pdf. Zugegriffen am 12.04.2019

MAVIG (2015) Information der MAVIG GmbH zum empfohlenen Strahlenschutz. http://www.mavig.de/relaunch/de/wp-content/uploads/Flyer_Leitlinien-Info-deu_0216.pdf. Zugegriffen am 12.04.2019

National institute of standards and technology (NIST) (2004) Tables of x-ray mass attenuation coefficients and mass energy-absorption coefficients from 1 keV to 20 MeV for elements Z = 1 to 92 and 48 additional substances of dosimetric interest. https://www.nist.gov/pml/x-ray-mass-attenuation-coefficients. Zugegriffen am 08.04.2019

Strahlenschutz des Patienten in der Röntgendiagnostik

10

Inhaltsverzeichnis

© Springer-Verlag GmbH Deutschland, ein Teil von Springer Nature 2019
J.-H. Grunert, *Strahlenschutz für Röntgendiagnostik und Computertomografie*,
https://doi.org/10.1007/978-3-662-59275-5_10

10.1 Schutzmittel

Bei der Röntgenuntersuchung eines Patienten ist darauf zu achten, dass Körperteile, die hinsichtlich der diagnostischen Fragestellung nicht von Interesse sind, vor einer Strahlenexposition geschützt werden müssen. Dies geschieht in erster Linie durch eine sinnvolle topografische Platzierung des Nutzstrahlenfeldes mit Einblendung, was besonders bei pädiatrischen Untersuchungen von großer Wichtigkeit ist.

▶ Körperareale außerhalb des Nutzstrahlenfeldes sind durch die Streustrahlung exponiert, die aufgrund der intrakorporalen Ausbreitung nur eingeschränkt abgeschirmt werden kann. Abdeckungen sollten im Streustrahlenbereich einen Bleigleichwert von 0,5 mm Pb und im Bereich der Nutzstrahlung von mindestens 1 mm Pb aufweisen.

Eine Liste erforderlicher bzw. nützlicher Schutzmittel für Patienten findet sich in Tab. 10.1. Prinzipiell sollten zusätzliche vom Patienten eingeforderte Strahlenschutzmittel angewendet werden, selbst wenn die Anwendung dem Untersucher nicht sinnvoll erscheint. Siehe hierzu auch die neuen Empfehlungen der Strahlenschutzkommission (SSK 2018).

Bei CT Untersuchungen muss beachtet werden, dass je nach Gerät und Hersteller möglicherweise die CT-Topogramme (Übersichtsdarstellungen zur Planung der Untersuchungen) im Rahmen von Dosisreduktionsalgorithmen zur Berechnung der optimalen Exposition als Grundlage herangezogen werden. In solchen Fällen kann es sinnvoll sein, die Strahlenschutzmittel erst nach der Durchführung des Topogramms einzusetzen, um die Dosisoptimierung nicht zu verfälschen.

Tab. 10.1 Erforderliche bzw. nützliche Schutzmittel für Patienten

Art des Schutzmittels	Untersuchung (Röntgen (**Rö**) oder Computertomografie (**CT**))
Augenlinsenschutz	CT-Hirnschädel (CCT), CT-Nasennebenhöhlen (CT-NNH), DVT (Digitale Volumentomografie)-NNH, wenn sich die Augen im Nutzstrahlenfeld befinden
Schilddrüsenschutz	CCT, CT-NNH, CT-Thorax
Brustschutz (Frau)	CCT
Gonadenschutz (Hodenkapsel, Ovarialabdeckung)	CT-Abdomen/Becken (kein Ovarialschutz), Rö-Abdomen/Becken/LWS/Hüftgelenke
Strahlenschutzschürze	Rö-Kopf
Becken-Halbschürze oder Becken-Rundumschürze (Hüftrock)	Rö-Thorax
Bleiabdeckungen	Röntgenuntersuchungen bei Kindern, Schwangeren
Fiebich 2017	

10.1.1 Gonadenschutz

▶ Entsprechend der Leitlinie der Bundesärztekammer müssen bei männlichen Patienten bei allen Röntgenuntersuchungen (also auch CT-Untersuchungen) des Abdomens, des Harntraktes, des Magen-Darm-Traktes sowie des Beckens und der Lendenwirbelsäule grundsätzlich umschließende Hodenkapseln angewandt werden (Bundesärztekammer 2007a).

Ein Gonadenschutz ist nur bei Männern umfassend wirksam, da hierbei die Testes auch hinsichtlich der intrakorporalen Streustrahlung komplett abgeschirmt werden können (Abb. 10.1). Diese Maßnahme kann die Strahlenexposition der Hoden außerhalb des Nutzstrahlenfeldes bei einer CT-Untersuchung des Beckens von 1–2-mSv um bis zu 95 % reduzieren (Fiebig 2017). Die Hodenkapsel sollte sich möglichst nicht im Nutzstrahlengang befinden. Dies gilt besonders beim Einsatz von Dosisreduktionsalgorithmen in der CT. Es sollte darauf geachtet werden, dass die Kapsel weit nach unten gezogen wird, damit insbesondere bei CT- und Röntgenuntersuchungen des Beckens keine diagnoserelevanten Körperteile durch von der Hodenkapsel ausgehende Artefakte überlagert werden. Es sollte dem Patienten auch erklärt werden, dass lediglich die Hoden und ein Hygienebeutel in die Hodenkapsel gehören. Da viele Patienten der deutschen Sprache nicht mächtig sind, kann dies mit einer Zeichnung erklärt werden, die in der Umkleidekabine aushängt.

Bei weiblichen Personen ist bei Röntgenuntersuchungen des Abdomens, des Beckens, der LWS und der Hüftgelenke die Anwendung eines **direkten Ovarienschutzes** mit Abdeckung oder **indirekten** Ovarienschutzes (Einschieben einer entsprechend geformten Bleiplatte mit 2 mm Pb Bleigleichwert in die Einschubschienen am Kollimator) grundsätzlich zu fordern, soweit hierdurch der Informationsgehalt der Untersuchung nicht wesentlich eingeschränkt wird oder die Wahrscheinlichkeit von Wiederholungsaufnahmen nicht deutlich erhöht wird. Ein Gonadenschutz für Frauen hat den Nachteil, dass nur die

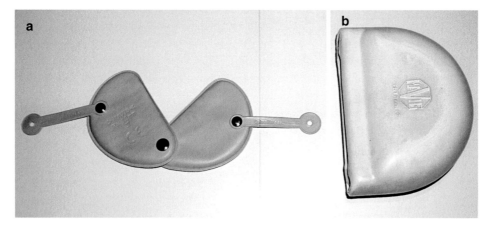

Abb. 10.1 Gonadenschutz. **a**) Ovarienschutz, **b**) Hodenkapsel

Nutzstrahlung und die extrakorporale Streustrahlung abgeschirmt werden kann, die intra-korporale Streustrahlung jedoch nicht. Da die Lage der Eierstöcke variiert und nicht sicher auf der Körperoberfläche von außen bestimmbar ist, ist ein Schutz der Ovarien vor der Nutzstrahlung nicht immer erreichbar. Außerdem kann ein Ovarienschutz gerade die Kör-perteile abdecken, die untersucht werden sollen wie z. B. den knöchernen Beckenring, der dann z. B. im Rahmen einer traumatologischen Diagnostik nicht mehr vollständig beur-teilt werden kann. Die in einem solchen Fall notwendige Wiederholungsaufnahme wider-spricht dem Strahlenschutz. Bei einer CT-Oberbauchuntersuchung wird die weibliche Gonadendosis durch einen Ovarienschutz nicht reduziert. Bei entfernteren Strahlenfeldern (z. B. bei Thoraxuntersuchungen) genügt eine Gonaden- oder **Patientenschutzschürze** (Bundesärztekammer 2007a).

10.1.2   Schilddrüsen- und Brustschutz

Ein Schilddrüsenschutz sollte bei Computertomografien des Schädels, der Nasenneben-höhlen und des Thorax eingesetzt werden und kann die Dosis der Schilddrüse (ca. 1 mSv) bei einer CCT um ca. 45 % senken. Ein Brustschutz reduziert die Dosis der Brust bei einer CCT (ca. 0,3 mSv) um bis zu 75 % (Fiebich 2017).

10.1.3   Augenlinsenschutz

Eine erhöhte Strahlenexposition der Augen kann langfristig zu einem Katarakt führen. Der Schutz der Augen sollte daher bei CT-Untersuchungen des Schädels oder der Nasenneben-höhlen durch eine Aussparung der Augen mit Begrenzung des Strahlenfeldes eventuell un-terstützt durch eine Kippung der Gantry oder durch eine entsprechende Lagerung des Kopfes erfolgen. Der Patient sollte vom Personal aufgefordert werden, in Richtung der Füße zu schauen. Häufig sind jedoch koronare Schichtaufnahmen der Nasennebenhöhle gefordert, die eine Exposition der Augen durch die Nutzstrahlung erforderlich machen. Je nach Com-putertomografiegerät und Hersteller können Methoden der Röhrenstrommodulation oder der Unterbrechung der CT-Bestrahlung im anterioren Winkelbereich zur Reduktion der Strahle-nexposition der Augenlinse eingesetzt werden. Overranging und Overbeaming sind zu mini-mieren oder durch sequentielle Schichten zu ersetzen (siehe auch Spezialkurs Computerto-mografie „Apparative Einflussfaktoren auf die Dosis" Abschn. 15.4).

Ein Augenlinsenschutz ist bei CT-Untersuchungen des Schädels und der Nasenneben-höhlen sinnvoll, wenn die Augenlinse im Strahlengang liegt. Bei einer zu großen Absorp-tion der Strahlung durch den Augenlinsenschutz kann es zu Artefakten kommen, die durch eine Vergrößerung des Abstands des Augenlinsenschutzes zur Hautoberfläche (z. B. Schaumstoffpolster oder Augenschutzbrille für Handwerker) reduziert werden können. Die Schutzwirkung kommerziell angebotener Protektoren liegt bei 30–40 % (Heuser 2015; Keil et al. 2008).

10.1.4 Becken-Halbschürze oder Becken-Rundumschürze

Die Notwendigkeit des Anlegens einer Becken-Halbschürze bzw. einer Becken-Rundumschürze bei konventionellen Röntgenthoraxaufnahmen wird kontrovers diskutiert. Die Gonadendosis beträgt bei einer Standardröntgenuntersuchung des Thorax im posterior-anterioren Strahlengang lediglich 0,2 µSv (Fiebich 2017) und kann daher vernachlässigt werden. Im Falle der Verwendung einer Becken-Halbschürze sollte die Schürze auf der dem Detektor zugewandten Seite eingesetzt werden, da die Streustrahlung im Bereich der Gonaden überwiegend von dem Detektor ausgeht. Eine Becken-Rundumschürze verbessert den Schutz geringfügig. Aufgrund der Erwartungshaltung der Patienten sollten diese Strahlenschutzmittel bei den Patienten trotzdem eingesetzt werden.

10.2 Strahlenschutzgerechte Aufnahme- und Untersuchungstechnik in der Röntgendiagnostik

▶ Bevor eine Untersuchung mit ionisierenden Strahlen durchgeführt wird, ist die rechtfertigende Indikation zu stellen. StrlSchG § 83 (3)

Dies beinhaltet die Suche nach alternativen bildgebenden Verfahren ohne Strahlenexposition oder die Hinzuziehung bereits durchgeführter Voruntersuchungen (StrlSchV § 119 (3)). Des Weiteren sollte geprüft werden, ob der Umfang der Untersuchungen reduziert werden kann. So kann eventuell auf eine konventionelle Röntgenaufnahme der Lunge bei einer anschließenden CT-Untersuchung des Thorax verzichtet werden. Im Falle einer CT-Kontrastmitteluntersuchung kann von einer initialen Untersuchung ohne Kontrastmittel abgesehen werden bzw. die Anzahl der Untersuchungen nach Kontrastmittelgabe reduziert werden. Nicht jedes Leber-Hämangiom oder jede Nierenzyste erfordern CT-Untersuchungen in der Spätphase.

10.2.1 Strahlenqualität

Die Verwendung von Filtern mit konsekutiver Aufhärtung der Strahlung reduziert die Strahlenexposition des Patienten. Bei pädiatrischen Untersuchungen müssen entsprechend der Leitlinie der Bundesärztekammer Zusatzfilter aus Kupfer eingesetzt werden (Bundesärztekammer 2007b).

▶ Eine Erhöhung der Aufnahmespannung reduziert die Strahlenexposition für konventionelle Röntgenaufnahmen, sofern eine Belichtungsautomatik eingesetzt wird.

Diese verringert das mAs-Produkt durch eine Verkürzung der Belichtungszeit, da die höherenergetischen Strahlen eine bessere Durchdringungsfähigkeit haben und die

Abschaltdosis des Bildempfängersystems im Vergleich zur niedrigeren Aufnahmespannungen früher erreicht wird. Nachteilig hierbei ist die gleichzeitige Reduktion des Strahlenkontrasts.

Dagegen kann eine Verkürzung der Strahlenexposition in der Computertomografie aufgrund der kontinuierlichen Strahlung nicht erfolgen. Eine Erhöhung der Aufnahmespannung führt in der Computertomografie zu einer überproportionalen Erhöhung der Strahlenexposition (Dosis in etwa proportional zum Quadrat der Aufnahmespannung), wenn keine gleichzeitige Reduktion des mAs-Produkts durch den Untersucher oder durch eine automatisierte Röhrenstrommodulation erfolgt. Bei hohen Kontrasten zwischen den untersuchten Objekten kann die Dosis in der Computertomografie bei bestimmten diagnostischen Fragestellungen deutlich reduziert werden (Niedrigdosis-CT bei Untersuchungen der Lungen, der Nasennebenhöhlen, der Knochen oder beim Steinnachweis).

10.2.2 Einblenden des Strahlenfeldes und Lagerung des Patienten

▶   Die Begrenzungen des Strahlenfeldes sollten auf dem Röntgenbild erkennbar sein (Leitlinie der Bundesärztekammer zur Qualitätssicherung in der Röntgendiagnostik. Aufnahmetechnische Qualitätsanforderungen (17)).

Einblenden will gelernt sein. Ein zu großes Strahlenfeld kann zu einer unnötigen Strahlenexposition einer Körperstruktur führen, die gar nicht Gegenstand der Untersuchung ist. Dies gilt besonders bei Röntgenuntersuchungen von Kleinkindern, da der prozentuale Feldgrößenzuwachs umso höher ausfällt, je kleiner das Ausgangsformat ist (Bundesärztekammer 2007a).

▶   Eine Vergrößerung des Bestrahlungsfeldes führt zu einer Vermehrung der Streustrahlung.

Eine zusätzliche Bleiabdeckung der an den Rand des Strahlenfeldes angrenzenden Abschnitte des Körperstamms ist vor allem bei Kindern und jüngeren Patienten wichtig. Nachträgliche digitale Einblendungen im Rahmen der Bildnachbearbeitung müssen die Grenzen des Nutzstrahlenfeldes durch die ursprüngliche Einblendung auf dem Bild erkennbar lassen und dürfen diese nicht verdecken. Der Untersucher orientiert sich bei der Ausrichtung des Strahlenfeldes an dem Lichtfeld. In den Konstanzprüfungen wird sichergestellt, dass das Lichtfeld und das Bestrahlungsfeld hinsichtlich der Größe und der Position weitgehend identisch sind.

In der Thoraxradiologie kann es bei zu ambitioniertem Einblenden zu einem Abschneiden diagnostikrelevanter Anteile wie z. B. der seitlichen Phrenikokostalwinkel kommen. Es sollte auch vermieden werden, dass durch eine falsche Einblendung die Funktion der Belichtungsautomatik gestört wird.

▶ Neben der Einblendung sollte durch eine entsprechende Lagerung des Patienten gewährleistet sein, dass die Strahlenexposition diagnostisch nicht relevanter Körperteile vermieden wird.

So kann bei CT-Schädeluntersuchungen durch eine Positionierung des Schädels mit Beugung eine Exposition der Augenlinse durch die Nutzstrahlung vermieden werden, sofern eine Kippung der Gantry nicht möglich ist. Bei Röntgenuntersuchungen der Hand am sitzenden Patienten sollte der Patient zur Seite gedreht werden, damit er sich nicht mit Teilen seines Körpers im Nutzstrahlenfeld befindet. Bei Röntgenaufnahmen des Abdomens oder der Lendenwirbelsäule kann es bei einem stehenden Patienten zu einer Überlagerung der diagnoserelevanten Strukturen durch eine abdominale Fettschürze mit Zunahme der Dicke des Weichteilgewebes und daraus resultierender Verschlechterung der Bildqualität sowie Zunahme der Exposition kommen. Entsprechende Aufnahmen beim liegenden Patienten eventuell unter Anlegen eines Kompressionsgurtes sollten daher bevorzugt werden. Bei Durchleuchtungen in der Seit- oder Schrägposition sollten die Arme des Patienten möglichst weitgehend aus dem Strahlenfeld herausgehalten werden, um das durchstrahlte Volumen nicht unnötig zu vergrößern.

10.2.3 Strahlengang

Die meisten strahlensensiblen Organe wie die Augenlinse, die Schilddrüse und die Mammae befinden sich anterior.

▶ Bei konventionellen Röntgenverfahren wie Röntgenuntersuchungen der Nasennebenhöhlen, des Schädels und des Thorax sollte der posterior-anteriore Strahlengang bevorzugt werden.

Dies betrifft auch die Erstellung von Topogrammen in der Computertomografie.

10.2.4 Kompression

Eine oft unterschätzte Maßnahme zur Dosisreduktion ist die Kompression (eigentlich Verdrängung) des zu untersuchenden Gewebes.

▶ Eine Reduktion der Dicke des Weichteilgewebes im Strahlengang um 3 cm unter Verwendung von Kompressionsgurten oder Pelotten halbiert die Strahlenexposition in der Projektionsradiografie, z. B. bei Untersuchungen des Abdomens oder der LWS am liegenden Patienten. Besonders wichtig ist die Kompression in der Mammografie.

10.2.5   Strahlenschutzrelevantes Verhalten im Umgang mit C-Bögen

Die Arbeit mit dem C-Bogen im OP sowie im Rahmen interventioneller Tätigkeiten stellt die größten Herausforderungen an das Personal hinsichtlich des Strahlenschutzes dar. Das Verhalten der aktiv Beteiligten (z. B. Chirurgen, Kardiologen, interventionelle Radiologen) hat unmittelbaren Einfluss auf die Strahlenbelastung sowohl der Patienten als auch des im Untersuchungsraum anwesenden Personals. Die Beachtung einiger weniger Regeln kann zu einer deutlichen Verminderung der Strahlenexposition führen.

Bevor man mit einem C-Bogen arbeitet, sollte man sich mit den technischen Gegebenheiten vor Ort vertraut machen. Entsprechende Informationen findet man im Anlagebuch oder der Betriebsanleitung, die in der Röntgenabteilung jedem Anwender zugänglich sein müssen. Sowohl dem Untersucher als auch dem Hilfspersonal sollten bekannt sein, an welchem Ende des C-Bogens sich die Röntgenröhre und an welchem Ende sich das Bildempfängersystem befindet.

▶   Die Röntgenröhre sollte sich von der Körperoberfläche möglichst weit entfernt befinden.

Die Platzierung der Röntgenröhre in unmittelbarer Nähe zur Körperoberfläche kann entsprechend dem Abstandsquadratgesetz eine Überexposition der Haut bewirken.

▶   Das Bildempfängersystem sollte sich während der Strahlenexposition stets in unmittelbarer Nähe zur Körperoberfläche befinden.

Entfernt man den Bildempfänger vom Körper, wird die aus dem Körper austretende Strahlung aufgrund des Abstandsquadratgesetzes bis zum Erreichen des Bildempfängers geschwächt, was zur Folge hat, dass die Belichtungsautomatik die Nutzstrahlung hochreguliert, um die erforderliche Bildempfängerdosis zu erhalten. Zusätzlich verstärkt ein vom Körper entfernter Bildempfänger die geometrische Unschärfe der Abbildung.

▶   Eine partielle oder totale Abdeckung der Messkammer einer Belichtungsautomatik durch stark strahlenabsorbierende Objekte wie Bleigummihandschuhe, Bleigummiabdeckungen, Knochen oder eine Kontrastmittelsäule kann dazu führen, dass die Exposition durch die Rückkopplung im Rahmen der Belichtungsautomatik verstärkt wird.

Außerhalb des gerichteten Nutzstrahlenbündels besteht eine Strahlenexposition durch die Streustrahlung, die beim Eintritt der Nutzstrahlung in den Patienten entsteht.

▶   Die Intensität der Streustrahlung ist in Höhe der Eintrittsebene, also der der Röhre zugewandten Patientenoberfläche, am größten, da es dort noch nicht zu einer Schwächung der Strahlung durch den Körper des Patienten gekommen ist.

Abb. 10.2 Isodosen der Streustrahlung bei Durchleuchtungen mit lateralem Strahlengang (dunkelrot >8 mSv/h, rot >4 mSv/h, rosa > 2 mSv/h, orange >1 mSv/h, gelb >0,5 mSv/h, beige >0,25 mSv/h). Auf der Seite der Röntgenröhre kann die Strahlenexposition für den Untersucher im Vergleich zu der Seite des Bildempfängersystems bis zu zehnmal höher sein. Der Untersucher sollte entgegen der Nutzstrahlung in Richtung der Röhre schauen. Die Arme des Patienten sollten soweit möglich aus dem Nutzstrahlenfeld herausgehalten werden (nach Morgan und Schueler 2017; Adamus et al. 2016)

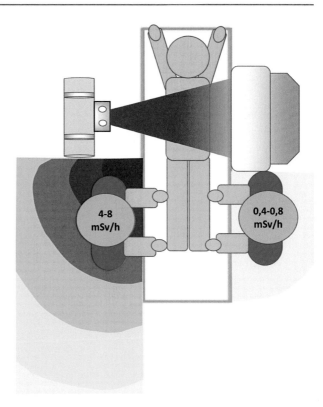

Die Ausdehnung des Kontrollbereichs sollte für das verwendete Gerät bekannt sein. Dies ist besonders für mobile Geräte wichtig, da der Kontrollbereich bei diesen Geräten nicht ortsfest ist. Üblicherweise beträgt der Radius des Kontrollbereichs bei mobilen C-Bögen ca. 3–4,5 m. Genaue Informationen gibt ein Aufkleber am Gerät, der vorhanden sein sollte.

Kenntnisse über den räumlichen Verlauf der Isodosen sind hilfreich. Die Verläufe der Isodosen können im Geräteanlagebuch oder der Betriebsanleitung dokumentiert sein bzw. vom Gerätehersteller zur Verfügung gestellt werden (Abb. 10.2). Für Durchleuchtungen mit vertikaler Ausrichtung des C-Bogens gilt, dass die Strahlenexposition des Personals bei Untertischanordnung der Röntgenröhre und Abschirmung des Raumes unterhalb des Untersuchungstisches durch Bleigummilamellen im Vergleich zur Übertischanordnung der Röhre deutlich geringer ist (siehe auch Spezialkurs im Strahlenschutz bei der Untersuchung mit Röntgenstrahlung (Diagnostik) „Apparativer Strahlenschutz" Abschn. 7.4.2).

▶   Bei horizontaler Ausrichtung des C-Bogens im seitlichen Strahlengang ist die vom Patienten ausgehende Streustrahlung auf der Seite des Bildempfängersystems im Vergleich zur Seite der Röntgenröhre geringer. Untersucher sollen entgegen der Nutzstrahlung schauen.

Eine Untersuchung im seitlichen oder schrägen Strahlengang hat im Vergleich zu einer Untersuchung im sagittalen Strahlengang eine höhere Strahlenexposition, da der transversale Körperdurchmesser im Verhältnis zum sagittalen Körperdurchmesser größer ist.

▶ Der Verlauf der Isodosen ist stark von den eingesetzten Schutzmaßnahmen wie Bleigummilamellen oder Röntgenschutz-Scheiben aus Bleiacryl abhängig, die eine deutliche Reduktion der Exposition sowohl des Untersuchers als auch des Assistenzpersonals ermöglichen und regelmäßig eingesetzt werden sollten.

Für die Minimierung der Dosisexposition sowohl des Patienten als auch des Personals sollten die apparativen Möglichkeiten der Geräte ausgenutzt werden.

▶ Die größte Reduktion der Exposition erhält man durch eine gepulste Durchleuchtung. Hierdurch kann die Dosis für den Untersucher auf 25 % gesenkt werden (Adamus et al. 2016).

Bilderfassung mit Vergrößerung ist zu vermeiden. Virtuelle Blenden ermöglichen eine strahlungsfreie Patientenpositionierung während der Untersuchung durch Markierung des Durchleuchtungsfelds auf dem Monitor. Automatisierte Injektionsspritzen reduzieren die Exposition des Untersuchers. Katheter zur Intervention sollten aufgrund ihrer Länge dem Untersucher einen Abstand zum Patienten während der Intervention ermöglichen.

▶ Die Hände des Untersuchers müssen aus dem Nutzstrahlenbereich unbedingt herausgehalten werden.

Sterile Einmal-Strahlenschutzhandschuhe können die Dosisexposition hinsichtlich der Streustrahlung für die Hände halbieren. Schilddrüsen- und Augenschutz sind obligatorisch. Bei dem Augenschutz ist besonders auf einen Schutz vor seitlich einfallender Strahlung zu achten. Im Strahlenschutzgesetz wurde der Jahresgrenzwert für die Augenlinse von 150 mSv auf 20 mSv reduziert. Ein solch niedriger Wert kann bei häufig durchgeführten Interventionen nur mit einem Augenschutz (Bleiglasbrille oder Visier) erreicht werden (Adamus et al. 2016).

Zur Überprüfung der Auswirkungen des persönlichen Verhaltens auf die eigene Strahlenexposition sind Dosimeter zur Messung der Dosisleistung hilfreich, die im Gegensatz zu den zusätzlich unterhalb der Strahlenschutzschürze getragenen amtlichen Personendosimeter über der Strahlenschutzschürze getragen werden. Die individuellen Messergebnisse werden grafisch auf einem im Untersuchungsraum gut einsehbaren Monitor ohne Zeitverzögerung für jeden einzelnen Mitarbeiter getrennt angezeigt (RaySafe 2019).

10.2.6   Strahlenexposition einer schwangeren Patientin

StrlSchV § 120

▶   Jede gebärfähige Person ist vor einer Röntgenuntersuchung nach der Möglichkeit des Vorhandenseins einer Schwangerschaft zu befragen. StrlSchV § 120 (1)

Bei bestehender oder nicht auszuschließender Schwangerschaft ist die Dringlichkeit der Anwendung besonders zu prüfen. Auch ein negativer Schwangerschaftstest kann eine Schwangerschaft in einem sehr frühen Stadium nicht sicher ausschließen. Es ist meistens besser, auf die nächste Menstruation zu warten und den Röntgentermin danach in die erste Zyklushälfte zu legen. Da die Prävalenz für kongenitale Fehlbildungen bei ca. 6,7 % aller Geburten liegt (Queißer-Luft und Spranger 2006), besteht das Risiko, dass eine kindliche Fehlbildung einer Röntgenuntersuchung in der Schwangerschaft zugeschrieben wird, obwohl diese Fehlbildung nicht durch die Bestrahlung ausgelöst wurde. Dies kann bei der Mutter zu Schuldgefühlen führen, ganz abgesehen von haftungsrechtlichen Folgen für den Untersucher.

Selten kommt es vor, dass eine Schwangerschaft zum Zeitpunkt der Strahlenexposition nicht bekannt war. In einem solchen Fall kann es notwendig sein, der schwangeren Patientin anhand einer Dosisabschätzung aufgrund der dosisrelevanten Parameter der durchgeführten Untersuchung eine Risikoabschätzung hinsichtlich einer Schädigung des Embryos oder des Fetus zu geben. In diesem Zusammenhang sei auf das Bundesamt für Strahlenschutz (BfS) hingewiesen, das in solchen Fällen auf Anfrage eine Dosisabschätzung vornimmt. Dieser Service hat zusätzlich den Vorteil, dass er von einer neutralen Behörde durchgeführt wird und damit der Patientin eine Unabhängigkeit von dem Untersucher garantiert. Für eine solche Berechnung werden Angaben zu den dosisrelevanten Parametern (für konventionelle Untersuchungen Angaben zum Untersuchungsgerät, Art der Untersuchung, Benennung der bestrahlten Körperregion, des Dosisflächenprodukts (DFP), der Röhrenspannung, des Röhrenstroms, der Länge und Breite des Bestrahlungsfelds; für CT-Untersuchungen Angaben zum computed tomography dose index (CTDI) und dem Dosislängenprodukt (DLP)) benötigt. Zusätzlich wird von dem die Schwangerschaft betreuenden Gynäkologen eine Bestimmung des Alters der Schwangerschaft zum Zeitpunkt der Strahlenexposition vorgenommen. Mithilfe der dosisrelevanten Parameter wird die Organdosis des Uterus abgeschätzt, mit der die Ganzkörperexposition des Embryos bzw. Feten gleichzusetzen ist. Aufgrund dieser geschätzten Ganzkörperexposition des Embryos bzw. Feten wird eine konservative Risikoabschätzung vorgenommen, die sich auf die Daten des UNSCEAR bezieht.

Hinsichtlich der **deterministischen** Strahlenwirkungen ist im Falle eines manifesten Strahlenschadens für die Präimplantationsphase ein Absterben des Embryos zu erwarten. Als unterer Wert für die Schwellendosis wird 50 mSv Organdosis der Gebärmutter angenommen. Eine Uterusdosis von mehr als 50 mSv zu erreichen, ist mit Untersuchungs-methoden wie DXA bzw. konventioneller Röntgendiagnostik kaum möglich. Im Rahmen einer mehrphasigen CT-Untersuchung bzw. einer radiologischen Intervention im Bereich des Abdomens und Beckens kann eine solche Dosis jedoch erreicht werden. Hinsichtlich der Strahlenexposition in der Organbildungsphase (mehr als 10 Tage und weniger als 10 Wochen nach der Konzeption) können strahleninduzierte Fehlbildungen entstehen. Auch für diese Schäden wird eine Schwellendosis von 50 mSv angenommen. Hierbei handelt es sich um eine konservative Abschätzung, häufig wird auch von einem höheren Wert von 100 mSv ausgegangen. Ab der 10. Schwangerschaftswoche können Strahlenbelastungen eine Fehlentwicklung des Gehirns mit geistiger Unterentwicklung zur Folge haben. Für diese Strahlenwirkung wird eine Schwellendosis von etwa 300 mSv angenommen (BfS 2019).

Hinsichtlich **stochastischer** Strahlenwirkungen (z. B. für die Induktion maligner Erkrankungen) geht man von einer linearen Dosis-Wirkungs-Beziehung ohne Schwellendosis aus. Unter der Annahme, dass die Strahlenempfindlichkeit während der pränatalen Entwicklung mit der von Kleinkindern vergleichbar ist, wird der Risikokoeffizienten für die strahlungsbedingte Krebsmortalität (zusätzliches Lebenszeitrisiko für eine tödliche Krebserkrankung) auf 15 % pro Sv entspricht 0,015 % pro mSv geschätzt (SSK 2006). Zum Vergleich beträgt das spontane Risiko, im Laufe des Lebens an einer Krebserkrankung zu sterben, etwa 25 %.

10.3   Arbeitsanweisungen

StrlSchV § 121 (1)

Für die Untersuchungen und Behandlungen mit ionisierender Strahlung oder radioaktiven Stoffen müssen schriftliche Arbeitsanweisungen erstellt werden. Diese sind für die Personen, die bei diesen Anwendungen tätig sind, zur jederzeitigen Einsicht bereitzuhalten und auf Anforderung der zuständigen Behörde und der ärztlichen oder zahnärztlichen Stelle vorzulegen (StrlSchV § 121 (1)).

Ausführliche Hinweise zu den Inhalten der Arbeitsanweisungen finden sich in der Richtlinie zu Arbeitsanweisungen und Aufzeichnungspflichten (BfE 2015).

10.4   Indikationen zur Untersuchung mit Röntgenstrahlung

10.4.1 Rechtfertigende Indikation

StrlSchG § 83 (3)–(4), StrlSchV § 119

▶	Die Anwendung ionisierender Strahlung oder radioaktiver Stoffe am Menschen darf erst durchgeführt werden, nachdem ein Arzt oder Zahnarzt mit der erforderlichen Fachkunde im Strahlenschutz entschieden hat, dass und auf welche Weise die Anwendung durchzuführen ist (rechtfertigende Indikation). StrlSchG § 83 (3)

Die **rechtfertigende Indikation** erfordert bei Anwendungen im Rahmen einer medizinischen Exposition die Feststellung, dass der gesundheitliche Nutzen der einzelnen Anwendung gegenüber dem Strahlenrisiko überwiegt (StrlSchG § 83 (3)). Auch bei nichtmedizinischen Anwendungen erfordert die rechtfertigende Indikation die Feststellung, dass der mit der jeweiligen Untersuchung verbundene Nutzen gegenüber dem Strahlenrisiko überwiegt. Die rechtfertigende Indikation darf nur gestellt werden, wenn der Arzt, der die Indikation stellt, die Person, an der ionisierende Strahlung oder radioaktive Stoffe angewendet werden, **vor Ort persönlich untersuchen kann**, es sei denn, es liegt ein Fall der Teleradiologie vor (StrlSchG § 83 (3)). Eine rechtfertigende Indikation ist auch dann zu stellen, wenn eine Anforderung eines überweisenden (nicht fachkundigen) Arztes oder Zahnarztes vorliegt (StrlSchV § 119 (2)).

Ausnahmen gelten für Untersuchungen mit Röntgenstrahlung nach dem Infektionsschutzgesetz und für Anwendungen am Menschen zum Zweck der medizinischen Forschung (StrlSchG § 83 (4)).

Der die rechtfertigende Indikation stellende Arzt oder Zahnarzt hat zu prüfen, ob es sich bei der vorgesehenen Anwendung um ein anerkanntes Verfahren nach dem Stand der medizinischen Wissenschaften oder um einen besonders zu begründenden individuellen Heilversuch handelt (StrlSchV § 119 (1)). Vor der Anwendung muss der die rechtfertigende Indikation stellende Arzt oder Zahnarzt, erforderlichenfalls in Zusammenarbeit mit dem überweisenden Arzt oder Zahnarzt, die verfügbaren Informationen über bisherige medizinische Erkenntnisse heranziehen, um jede unnötige Strahlenexposition zu vermeiden. Zu diesem Zweck ist die zu untersuchende oder zu behandelnde Person über frühere Anwendungen ionisierender Strahlung oder radioaktiver Stoffe, die für die vorgesehene Anwendung von Bedeutung sein können, zu befragen (StrlSchV § 119 (3)).

Formale Voraussetzungen für die Stellung der rechtfertigenden Indikation am Menschen sind demnach:

- Die die rechtfertigende Indikation stellende Person ist als Arzt oder Zahnarzt approbiert (StrlSchG § 83 (3)).
- Die die rechtfertigende Indikation stellende Person ist im Besitz der erforderlichen **Fachkunde** im Strahlenschutz (StrlSchG § 83 (3)). Die Fachkunde wird von der zuständigen Stelle (z. B. Landesärztekammer) bescheinigt. Allein die erfolgreiche Teilnahme an einem Strahlenschutzkurs reicht nicht aus. Die Erfordernisse zum Erwerb der **Sachkunde** sind zu berücksichtigen. Eine Facharztqualifikation in einem beliebigen Fach oder Weiterbildungszeiten in der Radiologie sind für den Erhalt der Fachkunde im Strahlenschutz nicht erforderlich.
- Die die rechtfertigende Indikation stellende Person muss persönlich in der Nähe des Ortes der Untersuchung anwesend sein (also Aufenthalt in den Räumen der Praxis bzw. auf dem Gelände des Krankenhauses), um den Patienten vor Stellung der rechtfertigenden Indikation persönlich untersuchen zu **können** (StrlSchG § 83 (3)). Der persönliche Patientenkontakt ist für die Stellung der rechtfertigenden Indikation jedoch nicht obligatorisch.

- Die die rechtfertigende Indikation stellende Person muss feststellen, dass der Nutzen der einzelnen Anwendung gegenüber dem Strahlenrisiko überwiegt (StrlSchG § 83 (2)).
- Die die rechtfertigende Indikation stellende Person muss prüfen, ob es sich bei der vorgesehenen Anwendung ionisierender Strahlung oder radioaktiver Stoffe um ein anerkanntes Verfahren nach den Erfordernissen der medizinischen Wissenschaften oder um einen Heilversuch handelt, dessen Durchführung durch den Arzt oder Zahnarzt besonders zu begründen ist (StrlSchV § 119 (1)). Grundlage hierfür bilden z. B. die Empfehlungen der medizinischen Fachgesellschaften. Dies beinhaltet auch die Prüfung, ob alternative Methoden ohne Anwendung ionisierender Strahlung (Ultraschall, Kernspintomografie) ebenfalls geeignet sind, die diagnostische Fragestellung zu beantworten. Hilfreich hierfür ist die Orientierungshilfe für bildgebende Verfahren der Strahlenschutzkommission (SSK).
- Die die rechtfertigende Indikation stellende Person muss den Patienten über frühere Anwendungen ionisierender Strahlung oder radioaktiver Stoffe befragen, die für die vorgesehene Anwendung zur Vermeidung von unnötigen Doppeluntersuchungen von Bedeutung sein könnten (StrlSchV § 119 (3)).
- Die rechtfertigende Indikation muss dokumentiert werden (StrlSchG § 85 (1) 1). Meistens erfolgt dies im Befundbericht. Eine Unterschrift des die rechtfertigende Indikation stellenden Arztes/Ärztin unmittelbar nach Indikationsstellung ist nicht unbedingt erforderlich, die Verantwortlichkeiten müssen jedoch nachvollziehbar sein.

▶ Die Vorgaben hinsichtlich der rechtfertigenden Indikation sollten sehr ernst genommen werden, da sie bei Zuwiderhandlung mit resultierenden Körperschäden strafrechtliche Konsequenzen haben können.

Die Stellung einer rechtfertigenden Indikation bei nicht medizinisch begründeten Untersuchungen (z. B. Altersnachweis zur Festlegung der Strafmündigkeit) kann für den Untersucher mit Rechtsrisiken verbunden sein.

10.4.1.1   Erwerb der Fachkunde im Strahlenschutz
StrlSchG § 74, StrlSchV §§ 47–50

Die Regelungen für den Erwerb der **Fachkunde** im Strahlenschutz sind kompliziert und umfangreich. Verwiesen sei auf § 74 StrlSchG, §§ 47–50 StrlSchV (Kap. 5 (Fachkunde und Kenntnisse) und auf die Richtlinie Fachkunde und Kenntnisse im Strahlenschutz bei dem Betrieb von Röntgeneinrichtungen in der Medizin oder Zahnmedizin.

▶ Hinsichtlich der zahlreichen Detailfragen zu den Ausführungsbestimmungen sollte unbedingt die zuständige Behörde (für Fragen des medizinischen Strahlenschutzes üblicherweise die jeweilige Landesärztekammer) konsultiert werden, um eine rechtssichere Auskunft zu erhalten.

Erwerb der medizinischen Fachkunde im Strahlenschutz

Prinzipiell erfordert die medizinische **Fachkunde** im Strahlenschutz

- die Approbation als Arzt oder Zahnarzt,
- eine erfolgreiche Teilnahme an einem **Kurs** zum Erwerb der **erforderlichen Kenntnisse im Strahlenschutz** für Ärzte (sogenannter Kenntniskurs) vor Beginn der Tätigkeiten zur Erlangung der Sachkunde (meistens ist der Kurs zum Erwerb der **erforderlichen Kenntnisse im Strahlenschutz** für Ärzte im Strahlenschutz-Grundkurs integriert),
- mehrmonatige Erfahrungen in der jeweiligen Röntgendiagnostik (**Sachkunde** für Thorax-, Skelett-, Notfall-, CT-Diagnostik oder Interventionen), die von einem entsprechend fachkundigen Arzt oder Zahnarzt durch ein Zeugnis bescheinigt werden muss, unter dessen Aufsicht und Verantwortung die Sachkunde oder Teile hiervon erworben wurden (StrlSchV § 47 (2)),
- eine erfolgreiche Teilnahme an den von der zuständigen Stelle (z. B. Landesärztekammer) zertifizierten **Strahlenschutzkursen** (Grundkurs und Spezialkurse), die nicht länger als fünf Jahre zurückliegen darf (StrlSchV § 47 (3)),
- einen Erhalt der Fachkundebescheinigung durch die zuständige Behörde (z. B. Landesärztekammer) und
- eine Aktualisierung im Rahmen eines zertifizierten **Aktualisierungskurses** alle 5 Jahre (StrlSchV § 48).

► Die medizinische Fachkunde im Strahlenschutz gilt in Abhängigkeit von der Sachkunde nur für einen Teilbereich der Radiologie.

Eine Fachkunde für konventionelle Röntgenuntersuchungen des Thorax befähigt nicht zur Stellung der rechtfertigenden Indikation bei CT-Untersuchungen des Thorax. Eine Fachkunde für den gesamten Bereich der Radiologie erfordert die Erfüllung der Vorgaben für alle Teilbereiche, was üblicherweise im Rahmen der Weiterbildung zum Facharzt für Radiologie erfolgt. Sind alle Voraussetzungen erfüllt, wird die Fachkunde von der zuständigen Stelle (z. B. Landesärztekammer) bescheinigt und ist erst ab diesem Zeitpunkt gültig.

Die zuständige Stelle kann, wenn der Nachweis über die **Aktualisierung** nicht oder nicht vollständig vorgelegt wird, die Fachkunde entziehen oder deren Fortgeltung mit Auflagen versehen.

10.4.1.2   Berechtigte Personen bei der Anwendung von Röntgenstrahlung am Menschen

StrlSchG § 86 (6), StrlSchV § 145

Berechtigte Personen

Folgende Personen dürfen ionisierende Strahlung und radioaktive Stoffe am Menschen anwenden:

- Personen, die als Ärzte oder Zahnärzte approbiert sind und die für die Anwendung erforderliche Fachkunde im Strahlenschutz besitzen (StrlSchV § 145 (1) 1).
- Personen, die als Ärzte oder Zahnärzte approbiert sind und nicht die erforderliche Fachkunde im Strahlenschutz besitzen, wenn sie auf ihrem speziellen Arbeitsgebiet über die für die Anwendung radioaktiver Stoffe und ionisierender Strahlung erforderlichen Kenntnisse im Strahlenschutz verfügen und unter ständiger Aufsicht und Verantwortung fachkundiger Ärzte tätig sind (StrlSchV § 145 (1) 2).

Personen zur technischen Durchführung

Die technische Durchführung bei der Anwendung ionisierender Strahlung und radioaktiver Stoffe am Menschen darf zusätzlich zu den fachkundigen Ärzten oder Zahnärzten durch folgende Personen erfolgen (StrlSchV § 145 (2)):

- Personen mit einer Erlaubnis nach § 1 Absatz 1 Nummer 2 des MTA-Gesetzes (Medizinisch-Technische/r Assistent/in-Radiologie, MTA-R).
- Personen mit einer staatlich geregelten, staatlich anerkannten oder staatlich überwachten erfolgreich abgeschlossenen Ausbildung, wenn die technische Durchführung Gegenstand ihrer Ausbildung und Prüfung war und sie die erforderliche Fachkunde im Strahlenschutz besitzen.
- Personen, die sich in einer die erforderlichen Voraussetzungen zur technischen Durchführung vermittelnden beruflichen Ausbildung befinden, wenn sie unter ständiger Aufsicht und Verantwortung eines fachkundigen Arztes oder Zahnarztes Arbeiten ausführen, die ihnen im Rahmen ihrer Ausbildung übertragen sind, und sie die erforderlichen Kenntnisse im Strahlenschutz besitzen (z. B. MTA-R in der Ausbildung).
- Personen mit einer erfolgreich abgeschlossenen sonstigen medizinischen Ausbildung, wenn sie unter ständiger Aufsicht und Verantwortung eines fachkundigen Arztes oder Zahnarztes tätig sind und die erforderlichen Kenntnisse im Strahlenschutz besitzen (z. B. Medizinische Fachangestellte (MFA) mit sogenanntem Röntgenschein).
- Medizinphysik-Experten (MPE), wenn sie unter ständiger Aufsicht und Verantwortung eines fachkundigen Arztes oder Zahnarztes tätig sind.

10.4.1.3   Teleradiologie

StrlSchG § 5 (38), StrlSchG § 83 (3), StrlSchG § 14 (2), StrlSchG § 19 (2) 3, StrlSchV § 123

▶   Die Teleradiologie wird im Strahlenschutzgesetz folgendermaßen definiert: Untersuchung eines Menschen mit Röntgenstrahlung unter der Verantwortung eines Arztes, der die erforderliche Fachkunde im Strahlenschutz besitzt und der sich nicht am Ort der technischen Durchführung befindet. StrlSchG § 5 (38)

Teleradiologische Einrichtungen sind genehmigungspflichtig und unterliegen umfangreichen Qualitätsvorrausetzungen und Qualitätskontrollen (StrlSchG § 19 (2) 3). Telefonische Konzile mit einem fachkundigen Arzt in seiner Privatwohnung außerhalb des Klinik- oder Praxisgeländes sind nicht als Teleradiologie im Sinne des Gesetzes anzusehen und können daher die rechtfertigende Indikation vor Ort nicht ersetzen, sofern sie nicht in eine von der zuständigen Behörde genehmigte teleradiologische Einrichtung qualitätsgesichert eingebunden sind (StrlSchG § 83 (3)).

Die Genehmigung für den Betrieb einer Röntgeneinrichtung zur Teleradiologie wird auf den Nacht-, Wochenend- und Feiertagsdienst beschränkt. Sie kann über den Nacht-, Wochenend- und Feiertagsdienst hinaus erteilt werden, wenn ein Bedürfnis im Hinblick auf die Patientenversorgung besteht und ist im Falle einer solchen Erweiterung auf längstens fünf Jahre befristet (StrlSchG § 14 (2)).

Die Verfügbarkeit des Teleradiologen mit entsprechender Fachkunde muss während der entfernt stattfindenden Untersuchung gewährleistet sein.

Aufgaben des Teleradiologen

Der Teleradiologe hat bei der Durchführung der Untersuchung

- nach eingehender Beratung mit dem Arzt, der am Ort der technischen Durchführung anwesend zu sein hat, die rechtfertigende Indikation zu stellen,
- die Untersuchungsergebnisse zu befunden und
- mit Hilfe elektronischer Datenübertragung und Telekommunikation insbesondere zur Stellung der rechtfertigenden Indikation und Befundung sowohl mit der Person unmittelbar in Verbindung zu stehen, die die technische Durchführung der Untersuchung vorzunehmen hat, als auch mit dem nicht fachkundigem Arzt, der am Ort der technischen Durchführung anwesend zu sein hat (StrlSchV § 123 (1)).

Am Ort der technischen Durchführung muss ein Arzt mit den erforderlichen Kenntnissen im Strahlenschutz (erfolgreich abgeschlossener Kurs für Ärzte am Ort der technischen Durchführung in der Teleradiologie) ohne Besitz einer Fachkunde anwesend sein. Dieser Arzt muss bei der Durchführung der Untersuchung in der Teleradiologie insbesondere die zur Feststellung der rechtfertigenden Indikation erforderlichen Angaben ermitteln und an den Teleradiologen weiterleiten (StrlSchV § 123 (2)).

Die technische Durchführung muss durch eine Person erfolgen, die die erforderliche Fachkunde im Strahlenschutz besitzt und die zur technischen Durchführung der Untersuchung in der Teleradiologie berechtigt ist (StrlSchV § 123 (3)). Dies gilt nur für die bzw. den MTA-R oder Personen mit vergleichbarer erfolgreich abgeschlossener staatlich anerkannter Ausbildung (nach StrlSchV § 145 (2) Nummer 2 und 3). Die Qualifikation als medizinische Fachangestellte (MFA) mit sogenanntem Röntgenschein ist nicht ausreichend.

Es muss ein Gesamtkonzept für den teleradiologischen Betrieb vorliegen, das die erforderliche Verfügbarkeit des Teleradiologiesystems gewährleistet, eine im Einzelfall erforderliche persönliche Anwesenheit des Teleradiologen am Ort der technischen Durchführung innerhalb eines für eine Notfallversorgung erforderlichen Zeitraums ermöglicht und eine regelmäßige und enge Einbindung des Teleradiologen in den klinischen Betrieb des Strahlenschutzverantwortlichen gewährleistet (StrlSchG § 14 (2) 4). Für eine Genehmigung der Teleradiologie gilt demnach das Regionalprinzip.

Qualitätssicherung in der Teleradiologie

Die Teleradiologie unterliegt einer Qualitätssicherung, die in der **DIN 6868-159** hinsichtlich der Abnahmeprüfung und der regelmäßigen Konstanzprüfungen spezifiziert ist. Konstanzprüfungen mit eingeschränktem Prüfumfang sind arbeitstäglich, Prüfungen, die alle Prüfpunkte umfassen, monatlich durchzuführen.

Qualitätssicherung in der Teleradiologie

Folgende Punkte werden überprüft:

- Die **Übertragungszeit** der Bilddaten einer vollständigen Untersuchung im DICOM-Dateiformat darf maximal 15 Minuten betragen.
- Die **Übertragung der Bilddaten** einschließlich der DICOM-Header-Einträge (Patienten- und untersuchungsbezogene Daten im Kopfteil der DICOM-Metadaten) muss **vollständig** sein.
- Die **Bildqualität** muss vom Teleradiologen regelmäßig visuell anhand eines Prüfbilddatensatzes geprüft werden. Er muss mit seiner Unterschrift bestätigen, dass sie den diagnostischen Anforderungen des jeweiligen medizinischen Anwendungsfalls genügt.
- Eine **98-prozentige Verfügbarkeit** des Teleradiologiesystems bezogen auf einen Jahreszeitraum muss gewährleistet sein (Erklärung des Herstellers, Ausrüster oder des Betreibers).
- Ein kontinuierlicher oder innerhalb von wenigen Sekunden realisierbarer unmittelbarer **Telekommunikations-Kontakt** zwischen dem Teleradiologen und dem Arzt vor Ort der Untersuchung muss gewährleistet sein.

Es versteht sich von selbst, dass die Qualitätssicherung der in der Teleradiologie eingesetzten diagnostischen Systeme hinsichtlich der Abnahme- und Konstanzprüfungen gewährleistet sein muss. Dies gilt sowohl für die Untersuchungsmodalitäten am Ort der technischen Untersuchung als auch für die zur Befundung verwendeten Monitore am Ort des befundenden Teleradiologen. Diese Geräte müssen den Vorgaben der Qualitätssicherungsrichtlinie (QS-RL) entsprechen und eine Zertifizierung nach DIN-Norm 6868-157 (ältere Monitore nach DIN 6868-57) aufweisen.

Für die Teleradiologie existieren hinsichtlich des Datentransfers zwei unterschiedliche Modelle:

- Bei dem sogenannten **Push-Modell** werden die Daten explizit vom Bilderzeuger zum Bildempfänger (Teleradiologen) geschickt. Diese liegen dann auf dem Rechner beim Empfänger.
- Bei dem **Pull-Modell** werden die Daten vom Sender auf einen Server (z. B. Webserver im Rahmen eines webbasierten Cloud-Systems) gesendet, auf die der Befunder je nach Bedarf Zugriff hat.

10.4.2 Indikationsempfehlungen und alternative Verfahren

Siehe auch Spezialkurs Computertomografie „Differenzialindikation Computertomografie (CT) versus Kernspintomografie (MRT)" Abschn. 15.5.1.1.

▶ Vor der Anwendung ionisierender Strahlen oder radioaktiver Stoffe am Menschen muss im Rahmen der rechtfertigenden Indikation geprüft werden, ob es alternative Verfahren zur Beantwortung der diagnostischen Fragestellung gibt.

Dies betrifft besonders die Differentialindikation hinsichtlich anderer nicht ionisierender bildgebender Verfahren wie die Sonografie und die Kernspintomografie. Für Nichtradiologen kann eine solche Differentialindikation schwierig sein, da sich die Methoden in einer dynamischen Entwicklung hinsichtlich ihrer technischen Möglichkeiten befinden. So konnte die Computertomografie in den letzten Jahren aufgrund technischer Verbesserungen hinsichtlich Spiral- und Mehrschichttechnologie sowie effektiver Dosisreduktionsverfahren ihr Indikationsspektrum erweitern. Auch von der diagnostischen Fragestellung unabhängige Faktoren wie die Verfügbarkeit der Methoden oder durch den Patienten vorgegebene Einschränkungen für bestimmte Methoden (z. B. Alter, Herzschrittmacher oder elektronische Implantate) beeinflussen die Differentialindikation.

▶ Eine Hilfestellung hinsichtlich der Differentialindikation bietet die Orientierungshilfe für bildgebende Untersuchungen der Strahlenschutzkommission (SSK).

Hierbei handelt es sich jedoch nur um Empfehlungen. Bei Fragestellungen hinsichtlich der Überweisung des Patienten zu einer Untersuchung mit der am besten geeigneten Methode liefert ein kollegiales Gespräch mit dem Untersucher im Vorfeld der Untersuchung in der Regel die besten Ergebnisse.

10.4.3 Diagnostische Referenzwerte

StrlSchG § 86 (7), StrlSchV § 125

Für den Untersucher ist es wichtig, die von ihm applizierten Strahlendosen bei Standarduntersuchungen mit externen Referenzwerten zu vergleichen, um methodische Fehler hinsichtlich der Strahlenexposition zu erkennen. Hierzu ist er im Rahmen der Optimierung des Strahlenschutzes bei diagnostischen und therapeutischen Anwendungen von Röntgenstrahlen in der Medizin gesetzlich verpflichtet.

▶ Vom Bundesamt für Strahlenschutz (BfS) werden regelmäßig überarbeitete diagnostische Referenzwerte (DRW) veröffentlicht, die sich auf die unterschiedlichen Standarduntersuchungen beziehen (BfS 2016).

Die diagnostischen Referenzwerte dienen zur Qualitätssicherung und beziehen sich auf den jeweiligen Arbeitsplatz des Anwenders. Es handelt sich bei den diagnostischen Referenzwerten nicht um absolute Grenzwerte, die von dem untersuchenden Arzt nicht überschritten werden dürfen, sondern um Durchschnittswerte bezogen auf Patientengruppen mit Standardmaßen (Patienten mit einem Gewicht von 70 +/- 3 kg). Dies bedeutet, dass in begründeten Einzelfällen z. B. bei stark adipösen Patienten, die diagnostischen Referenzwerten überschritten werden dürfen, wenn dies aus medizinischen Gründen erforderlich ist. An einem Arbeitsplatz sollte der Mittelwert der Dosisexpositionen von Patienten mit unterschiedlichem Körpergewicht und verschiedenen diagnostischen Fragestellungen bezogen auf die jeweilige Standarduntersuchung den diagnostischen Referenzwert nicht überschreiten.

▶ Überschreitung der diagnostischen Referenzwerte der untersuchten oder behandelten Person müssen im Rahmen der Aufzeichnungen über die Anwendung ionisierender Strahlung oder radioaktiver Stoffe am Menschen begründet werden. StrlSchG 85 (1) 3

▶ Eine regelmäßige Auswertung und Bewertung der Expositionen der Personen, an denen ionisierende Strahlung oder radioaktive Stoffe angewendet wurden, ist für den Anwender von Röntgenstrahlen verpflichtend. StrlSchV § 122 (2)

Für dieses sogenannte **Dosismanagement** werden Software-Lösungen kommerziell angeboten. Die Dosiswerte der durchgeführten Untersuchungen werden stichprobenartig von den **ärztlichen Stellen** unter Berücksichtigung der diagnostischen Referenzwerte überprüft (StrlSchV § 130 (1) 4). Diese können Maßnahmen zur Verringerung der Strahlenexposition empfehlen. Eine beständige und ungerechtfertigte Überschreitung der diagnostischen Referenzwerte sowie eine Nichtbeachtung der Optimierungsvorschläge sind der zuständigen Behörde zu melden (StrlSchV § 130 (3) 3 und 4).

▶ Die Überwachung der Einhaltung der diagnostischen Referenzwerte gehört auch zu den Aufgaben des Medizinphysikexperten (MPE). StrlSchV § 132 4

Bei Untersuchungen mit ionisierender Strahlung und radioaktiven Stoffen (mit Ausnahme von Untersuchungen mittels konventioneller Projektionsradiografie und mittels digitaler Volumentomografie der Zähne und des Kiefers) stellt jede Überschreitung des Mittelwertes über die letzten 20 aufeinanderfolgenden Untersuchungen gleicher Untersuchungsart um mehr als 100 Prozent des jeweiligen diagnostischen Referenzwertes, sofern der diagnostische Referenzwert einer dieser Untersuchungen um 200 Prozent überschritten wurde, ein bedeutsames Vorkommnis dar, das der zuständigen Behörde unverzüglich gemeldet werden muss (StrlSchV § 108 (1), StrlSchV Anlage 14 I 1).

10.4.4 Untersuchungen außerhalb der Heilkunde (Forschung)

StrlSchG §§ 31–37, StrlSchV §§ 133–143

Eine Anwendung radioaktiver Stoffe oder ionisierender Strahlen am Menschen zum Zwecke der Forschung muss prinzipiell durch das Bundesamt für Strahlenschutz (BfS) genehmigt werden (StrlSchG § 31 (1)). Sie ist bei Schwangeren grundsätzlich untersagt (StrlSchV § 137 (1)). Frauen, die stillen, dürfen keinen radioaktiven Stoffen ausgesetzt werden (StrlSchV § 137 (1)).

Anzeigepflicht bei einem Forschungsvorhaben
Wenn das Forschungsvorhaben

- die Prüfung von Sicherheit und Wirksamkeit eines Verfahrens zur Behandlung volljähriger, kranker Menschen zum Gegenstand hat,
- die Anwendung radioaktiver Stoffe oder ionisierender Strahlung nicht Gegenstand des Forschungsvorhabens ist,
- es sich bei der Anwendung um ein anerkanntes Standardverfahren zur Untersuchung von Menschen handelt und
- der Zweck des Forschungsvorhabens Art und Häufigkeit der Anwendung rechtfertigt,

ist das Forschungsvorhaben lediglich anzeigepflichtig (ersetzt das alte vereinfachte Verfahren) (StrlSchG § 32).

Voraussetzungen zur Genehmigung von Forschungsvorhaben

Bei genehmigungsbedürftigen Anwendungen zum Zweck der medizinischen Forschung müssen unter anderem folgende Bedingungen erfüllt sein (StrlSchG § 31 (4)):

- Die strahlenbedingten Risiken müssen ärztlich gerechtfertigt sein.
- Die angewandten Verfahren können nicht durch Verfahren ohne Anwendung radioaktiver Stoffe oder ionisierender Strahlung oder Verfahren mit geringerer Strahlenexposition ersetzt werden.
- Die applizierte Strahlendosis muss auf das erforderliche Minimum begrenzt sein.
- Die Anzahl der exponierten Personen muss auf das notwendige Maß beschränkt sein.
- Die Zustimmung einer bei der zuständigen Behörde (Bundesamt für Strahlenschutz (BfS)) registrierten Ethik-Kommission (nach StrlSchG § 36) muss vorliegen.

Es gelten weitere gesetzliche Regelungen:

- Zuständig für die Genehmigung eines Forschungsvorhabens ist das Bundesamt für Strahlenschutz (BfS) (StrlSchG § 185 (1) 1).
- Eine anzeigebedürftige Anwendung muss von einem Arzt geleitet werden, der über die erforderliche Fachkunde im Strahlenschutz und zwei Jahre Erfahrung in der Anwendung radioaktiver Stoffe oder ionisierender Strahlung am Menschen verfügt (StrlSchV § 138 (1)).
- Die Vorgaben für eine gesetzliche Schadensersatzverpflichtung müssen erfüllt sein (StrlSchG § 32 (3)). Es ist der Nachweis über die erforderliche Deckungsvorsorge zu erbringen (Vorlage einer Bestätigung über eine bestehende Versicherung für im Rahmen des Forschungsvorhabens entstehende Schäden, StrlSchG § 35 (1)).
- Zusammensetzung und Aufgaben der Ethikkommission werden gesetzlich vorgegeben (StrlSchG § 36).

Regelungen zu Ausführungsdetails finden sich in §§ 133–143 StrlSchV betreffend

- die Einwilligung der in das Forschungsvorhaben eingeschlossenen Person (StrlSchV § 134),
- die Anwendung an nicht Einwilligungsfähigen oder Minderjährigen (StrlSchV § 136),
- Dosisbegrenzungen (effektive Dosis nicht größer als 20 mSv) (StrlSchV § 137 (2)),
- Einschränkungen für Personen mit einem Alter von unter 50 Jahren (StrlSchV § 137 (4)),
- besondere Schutzpflichten des Strahlenschutzverantwortlichen und des leitenden Arztes und seines Stellvertreters (StrlSchV § 138) sowie
- die Qualitätssicherung (StrlSchV § 139), Aufzeichnungen (StrlSchV § 140), Mitteilungspflichten (StrlSchV § 141) und den Abschlussbericht (StrlSchV § 142).

Ausführliche Erläuterungen zu den komplexen Detailfragen zum Strahlenschutz in der medizinischen Forschung insbesondere hinsichtlich der Abgrenzung der Heilkunde von der medizinischen Forschung sowie die Formblätter zur Antragstellung finden sich auf den Internetseiten des Bundesamtes für Strahlenschutz (BfS).

10.5 Spezialfragen bei der Röntgenuntersuchung von Kindern

10.5.1 Strahlenempfindlichkeit des kindlichen Organismus

▶ Bei Kindern ist das gesundheitliche Risiko durch Strahlen im Vergleich zu Erwachsenen deutlich erhöht.

Kinder unter 10 Jahren haben entsprechend den Untersuchungen der ICRP ein zusätzliches Lebenszeitrisiko einer tödlichen expositionsbedingten Krebserkrankung von ca. 16 % pro Gray bei Mädchen und ca. 12,5 % bei Jungen (ICRP 1991; SSK 2006). Im Vergleich hierzu beträgt das Risiko bei 40-jährigen 3 % pro Gray und bleibt weitgehend konstant bis es im höheren Alter auf unter 1 % pro Gray absinkt (Abb. 10.3). Da Kinder am Anfang ihres Lebens stehen, ist die Wahrscheinlichkeit größer als bei Erwachsenen, dass sich strahlenbedingte Spätfolgen manifestieren.

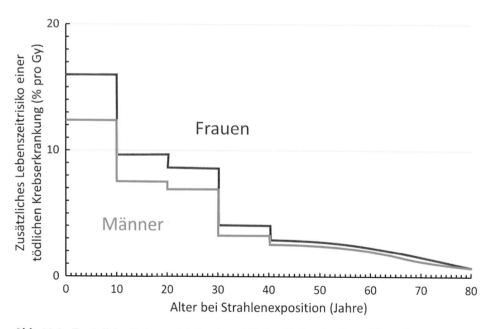

Abb. 10.3 Zusätzliches Lebenszeitrisiko einer tödlichen Krebserkrankung (% pro Gray) in Abhängigkeit vom Alter bei Strahlenexposition und Geschlecht nach ICRP-Publikation 60 für niedrige Dosiswerte und Dosisleistungen (Quelle der Daten ICRP 1991; SSK 2006)

Kinder unterscheiden sich von Erwachsenen hinsichtlich der anatomischen Verhältnisse, je jünger und kleiner das Kind ist. Aufgrund der engen topografischen Beziehung der Organe zueinander können bei der Röntgenuntersuchung einer bestimmten Körperregion eines Kindes unbeabsichtigt strahlenempfindliche Organe exponiert werden, die bei Erwachsenen üblicherweise außerhalb des Strahlenfelds liegen. So können z. B. bei Kindern im Rahmen einer Thoraxaufnahme bei nicht ausreichender Einblendung die Schilddrüsen und die Ovarien exponiert werden. Auch die Verteilung des Knochenmarks ist beim Kleinkind anders als beim Erwachsenen. Die mittlere Knochenmarkdosis bei der Schädelaufnahme eines fünfjährigen Kindes ist ca. dreimal so hoch wie bei einem Erwachsenen. Zusätzlich muss berücksichtigt werden, dass Kinder erhaltene strahleninduzierte genetische Defekte theoretisch später als Eltern vererben können, was bei Patienten jenseits des produktiven Alters nicht erfolgt.

▶   Die rechtfertigende Indikation bei Röntgenuntersuchungen von Kindern sollte besonders streng gestellt werden.

Häufig lassen sich Röntgenuntersuchungen durch Alternativverfahren wie Ultraschall oder MRT ersetzen.

10.5.2 Spezielle Geräteanforderungen

Die Leitlinie der Bundesärztekammer geben für die pädiatrische Radiologie spezielle Geräteanforderungen vor, die sich von der Erwachsenenradiologie unterscheiden (Bundesärztekammer 2007b, Tab. 10.2 und 10.3).

Tab. 10.2 Pädiatrische Besonderheiten in der Gerätetechnik entsprechend der Leitlinie der Bundesärztekammer

technischer Aspekt	Parameter	Besonderheit
Zusatzfilter	1 mm Al + mindestens 0,1 mm Cu	außer Hand und Fuß
Brennflecknennwert	0,6 (≤1,3)	
Expositionszeit	≤5 (10) ms	bei Thoraxaufnahmen
Streustrahlenraster	ohne; wenn mit, dann Schachtverhältnis r=8	erst bei Objektdurchmessern größer als 12–15 cm erforderlich
Bildempfängerdosis	am Körperstamm möglichst <= 2,5 µGy	
Dosisflächenprodukt	Messung und Dokumentation obligat bei Aufnahmen und Durchleuchtung	
Durchleuchtungen	gepulste Strahlung, Dokumentation der Durchleuchtungszeit, „last image hold"-Funktion bei Monitoren	
Bundesärztekammer 2007b		

Tab. 10.3 Vorgaben der Leitlinie der Bundesärztekammer zur Qualitätssicherung in der pädiatrischen Röntgendiagnostik

Bezeichnung	Austra-gungszeit/ Alter	Ge-wicht (kg)	Körper-durchmes-ser in cm (pa/ap)	Dosis in µGy Extremi-täten	Dosis in µGy Kör-perstamm	Zusatzfilter 1 mm Al + mindest. 0,1 mm Cu	Raster
Frühgeborenes	<28 Wochen	<1	<4	≤10	≤5 (2,5)	0,1	nein
Neugeborenes	0–28 Tage	<5	<6	≤10	≤5 (2,5)	0,1	nein
Säugling	1–12 Monate	<10	<8	≤10	≤5 (2,5)	0,1	nein
Kind <8 Jahre	1–8 J.	<20	<10	≤10	≤5 (2,5)	0,1	nein
Kind > 8 Jahre	9–12 J.	<25	<12	≤10	≤5 (2,5)	0,1	nein
Jugendliche	13–18 J.	>25	>12	≤10	≤5 (2,5)	0,1–0,2	möglich, r8 bzw. r17 bei Festraster

Bundesärztekammer 2007b

▶ Bei Röntgenuntersuchungen von Kindern und Jugendlichen (außer bei Untersuchungen der Hand und des Fußes) müssen Zusatzfilter aus Kupfer von 0,1–0,2 mm Dicke verwendet werden.

Hierdurch kommt es zu einer Reduktion der Hautbelastung. Da die Zusatzfilter die Gesamtstrahlung schwächen, benötigt man **leistungsstarke Generatoren**, um die gleichzeitig geforderte kurze Belichtungszeit von weniger als 5 ms im Rahmen der Thoraxradiologie zu ermöglichen (beim Erwachsenen 20 ms).

▶ Der Einsatz eines Streustrahlenrasters sollte erst erfolgen, wenn der Objektdurchmesser 12–15 cm überschreitet.

Ein Streustrahlenraster muss dementsprechend sowohl bei Aufnahme- als auch bei Durchleuchtungsgeräten entfernbar bzw. auswechselbar sein. Sofern ein Raster eingesetzt wird, sollte das Schachtverhältnis für Kinder und Jugendliche r=8 betragen Ein Streustrahlenraster in der Erwachsenenradiologie hat üblicherweise ein Schachtverhältnis von r=12.

Der **Brennflecknennwert** sollte 0,6 betragen, also ein kleiner Fokus angewählt wer den.

Sowohl hinsichtlich der Aufnahmen als auch der Durchleuchtung sollten **dosissparende Bildempfängersysteme** eingesetzt werden, vorzugsweise digitale Systeme mit einer hohen Quanteneffizienz. Die Bildempfängerdosis sollte 2,5 µGy nicht überschreiten (für Erwachsene <=5 µGy). Bei Untersuchungen des Thorax ist bei Säuglingen und Kindern vor dem 8. Lebensjahr eine freie Einstellung der Belichtungsparameter an Hand körpergewichtsbezogener Tabellen dem Einsatz einer Belichtungsautomatik vorzuziehen.

▶ Bei Durchleuchtungsuntersuchungen von Kindern sollte mit gepulster Durchleuchtung gearbeitet werden.

Monitorfunktionen wie „**last image hold**" können erheblich zur Einsparung von Dosis beitragen. Die Zoom-Funktion sollte sparsam eingesetzt werden. Das Dosisflächenprodukt und die Durchleuchtungszeiten sind zu dokumentieren.

10.5.3 Einstellungs- und Untersuchungstechnik bei Kindern und besondere Strahlenschutzmaßnahmen

▶ Eine optimale Einblendung ist bei Kindern besonders wichtig.

Im Bereich der Feldgrenzen sollten Bleigummiabdeckungen eingesetzt werden. Die Feldbegrenzungen sollten auf dem Film erkennbar sein. Bei Aufnahmen ohne Streustrahlenraster sollte der Patient direkt auf der Kassette liegen. Thoraxaufnahmen werden bei Säuglingen und Kleinkindern im anterior-posterioren Strahlengang (ap) durchgeführt, weil sich dorsal mehr blutbildendes Knochenmark befindet. Hodenkapsel und Ovarialschutz sind obligatorisch.

Die Immobilisierung und orthograde Einstellung der Aufnahmen sollten möglichst ohne Zuhilfenahme von Haltepersonen erfolgen. Die Verwendung von Babixhüllen und anderen Haltevorrichtungen ist obligat.

10.5.4 Aufnahmeparameter bei der Untersuchung von Kindern

Eine Übersicht der Röhrenspannungen für unterschiedliche Untersuchungsmodalitäten entsprechend der Leitlinie der Bundesärztekammer für die pädiatrische Radiologie gibt Tab. 10.4.

▶ Für Kinder sind sowohl für konventionelle Projektionsaufnahmen als auch für CT-Untersuchungen eigene diagnostische Referenzwerte vom Bundesamt für Strahlenschutz definiert und veröffentlicht.

10.5.5 CT in der Pädiatrie

Siehe Spezialkurs Computertomografie „CT in der Pädiatrie" Abschn. 17.3.

Tab. 10.4 Übersicht der Röhrenspannungen für unterschiedliche Untersuchungsmodalitäten entsprechend der Leitlinie der Bundesärztekammer für die pädiatrische Radiologie (Auswahl)

untersuchte Region	Röhrenspannung in kV
Thorax pa/ap	60–80, ab dem 8. Lebensjahr 100–120
Thorax seitlich	Wie pa, wenn möglich vermeiden
Hüftgelenk und Oberschenkel	70–75, bei Neugeborenen und Säuglingen 60–65
Schulter, Oberarm, Klavikula, Rippen, Sternum	60–70
Kniegelenk, Unterschenkel	60–75
Ellenbogen, Unterarm, Sprunggelenk	50–60
Hand, Finger, Fußwurzel, Vorfuß, Zehen,	50–60
Schädel	pa/ap 65–75
Halswirbelsäule ap/seitlich	60–75
Brustwirbelsäule ap/seitlich	70–85, bei Säuglingen unter 6 Monaten 65
Lendenwirbelsäule ap	70–85, bei Säuglingen unter 6 Monaten 65
Lendenwirbelsäule seitlich	70–85
Wirbelsäulenganzaufnahme anterior-posterior	70–90
Becken und Sakrum	70–80, bei Säuglingen unter 6 Monaten 65
Abdomen	65–85, in linker Seitenlage 100
Ösophagus, Magen, Duodenum	70–90
Dünndarm	>= 100
Kolon, Rektum	70–90
Harntrakt	70–80
Bundesärztekammer 2007c	

Literatur

Adamus R, Loose R, Wucherer M, Uder M, Galster M (2016) Strahlenschutz in der interventionellen Radiologie. Radiologe 56(3):275–281

Bundesamt für kerntechnische Entsorgungssicherheit (BfE) (2015) Richtlinie zu Aufzeichnungspflichten nach den §§ 18, 27, 28 und 36 RöV und Bekanntmachung zum Röntgenpass. https://www.bfe.bund.de/SharedDocs/Downloads/BfE/DE/rsh/3-bmub/3_86.pdf?__blob=publicationFile&v=1. Zugegriffen am 14.04.2019

Bundesamt für Strahlenschutz (BfS) (2016) Bekanntmachung der aktualisierten diagnostischen Referenzwerte für diagnostische und interventionelle Röntgenanwendungen. http://www.bfs.de/SharedDocs/Downloads/BfS/DE/fachinfo/ion/drw-roentgen.pdf?__blob=publicationFile&v=9. Zugegriffen am 14.04.2019

Bundesamt für Strahlenschutz (BfS) (2019) Medizinische Strahlenanwendungen während der Schwangerschaft. http://www.bfs.de/DE/themen/ion/anwendung-medizin/diagnostik/schwangerschaft/schwangerschaft_node.html. Zugegriffen am 14.04.2019

Bundesärztekammer (2007a) Leitlinie der Bundesärztekammer zur Qualitätssicherung in der Röntgendiagnostik. Aufnahmetechnische Qualitätsanforderungen. S 5–16. https://www.bundesaerztekammer.de/fileadmin/user_upload/downloads/LeitRoentgen2008Korr2.pdf. Zugegriffen am 14.04.2019

Bundesärztekammer (2007b) Leitlinie der Bundesärztekammer zur Qualitätssicherung in der Röntgendiagnostik. Besondere aufnahmetechnische und ärztliche Qualitätsanforderungen bei Neugeborenen, Säuglingen, Kindern und Jugendlichen. S 17–19. https://www.bundesaerztekammer.de/fileadmin/user_upload/downloads/LeitRoentgen2008Korr2.pdf. Zugegriffen am 14.04.2019

Bundesärztekammer (2007c) Leitlinie der Bundesärztekammer zur Qualitätssicherung in der Röntgendiagnostik. Katalog spezifischer ärztlicher und aufnahmetechnischer Qualitätsanforderungen bei Röntgenuntersuchungen. Pädiatrische Besonderheiten. S 33–75. https://www.bundesaerztekammer.de/fileadmin/user_upload/downloads/LeitRoentgen2008Korr2.pdf. Zugegriffen am 14.04.2019

Fiebich M (2017) Praktischer Strahlenschutz am Patienten in der radiologischen Diagnostik. Radiologe 57(7):534–540

Heuser L (2015) Anwendung von Patientenschutzmitteln bei CT-Untersuchungen. Vortrag. http://lheuser.de/2015_10_16%20Anwendung%20von%20Protektoren%20im%20CT.pdf. Zugegriffen am 14.04.2019

International Commission on Radiological Protection (ICRP) (1991) Publication 60. 1990 recommendations of the International Commission on Radiological Protection. http://www.icrp.org/publication.asp?id=icrp%20publication%2060. Zugegriffen am 14.04.2019

Keil B, Wulff J, Schmitt R, Auvanis D et al (2008) Schutz der Augenlinse in der Computertomografie – Dosisevaluation an einem antropomorphen Phantom mittels Thermolumineszenzdosimetrie und Monte-Carlo-Simulationen. Fortschr Röntgenstr 180:1047–1053

Morgan DE, Schueler BA (2017) Radiologic issues and radiation safety during ERCP. Abdominal Key. https://abdominalkey.com/radiologic-issues-and-radiation-safety-during-ercp/. Zugegriffen am 14.04.2019

Queißer-Luft A, Spranger J (2006) Fehlbildungen bei Neugeborenen. Dtsch Arztebl 103(38):A 2464–A 2471

RaySafe (2019) Real-time personal radiation dosimetry. http://www.raysafe.com/Home/Products/Staff/RaySafe%20i3#Description. Zugegriffen am 14.04.2019

Strahlenschutzkommission (SSK) (2006) Bildgebende Diagnostik beim Kind. https://www.ssk.de/SharedDocs/Beratungsergebnisse_PDF/2006/BildgebendeDiagnostik_Kind.pdf?__blob=publicationFile. Zugegriffen am 14.04.2019

Strahlenschutzkommission (SSK) (2018) Verwendung von Patienten-Strahlenschutzmitteln bei der diagnostischen Anwendung von Röntgenstrahlung am Menschen. Empfehlung der Strahlenschutzkommission und wissenschaftliche Begründung. https://www.ssk.de/SharedDocs/Beratungsergebnisse_PDF/2018/2018-12-13Patienten.pdf?__blob=publicationFile. Zugegriffen am 14.4.2019

Qualitätssicherung, Dokumentation und Organisation des Strahlenschutzes

11

Inhaltsverzeichnis

11.1 Qualitätssicherung und Qualitätskontrolle

11.1.1 Abnahme- und Konstanzprüfungen

StrlSchV §§ 115–117

► Vor Inbetriebnahme einer Röntgeneinrichtung zur Untersuchung von Menschen muss eine Abnahmeprüfung durch den Hersteller oder Lieferanten erfolgen, durch die festgestellt wird, dass die erforderliche Bildqualität mit möglichst geringer Strahlenexposition erreicht wird. StrlSchV § 115

© Springer-Verlag GmbH Deutschland, ein Teil von Springer Nature 2019
J.-H. Grunert, *Strahlenschutz für Röntgendiagnostik und Computertomografie*,
https://doi.org/10.1007/978-3-662-59275-5_11

Nach jeder Änderung einer Anlage, die die erforderliche Qualität beeinflussen kann, muss die Abnahmeprüfung wiederholt werden, wobei sich die Prüfung auf die Änderung und deren Auswirkungen beschränken kann (Teilabnahmeprüfung). Bei der Abnahmeprüfung werden die Bezugswerte für die Konstanzprüfungen mit denselben Prüfmitteln bestimmt, die bei den späteren Konstanzprüfungen verwendet werden. Das Ergebnis der Prüfungen ist aufzuzeichnen und für die Dauer des Betriebes, mindestens jedoch drei Jahre nach dem Abschluss der nächsten vollständigen Abnahmeprüfung aufzubewahren.

▶   In regelmäßigen Zeitabständen muss eine Konstanzprüfung durchgeführt werden, die überprüfen soll, ob die Bezugswerte, die in der letzten Abnahmeprüfung erhoben wurden, eingehalten werden. StrlSchV § 116

Solche meistens von Anwender durchgeführten Konstanzprüfungen können arbeitstäglich, monatlich oder jährlich je nach Art der Untersuchungsmodalität erforderlich sein. So unterscheiden sich z. B. bei der digitalen Mammografie die arbeitstäglichen Konstanzprüfungen hinsichtlich des Umfangs der Prüfverfahren von den monatlichen und diese wiederum von den jährlichen Konstanzprüfungen.

Die Ergebnisse der Konstanzprüfung sind ebenfalls aufzuzeichnen und zusammen mit den Aufnahmen der Prüfkörper für drei Jahre nach Abschluss der Prüfung aufzubewahren. Sollte die Konstanzprüfung ergeben, dass die erforderliche Qualität nicht mehr gegeben ist, muss die Ursache unverzüglich ermittelt und beseitigt werden (StrlSchV § 116 (4).

Zusätzlich muss eine Röntgeneinrichtung in Zeitabständen von längstens fünf Jahren auf Funktion, Sicherheit und Strahlenschutz von einem Sachverständigen überprüft werden (**Sachverständigenprüfung,** StrlSchV § 88 (4) 1).

▶   Die Vorgaben hinsichtlich der Abnahme- und Konstanzprüfungen sind in der Richtlinie zur Durchführung der Qualitätssicherung bei Röntgeneinrichtungen zur Untersuchung oder Behandlung von Menschen (QS-RL) festgelegt.

Die Vorgaben für die Sachverständigenprüfung finden sich in der Richtlinie für Sachverständigenprüfungen nach der Röntgenverordnung (SV-RL).

11.1.1.1   Richtlinie zur Durchführung der Qualitätssicherung bei Röntgeneinrichtungen zur Untersuchung oder Behandlung von Menschen (QS-RL)

Die Richtlinie zur Durchführung der Qualitätssicherung bei Röntgeneinrichtungen zur Untersuchung oder Behandlung von Menschen (QS-RL) enthält die Vorgaben hinsichtlich der technischen Abläufe der Abnahme- und Konstanzprüfungen. In Abhängigkeit von der zu prüfenden Modalität werden DIN-Normen (Normenreihe 6868) benannt, die die Prüfabläufe detailliert festlegen (Tab. 11.1).

Von besonderer Wichtigkeit sind die DIN 6868-157 (Prüfungen der Qualität der Befundungsmonitore), die DIN 6868-13 (Konstanzprüfung bei digitaler Projektionsradiografie), die DIN 6868-4 (Konstanzprüfung für digitale Bildverstärker-Radiografie und digitale

Tab. 11.1 Röntgeneinrichtungen und zugehörige Normen für Konstanz – und Abnahmeprüfung (QS-RL)

Typ der Röntgeneinrichtung bzw. des bildgebenden Systems	Norm für die Abnahmeprüfung	Norm für die Konstanzprüfung
Durchleuchtung (Bildverstärker (BV), digital am BV, digitale Bildempfänger) und Aufnahme (Film-Folien-Systeme, digital am BV, digitale Bildempfänger mit und ohne 3D-Funktion), digitale Subtraktionsangiografie	DIN 6868-150	DIN 6868-4
digitale Projektionsradiografie	DIN 6868-150	DIN 6868-13
analoge Projektionsradiografie	DIN 6868-150	DIN 6868-3
Film-Folien-Mammografie	DIN 6868-152	DIN 6868-7
digitale Mammografie	DIN 6868-162	PAS 1054
dentale Radiografie (intraoral, extraoral filmbasiert und digital)	DIN 6868-151	DIN 6868-5
digitale Volumentomografie in der Zahnmedizin	DIN 6868-161	DIN 6868-15
Bildwiedergabe, Humanmedizin (zukünftig Human- und Zahnmedizin)	DIN V 6868-157 (alt DIN 6868-57)	DIN 6868-157
Filmbetrachtung, allgemein	DIN 6856-1	DIN 6856-1
Filmbetrachtung, Zahnmedizin	DIN 6856-3	DIN 6856-3
Bilddokumentation	DIN 6868-56	DIN V 6868-12
Computertomografie	DIN EN 61223-3-5	DIN EN 61223-2-6
Filmverarbeitung	DIN V 6868-55	DIN 6868-2
BMU 2014		

Durchleuchtung) sowie die DIN EN 61223-2-6 (Konstanzprüfung CT). Die einzelnen Normen werden vom DIN-Normenausschuss Radiologie (NAR) erarbeitet und veröffentlicht. Eine Zusammenstellung der Normen zur Qualitätssicherung einschließlich der QS-RL findet sich im Normen-Handbuch „Qualitätssicherung an Röntgenanlagen", herausgegeben vom Deutschen Institut für Normung e. V. (DIN 2014).

Konstanzprüfung bei Projektionsradiografie mit digitalen Bildempfänger-Systemen (DIN 6868-13).

Eine der am häufigsten durchgeführten Qualitätssicherungsmaßnahmen betrifft die Konstanzprüfung der Projektionsradiografie mit einem digitalen Bildempfänger-System. Folgende Kenngrößen sind zu ermitteln und mit den in der Abnahmeprüfung festgelegten Bezugswerten hinsichtlich der Konstanz zu überprüfen:

- Dosis,
- Dosisindikator,
- optische Dichte bzw. Pixelwert,
- Ortsauflösung,
- Kontrastauflösung,
- Abweichung zwischen Lichtfeld und Nutzstrahlenfeld,
- Artefakte.

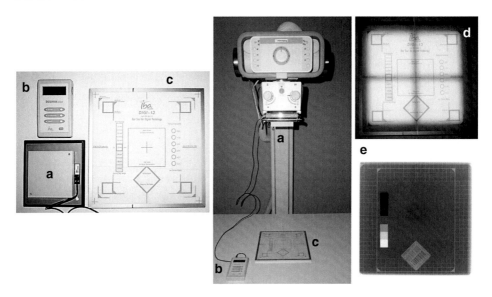

Abb. 11.1 Konstanzprüfung bei Projektionsradiografie mit digitalen Bildempfänger-Systemen (DIN 6868-13). Erstellung des Prüfbildes und Dosismessung mit **a**) Schwächungskörper aus Aluminium, **b**) Dosimeter, **c**) Strukturplatte mit Feldmarkierungen, Dynamiktreppe, Niedrigkontrastobjekten und Bleistrichraster, **d**) Einstellung des Lichtfeldes anhand der Markierungen auf der Strukturplatte und **e**) Prüfbild

Hierzu wird ein in der DIN 6868-13 Anhang A definierter Prüfkörper mit einer Röhrenspannung von 70 kV und 100 kV sowohl mit freier Einstellung als auch mit Belichtungsautomatik geröntgt. Der Prüfköper setzt sich aus einem Strukturkörper und einem Schwächungskörper zusammen. Der Schwächungskörper besteht entweder aus einem 25 mm dicken Aluminiumblock, der am Kollimator angebracht wird, oder aus einer 30 mm dicken Acrylglasplatte und einem 1 mm dicken Kupferblech, die auf die Tischauflageplatte gelegt werden (Abb. 11.1).

Das Prüfbild darf auf einem Film oder auf einem Bildwiedergabegerät (Monitor) dargestellt werden. Erfolgt die Darstellung des Prüfbildes auf einem Film, wird die optische Dichte mit einem Densitometer im Bereich der mittleren Stufe der Dynamiktreppe gemessen (Abb. 11.2a)). Sofern die Darstellung des Prüfbildes auf einem Bildwiedergabegerät erfolgt, kann alternativ zur Messung der optischen Dichte bzw. zur Leuchtdichte mit einem Leuchtdichtemessgerät auch der Mittelwert der Pixelwerte des digitalen Prüfbildes im Bereich der mittleren Stufe der Dynamiktreppe als Bezugswert herangezogen werden.

- Die Dosismessung erfolgt mit einem Dosimeter auf der Strahleneintrittsstelle des Prüfkörpers stets an der gleichen Stelle in der gleichen Orientierung.
- Der Dosisindikator wird von der Bildauswerteeinheit im Rahmen eines herstellerspezifischen Algorithmus ermittelt und in den DICOM-Metadaten abgespeichert, wo er abrufbar ist.

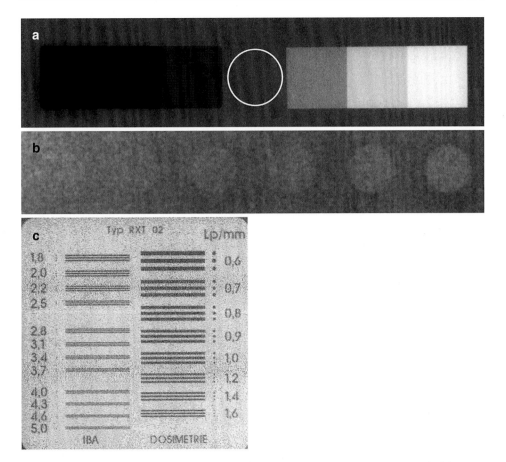

Abb. 11.2 Abbildung der **a**) Dynamiktreppe, **b**) der Niedrigkontrastobjekte und **c**) des Strichrasters mit Linienpaaren pro Millimeter (Lp/mm) auf dem Prüfbild. Der Ort für die Messung der Pixelwerte im Bereich der mittleren Stufe der Dynamiktreppe ist mit einem Kreis markiert

- Die Kontrastauflösung wird durch Überprüfung der Erkennbarkeit der ebenfalls auf dem Strukturkörper vorhandenen kreisförmigen Niedrigkontrastobjekte ermittelt (Abb. 11.2b)).
- Die Ortsauflösung ist mit dem im Strukturkörper integrierten Strichraster zu bestimmen. Dies erfolgt beim Filmausdruck entweder visuell mit einer mindestens vierfach vergrößernden Lupe oder durch eine Lupenfunktion bei Auswertung am Monitor. Kenngröße ist jeweils die Anzahl der Linienpaare pro Millimeter (Lp/mm) in der noch aufgelöst erkennbaren Liniengruppe. Die Linien des Strichrasters müssen durchgehend und getrennt erkennbar sein (Abb. 11.2c)).
- Die Abweichungen zwischen dem Lichtfeld und dem Nutzstrahlenfeld sind anhand des Prüfbildes zu ermitteln, indem das geschwärzte strahlenexponierte Feld auf dem Prüfbild mit dem Lichtfeld verglichen wird, das vom Anwender auf die äußeren Feldmarkierungen des Prüfkörpers eingestellt wird und das damit über die Abbildung

der Feldmarkierungen auf dem Prüfbild indirekt dokumentiert ist. Es werden die Abstände der Feldränder voneinander sowohl rechts als auch links gemessen und deren Beträge addiert. Gleiches erfolgt für die Abstände oben und unten.

- Die Prüfung auf Artefakte soll Bildstörungen aufdecken.

Die im Rahmen der Konstanzprüfung für die unterschiedlichen Kenngrößen ermittelten Werte müssen mit den ermittelten Werten der Abnahmeprüfung verglichen und auf Grenzabweichungen überprüft werden.

- Die Dosismesswerte dürfen in Abhängigkeit von der Art des Schwächungskörpers (Aluminium oder Acrylglas-Kupfer), der Röhrenspannung (70 oder 100 kV) und der Belichtung (freie Belichtung oder Belichtungsautomatik) 20–30 % vom Bezugswert abweichen.
- Hinsichtlich der Abweichungen zwischen dem Lichtfeld und dem Nutzstrahlenfeld darf die Summe der Beträge der beiden Abstände zwischen den Feldrändern rechts und links nicht mehr als 2 % des Focus-Bildempfängerabstands betragen. Das Gleiche gilt für die Summe der Beträge der beiden Abstände der Feldränder oben und unten.
- Die bei der Abnahmeprüfung festgelegten Bezugswerte hinsichtlich der Ortsauflösung und der Kontrastauflösung müssen eingehalten werden.

11.1.2 Qualitätskriterien für Röntgenaufnahmen und -untersuchungen

11.1.2.1 Leitlinie der Bundesärztekammer zur Qualitätssicherung in der Röntgendiagnostik

▶ Wesentliche Vorgaben hinsichtlich sowohl der ärztlichen als auch der aufnahmetechnischen Qualität sind in den Leitlinien der Bundesärztekammer zur Qualitätssicherung in der Röntgendiagnostik bzw. der Computertomografie festgelegt.

Die in diesen Leitlinien (Bundesärztekammer 2007a) definierten Qualitätsanforderungen sind die Grundlage der regelmäßigen Qualitätsüberprüfungen durch die ärztlichen Stellen und müssen vom Untersucher erfüllt werden. Von den Qualitätsanforderungen darf nur mit entsprechender Begründung bei speziellen Fragestellungen und besonderen Voraussetzungen abgewichen werden; die Begründung ist zu dokumentieren.

In der Leitlinie der Bundesärztekammer zur Qualitätssicherung in der Röntgendiagnostik werden in Teil A grundlegende Qualitätsanforderung an die Röntgendiagnostik definiert. Die folgende Liste umfasst eine Auswahl wichtiger Qualitätsanforderungen:

- Die Feldeinblendung soll am Bildrand sichtbar sein.
- Der **Gonadenschutz** ist besonders zu beachten. Bei männlichen Patienten müssen bei allen Röntgenuntersuchungen des Abdomens, des Harntrakts, des Magen-Darm-Trakts

sowie des Beckens und der Lendenwirbelsäule grundsätzlich umschließende **Ho-denkapseln** angewandt werden. Bei entfernteren Strahlenfeldern (z. B. bei Thoraxuntersuchungen) genügt eine Gonaden- oder Patientenschutzschürze. Bei weiblichen Personen ist grundsätzlich die Anwendung eines Ovarienschutzes als direkte Abdeckung oder als indirekter **Ovarienschutz** durch Einschieben entsprechender Bleiformen (Bleigleichwert 2 mm Pb) in die Nutschienen des Lichtvisiers an der Röntgen-Tiefenblende zu fordern, soweit hierdurch der Informationsgehalt der Untersuchung nicht wesentlich eingeschränkt wird oder die Wahrscheinlichkeit von Wiederholungsaufnahmen nicht deutlich erhöht wird.

- Die **Bildidentifikation** muss durch dauerhafte Angabe des Namens und der Anschrift der ausführenden Stelle, des Namens, Vornamens, Geburtsdatums und Geschlechts des Patienten und des Untersuchungsdatums erfolgen. Bei Verwendung digitaler Aufnahmesysteme sind diese Parameter eindeutig mit den digitalen Bilddatensätzen basierend auf dem DICOM-Standard abzuspeichern und gegebenenfalls bei der Betrachtung darzustellen.
- Die korrekte anatomische **Seitenbezeichnung**, die Aufnahmeeinstellung und die Projektionsrichtung müssen auf dem Röntgenbild bzw. im digitalen Bilddatensatz (vorzugsweise unter Verwendung der standardisierten DICOM-Elemente) gekennzeichnet sein.
- Bei Schrägprojektionen muss die **bildempfängernahe Körperseite** angegeben werden.
- Bei Mädchen und Frauen soll bei Aufnahmen des Thoraxbereichs wegen des strahlungssensiblen **Mammagewebes** der dorsoventrale Strahlengang gewählt werden.
- Der **Fokus-Detektor-Abstand** soll bei Übertischröhrenanordnungen am Rastertisch oder Rasterwandgerät in der Regel 115 cm (100–200) und am Aufnahmetisch bei Kassettenlage auf der Tischplatte 105 cm (100–120) betragen. Größere Abstände können die Bildqualität z. B. bei Aufnahmen des Schädels, des Thorax, des Beckens und der Wirbelsäule im Stehen verbessern.
- Die **Anzahl der Lamellen** pro cm (Linienzahl) soll bei bewegtem Streustrahlenraster mindestens 36/cm und bei stehendem Raster mindestens 60/cm betragen.
- In der digitalen Radiografie darf die **Bildempfängerdosis** diejenige bei Film-Folien-Kombinationen mit vergleichbarer Bildqualität nicht überschreiten.
- Bei digitalen Radiografiesystemen muss der **Dosisindikator** in Verbindung mit dem Bild angegeben werden.
- Da bei digitalen Radiografiesystemen wegen ihres großen Dynamikumfangs keine feste Systemempfindlichkeit definiert ist, kann je nach Indikation mit unterschiedlicher Dosis gearbeitet werden, wobei die **Patientendosis** möglichst niedrig sein soll.
- Bei der **Dosisleistung am Bildempfängereingang** darf der obere Wert von 0,6 μGy/s (bezogen auf Bildverstärker-Nenndurchmesser von $\leq$ 25 cm) nur aus zwingenden Gründen (z. B. Darstellung feinster Katheter, Führungsdrähte oder Stents bei Interventionen) überschritten werden.
- Bei **digitaler Durchleuchtung** sind die Möglichkeiten zur Dosisersparnis wie zusätzliche Filterung, an die Untersuchung angepasste Spannungs-Strom-Regelung, gepulste

Durchleuchtung, „ last image hold" und die Technik der „ gleitend gewichteten Mittelwertbildung" zu nutzen.
- Die Strahlenexposition des Patienten muss angezeigt werden (**Dosisflächenprodukt**).

Weitere Inhalte betreffen:

- besondere aufnahmetechnische und ärztliche Qualitätsanforderungen bei Neugeborenen, Säuglingen, Kindern und Jugendlichen,
- physikalische Größen des Bilderzeugungssystems und deren Grenzwerte für alle Kör-
  perregionen,
- Betrachtungsbedingungen von analogen Röntgenaufnahmen (Durchsichtsbilder),
- Anforderungen an Bildwiedergabegeräte (BWG) in der digitalen Radiografie und
- die Dokumentation, Weitergabe und Archivierung von Bildern.

Teil B umfasst einen Katalog spezifischer ärztlicher und aufnahmetechnischer Qualitätsanforderungen. Die ärztlichen Qualitätsanforderungen umfassen die Bilddarstellung:

- charakteristischer Bildmerkmale,
- wichtiger Bilddetails und
- kritischer Strukturen.

Die ärztlichen und aufnahmetechnischen Qualitätsanforderungen sind beispielhaft für die
Röntgenuntersuchung des Thorax in der Tab. 11.2 (ärztliche Qualitätsanforderungen) und
Tab. 11.3 (aufnahmetechnische Qualitätsanforderungen) aufgelistet. Diese Anforderungen

Tab. 11.2 Ärztliche Qualitätsanforderungen entsprechend der Leitlinie der Bundesärztekammer
zur Qualitätssicherung am Beispiel einer Röntgenuntersuchung des Thorax

charakteristische Bildmerkmale	wichtige Bilddetails	kritische Strukturen
symmetrische Darstellung des Thorax in Inspiration, Darstellung der Gefäße bis in die Lungenperipherie, scharfe Darstellung der Trachea und der Stammbronchien, Darstellung der kostopleuralen Grenze von der Lungenspitze bis zum Zwerchfell-Rippenwinkel, visuell scharfe Darstellung von Gefäßen, Hilus, Herz und Zwerchfell, Einsicht in retrokardiale Lunge und Mediastinum, Vermeidung der Überlagerung der Lungenoberfelder durch die Scapulae	rundlich: 0,7–1,0 mm, streifig: 0,3 mm breit	kleine rundliche Details in Lungenperipherie und Lungenkern, Gefäßstruktur und lineare Elemente in der Lungenperipherie, visuell scharf begrenzte Lungengefäße, ausreichende Erkennbarkeit der retrokardialen Lunge und des Mediastinums, flächige Niedrigkontrastveränderungen
Bundesärztekammer 2007a		

Tab. 11.3 Aufnahmetechnische Qualitätsanforderungen entsprechend der Leitlinie der Bundesärztekammer zur Qualitätssicherung am Beispiel einer Röntgenuntersuchung des Thorax

technischer Parameter	Vorgabe der Bundesärztekammer
Aufnahmeart	Rasterwandgerät
Aufnahmespannung	125 (110–150) kV
Brennflecknennwert	$\leq 1,3$
Fokus- Detektor-Abstand	180 (150–200) cm
Belichtungsautomatik	seitliches Messfeld
Expositionszeit	< 20 ms
Streustrahlenraster	r 12 (8), ohne (z. B. pädiatrische Untersuchungen)
Bildempfängerdosis	≤ 5 µGy, Empfindlichkeitsklasse 400
Bundesärztekammer 2007a	

werden in einem Katalog hinsichtlich jeder einzelnen Untersuchungsart spezifiziert. Eine ausführliche Erwähnung finden pädiatrische Besonderheiten.

11.1.3 Aufgaben und Erfahrungen der ärztlichen Stellen

StrlSchG § 86 (9), StrlSchV §§ 128–130

> **Aufgaben der ärztlichen Stellen**
> Die **ärztlichen und zahnärztlichen Stellen** haben nach § 130 (1) StrlSchV die Aufgabe, stichprobenartig zu prüfen, ob
>
> - die jeweilige Anwendung ionisierender Strahlung oder radioaktiver Stoffe am Menschen gerechtfertigt ist und bei der Anwendung die Erfordernisse der medizinischen Wissenschaft beachtet werden (rechtfertigende Indikation),
> - die eingesetzten Röntgeneinrichtungen und die im Zusammenhang damit angewendeten Verfahren den nach dem Stand der Technik jeweils notwendigen Qualitätsstandards entsprechen, um die Exposition der Patienten so gering wie möglich zu halten,
> - die diagnostischen Referenzwerte nicht ungerechtfertigt überschritten werden,
> - ein Verfahren vorliegt, mit dem Vorkommnisse bei der Anwendung ionisierender Strahlung oder radioaktiver Stoffe am Menschen in systematischer Weise erkannt und bearbeitet werden, und
> - schriftliche Arbeitsanweisungen gemäß StrlSchV § 121 (1) 1 erstellt wurden.

Die Überprüfungen betreffen auch die ordnungsgemäße Durchführung von Forschungsvorhaben unter Beachtung der Erfordernisse der medizinischen Wissenschaft im Hinblick auf den Strahlenschutz.

▶ Die ärztlichen Stellen schlagen dem Strahlenschutzverantwortlichen Möglichkeiten zur Optimierung der Bildqualität und Verringerung der Strahlenexposition vor und überprüfen die Umsetzung der Vorschläge. StrlSchV § 130 (2)

Die **ärztlichen und zahnärztlichen Stellen** sind föderal organisiert und überwiegend bei
den Ärztekammern und kassenärztlichen Vereinigungen angesiedelt. Es findet ein bundes-
weiter Erfahrungsaustausch statt (**Zentraler Erfahrungsaustausch der ärztlichen
Stelle**), in dessen Rahmen ein einheitliches Bewertungssystem mit Mängellisten erarbeitet
wurde (**Einheitliches Bewertungssystem der ärztlichen Stellen**).
   Folgende Unterlagen können die ärztlichen Stellen zur Überprüfung anfordern:

• Genehmigungs-/Anzeigedokumente,
• Unterlagen bezüglich Abnahmeprüfung des Herstellers oder Lieferanten,
• Prüfberichte des Sachverständigen,
• Konstanzprüfungsaufnahmen und deren Auswertung,
• Schriftliche Arbeitsanweisungen,
• Angaben zur rechtfertigenden Indikation,
• Patienten- Röntgenaufnahmen,
• Unterlagen zur technischen Durchführung von Untersuchungen oder Behandlungen in
  der Nuklearmedizin und Strahlentherapie und
• Dosis-und Aktivitätswerte zum Abgleich mit den „diagnostischen Referenzwerten
  (DRW)" des Bundesamtes für Strahlenschutz (BfS).

Die ärztlichen und zahnärztlichen Stellen haben einen reinen Beratungsauftrag und keine
Ahndungsbefugnisse. Sie haben jedoch gemäß StrlSchV § 130 (3)

• die Ergebnisse der Prüfungen,
• eine ständige, ungerechtfertigte Überschreitung der bei der Untersuchung zugrunde zu
  legenden diagnostischen Referenzwerte und
• eine Nichtbeachtung der Optimierungsvorschläge

den zuständigen Behörden (z. B. Gewerbeaufsichtsämtern) mitzuteilen. Diese zuständigen
Behörden können wiederum Sanktionen wie Bußgelder verhängen, in Ausnahmefällen
sogar Anlagen stilllegen. Die Strahlenschutzverantwortlichen sind gesetzlich verpflichtet,
die von der ärztlichen Stelle angeforderten Unterlagen zur Verfügung zu stellen (StrlSchV
§ 130 (6)). Sie werden von der ärztlichen Stelle über das Ergebnis der Überprüfung schriftlich informiert.
   Die ärztliche Stelle Hessen z. B. listete in ihrem Erfahrungsbericht 2016 folgende 10
Fehler auf, die am häufigsten aufgetreten waren:

• Mängel bzgl. einer objekt- und fragestellungsangepassten Einblendung,
• unvollständige Durchführung der Konstanzprüfung,

- keine erkennbaren Maßnahmen nach Toleranzüberschreitung,
- nicht bzw. nur eingeschränkt nachvollziehbare Festlegung der Bezugswerte,
- Unvollständigkeit der eingereichten Protokolle (Formblätter),
- unvollständige Darstellung / Bilddokumentation in Bezug auf die vorliegende Fragestellung bzw. die rechtfertigende Indikation,
- Einschränkung der Bildqualität durch Artefakte oder Inhomogenitäten,
- deutliche Überschreitungen der Prüffrist,
- Überschreitungen der Prüffrist und
- eingeschränkt nachvollziehbare rechtfertigende Indikationen.

11.2 Dokumentation und Bildwiedergabe

StrlSchG, § 85, StrlSchV § 127

Vorgaben zur Aufzeichnungs-, Aufbewahrungs- und behördlichen Mitteilungspflicht von Daten und Bilddokumenten bei der Anwendung von ionisierenden Strahlen am Menschen finden sich in

- dem Strahlenschutzgesetz (StrlSchG, § 85),
- der Strahlenschutzverordnung (StrlSchV § 127),
- der Leitlinie der Bundesärztekammer zur Qualitätssicherung in der Röntgendiagnostik (Kapitel 4.5, 4.6 und 4.7 der Leitlinie) und
- der Richtlinie zu Arbeitsanweisungen und Aufzeichnungspflichten nach den §§ 18, 27, 28 und 36 der Röntgenverordnung und Bekanntmachung zum Röntgenpass.

11.2.1 Aufzeichnungen

▶ Über die Anwendung ionisierender Strahlung oder radioaktiver Stoffe am Menschen müssen Aufzeichnungen angefertigt werden. StrlSchG § 85 (1)

Aufzeichnungen nach StrlSchG § 85 (1)
Die Aufzeichnungen müssen Folgendes enthalten:

- Angaben zur rechtfertigenden Indikation,
- den Zeitpunkt und die Art der Anwendung,
- Angaben zur Exposition der untersuchten oder behandelten Person, einschließlich einer Begründung im Falle der Überschreitung diagnostischer Referenzwerte, sowie zur Exposition von Betreuungs- und Begleitpersonen,
- den erhobenen Befund einer Untersuchung und
- den Bestrahlungsplan und das Bestrahlungsprotokoll einer Behandlung.

Entsprechend der Leitlinie der Bundesärztekammer zur Qualitätssicherung in der Röntgendiagnostik (Bundesärztekammer 2007b) werden die aufzuzeichnenden Daten unterschieden in

- Angaben zum Patienten,
- Angaben zur Untersuchung,
- Angaben zur rechtfertigenden Indikation,
- radiologischen Befundbericht (DIN 6827-5) und
- Angaben zur Strahlenexposition des Patienten bzw. zu deren Ermittlung.
- Folgende zusätzlichen Angaben sind obligatorisch:
- untersuchte Körperregion,
- Untersuchungssystem,
- Röhrenspannung,
- Strom-Zeit-Produkt (mAs) bei freier Belichtung bzw.,
- Empfindlichkeitsstufe oder Dosisstufe bei automatischer Belichtung,
- Dosisindikator bei digitaler Radiografie und
- Fokus-Detektor-Abstand.
- Zur Erfassung der Strahlenexposition der Patienten und zum Vergleich mit den diagnostischen Referenzwerten ist die Angabe einer der folgenden Größen notwendig:
- Dosisflächenprodukt,
- Einfalldosis oder
- Oberflächendosis.

11.2.1.1   Röntgenpass

▶   Die Verpflichtung zur Ausstellung eines Röntgenpasses nach § 28 (2) der alten nicht mehr gültigen Röntgenverordnung entfällt mit der neuen Strahlenschutzgesetzgebung.

Das Bundesamt für Strahlenschutz (BfS) empfiehlt jedoch, die Röntgenpässe weiter zu verwenden (BfS 2018).

11.2.1.2   Weitergabe von Bilddaten

Der Strahlenschutzverantwortliche hat entsprechend StrlSchG § 85 (3)

- der zuständigen Behörde auf Verlangen die Aufzeichnungen vorzulegen; dies gilt nicht für medizinische Befunde,
- der ärztlichen oder zahnärztlichen Stelle auf Verlangen die Aufzeichnungen sowie die Röntgenbilder, die digitalen Bilddaten und die sonstigen Untersuchungsdaten zur Erfüllung ihrer Kontrollaufgaben vorzulegen,
- einem weiter untersuchenden oder behandelnden Arzt oder Zahnarzt Auskünfte über die Aufzeichnungen zu erteilen und ihm die Aufzeichnungen sowie die Röntgenbilder, die digitalen Bilddaten und die sonstigen Untersuchungsdaten vorübergehend zu überlassen.

▶ Bei der Weitergabe von Bilddaten sind geeignete Maßnahmen zur Einhaltung der ärztlichen Schweigepflicht zu treffen.

▶ Der untersuchten oder behandelten Person ist auf deren Wunsch eine Abschrift der Aufzeichnungen zu überlassen. StrlSchG § 85 (3)

Der Strahlenschutzverantwortliche hat bei der Weitergabe oder Übermittlung von Daten dafür zu sorgen, dass die Daten mit den Ursprungsdaten übereinstimmen und für den Adressaten lesbar sind. Die Röntgenbilder, digitalen Bilddaten und sonstigen Untersuchungsdaten müssen zur Befundung geeignet sein (StrlSchV § 127 (4)).

Entsprechend der Leitlinie der Bundesärztekammer zur Qualitätssicherung in der Röntgendiagnostik (Bundesärztekammer 2007c) muss der Betreiber die Bilddaten in einer für den Empfänger geeigneten Form übermitteln. Falls beim Empfänger digitale Darstellungsmöglichkeiten vorhanden sind, müssen bei der Weitergabe von Bildern auf digitalem Datenträger die Festlegungen der DRG berücksichtigt werden (eindeutige Beschriftung der Datenträger, Datenspeicherung der Datenträger gemäß DICOM Media Standard und IHE PDI Portable Data Interchange). Falls dies nicht der Fall ist, muss gemäß Qualitätssicherungs-Richtlinie ein Film mit diagnostischer Bildqualität übersandt werden. Papierausdrucke sind nicht zulässig.

11.2.2 Archivierung

▶ Der Strahlenschutzbeauftragte hat die Aufzeichnungen sowie Röntgenbilder, digitale Bilddaten und sonstige Untersuchungsdaten aufzubewahren, und zwar im Falle von Behandlungen für eine Dauer von 30 Jahren, im Falle von Untersuchungen einer volljährigen Person für eine Dauer von 10 Jahren und bei einer minderjährigen Person bis zur Vollendung ihres 28. Lebensjahres. StrlSchG § 85 (2)

Aufbewahrungspflichten
Die Dauer der Aufbewahrung beträgt für Röntgenfilme

- 10 Jahre,
- 10 Jahre nach Vollendung des 18. Lebensjahres bei Jugendlichen,
- 30 Jahre bei Behandlungen mit Röntgenstrahlen,
- 15 Jahre bei Röntgenaufnahmen im Rahmen von berufsgenossenschaftlichen Verfahren (Anforderungen der gesetzlichen Unfallversicherungsträger nach § 34 SGB VII zur Beteiligung am Durchgangsarztverfahren).
- 30 Jahre für Schadensersatzansprüche aus einem Behandlungsvertrag (Verjährungsfrist entsprechend dem bürgerlichem Gesetzbuch (BGB), gerechnet nach dem letzten Patientenkontakt.

Die zuständige Behörde kann verlangen, dass im Falle der Praxisaufgabe oder sonstigen Einstellung des Betriebs die Aufzeichnungen sowie die Röntgenbilder, die digitalen Bilddaten und die sonstigen Untersuchungsdaten unverzüglich bei einer von ihr bestimmten Stelle zu hinterlegen sind; dabei ist durch geeignete Maßnahmen sicherzustellen, dass die Wahrung des Patientengeheimnisses durch die bestimmte Stelle gewährleistet ist (StrlSchG § 85 (2)).

Röntgenbilder, digitale Bilddaten und sonstige Untersuchungsdaten müssen so aufbewahrt werden, dass während der Dauer der Aufbewahrungsfrist sichergestellt ist, dass (StrlSchV § 127 (1)

- sie jederzeit innerhalb angemessener Zeit verfügbar sind und bei
- elektronischer Aufbewahrung unmittelbar lesbar gemacht werden können und
- keine Informationsänderungen oder -verluste eintreten können).

Bei der Aufbewahrung der Aufzeichnungen sowie bei der Aufbewahrung von Personendaten, Röntgenbildern, digitalen Bilddaten und sonstigen Untersuchungsdaten **auf elektronischen Datenträgern** ist durch geeignete Maßnahmen sicherzustellen, dass (StrlSchV § 127 (2))

- der Urheber, der Entstehungsort und der Entstehungszeitpunkt eindeutig erkennbar sind,
- nachträgliche Änderungen oder Ergänzungen als solche erkennbar sind und mit Angaben zu Urheber und Zeitpunkt der nachträglichen Änderungen oder Ergänzungen aufbewahrt werden und
- während der Dauer der Aufbewahrung die Verknüpfung der Personendaten mit dem erhobenen Befund, den Daten, die den Bilderzeugungs- und Bildverarbeitungsprozess beschreiben, den Bilddaten und den sonstigen Aufzeichnungen jederzeit hergestellt werden kann.

Bei der Aufbewahrung von Röntgenbildern, digitalen Bilddaten und sonstigen Untersuchungsdaten **auf elektronischen Datenträgern** muss sichergestellt sein, dass (StrlSchV § 127 (3))

- alle erhobenen Daten, die zur Befundung genutzt wurden oder die nach den Erfordernissen der medizinischen Wissenschaft zur Befundung, zur Verlaufsbeurteilung oder zur Vermeidung weiterer Expositionen erforderlich sind, aufbewahrt werden und
- Daten, die den Prozess der Erzeugung und Verarbeitung der Röntgenbilder, digitalen Bilddaten und sonstigen Untersuchungsdaten beschreiben, aufbewahrt werden, sofern sie dazu dienen, den Inhalt der Daten nachzuvollziehen.

▶   Daten können komprimiert werden, wenn sichergestellt ist, dass die diagnostische Aussagekraft erhalten bleibt. StrlSchV § 127 (3)

Entsprechend der Leitlinie der Bundesärztekammer zur Qualitätssicherung in der Röntgendiagnostik (Bundesärztekammer 2007d) werden für die Archivierung die Bilder ausgewählt, die für die indikationsorientierte Befundung und die adäquate Darstellung des Or-
gansystems/Körperbereichs erforderlich sind. Zusätzlich müssen die benutzten
Bildbearbeitungsparameter mit den Bildern archiviert werden. Die alleinige Speicherung
der nicht nachbearbeiteten Bilder (Basisbild) ist nicht zulässig. Entscheidend ist, dass die
für die Befundung verwendete Darstellung eindeutig rekonstruiert werden kann. Bei Auf-
nahmeserien ist es zulässig, nur diejenigen Aufnahmen aufzubewahren, auf denen die für
die Befunderhebung bedeutsamen Einzelheiten dargestellt sind. Grundsätzlich ist bei der
Archivierung eine verlustfreie Datenkompression sinnvoll. Verlustbehaftete Kompressio-
nen dürfen nicht zu einer Reduktion der diagnostischen Informationen führen. Falls ein
verlustbehaftetes Verfahren angewendet wird, ist nachzuweisen, dass durch das Kompres-
sionsverfahren diagnoserelevante Details nicht verloren gehen. Dies ist für den jeweiligen
Untersuchungsort und das verwendete Abbildungsverfahren nachzuweisen und durch sta-
tistisch aussagekräftige Analysen für das jeweilige Verfahren zu belegen. Ferner muss sichergestellt werden, dass über die Dauer der Archivierung alle Bilder jederzeit dekompri-
mierbar und in diagnostischer Qualität lesbar gemacht werden können. Die Konformität
mit dem DICOM-Standard ist einzuhalten.

11.2.2.1   Digitale Bildarchivierung (PACS).

Unmittelbar nach der Entdeckung der Röntgenstrahlen konnte Conrad Röntgen feststellen, dass Strahlung Filme schwärzt. Die filmische Dokumentation der Hand seiner Frau
Anna Bertha mit dem Ehering ist eine der ersten Röntgenaufnahmen überhaupt. Über
viele Jahrzehnte wurden daher Filme zur Dokumentation von Röntgenuntersuchungen
verwendet. Trotz der zunehmenden Digitalisierung besitzt auch heute noch jede Röntgenabteilung ein Filmarchiv.

Bis vor wenigen Jahren unterhielten Röntgenabteilungen Dunkelkammern mit aufwendiger Filmverarbeitung. Im Rahmen der Qualitätssicherung der Filmverarbeitung wurden
routinemäßig Verfahren wie Sensitometrie und Densitometrie eingesetzt. Im Rahmen der
Digitalisierung der Röntgenverfahren löst die Röntgenbildbetrachtung am Monitor zunehmend die Verwendung von Röntgenfilmen ab. Neben Vorteilen für die Bildnachbearbeitung können die digitalen Röntgenbilder auch kostengünstig digital archiviert werden.

▶   Die Archivierung und Distribution digitaler Bilder erfolgt durch das PACS (pic-
    ture archiving and communication system).

Über interne Netzwerke sowie Anschluss an Internetserver ist eine Distribution der Bilder
sowohl innerhalb der Abteilung als auch zwischen den Abteilungen und Röntgeninstituten
weltweit problemlos möglich.

Wird ein Patient im Krankenhaus aufgenommen bzw. meldet er sich in einer radiologischen Praxis an, werden seine Patientendaten in einem Informationssystem (Krankenhausin-
formationssystem (KIS) bzw. Radiologieinformationssystem (RIS)) gespeichert. Erhält der

Patient eine Untersuchung mit digitaler Bildgebung, wird von dem Informationssystem ein Teil seiner Patientendaten mittels einer „worklist" an das Untersuchungsgerät weitergereicht. Hier werden die patientenbezogenen Untersuchungsdaten mit den Bilddaten zu einem digitalen Röntgenbild im sogenannten DICOM (Digital Imaging and Communications in Medicine) -Format zusammengefasst, bearbeitet und archiviert. Eine Röntgenbild-DICOM-Datei enthält neben den Bildinformationen auch Informationen über den untersuchten Patienten, das Untersuchungsgerät mit seinen Einstellungen, die untersuchende Institution sowie weitere Untersuchungsdaten. Eine Standardisierung des DICOM-Formats erfolgt über das DICOM Standards Committee (NEMA 2019) und wird regelmäßig überarbeitet. Hierdurch wird es möglich, dass auch Geräte unterschiedlicher Hersteller miteinander kommunizieren können. Herstellerspezifische Eigenheiten hinsichtlich des DICOM-Formats, die insbesondere bei technischen Neuerungen eingeführt werden, können so standardisiert werden. Leider gibt es in seltenen Fällen trotz der Standardisierung Inkompatibilitäten hinsichtlich der Datenkommunikation zwischen den Geräten verschiedener Hersteller, die durch individuelle IT-Lösungen aufwendig ausgeglichen werden müssen.

Das DICOM-Format kann Bilddaten verschiedener Bilderstellungsmodalitäten erfassen. So können Bilder von Röntgenuntersuchungen, CT-Untersuchungen, Kernspintomografieuntersuchungen, Ultraschalluntersuchungen und Untersuchungen mit Foto-bzw. Film Dokumentation im PACS in einem Format abgespeichert werden. Im Rahmen von Bildfusionen können die Bilddaten unterschiedlicher Untersuchungen überlagert und miteinander verglichen werden. Im PET-CT und PET-MR finden solche hybride Verfahren bereits regelmäßig Anwendung. Auch die Überlagerung einer Kernspintomografieuntersuchung mit einer Ultraschalluntersuchung ist möglich.

Der Untersucher erhält die Bilddaten von dem Untersuchungsgerät auf seinen Befundarbeitsplatz (workstation) zur Nachverarbeitung und Befundung. Danach werden die Bilddateien zum PACS geschickt und dort archiviert. Der Untersucher kann hierbei entscheiden, ob er alle Bilddateien oder nur eine Auswahl der Bilder archivieren möchte. Dateien von Röntgenbildern können bei der Aufbewahrung auf elektronischen Datenträgern komprimiert werden, wenn sichergestellt ist, dass die diagnostische Aussagekraft erhalten bleibt (StrlSchV § 127 (3)). Die Strahlenschutzkommission hat Kompressionsfaktoren sowohl für die Archivierung radiologischer Bilddaten als auch bei der teleradiologischen Datenübertragung empfohlen, die sicherstellen, dass die Bildqualität entsprechend den Forderungen der Strahlenschutzverordnung nicht eingeschränkt wird (CT1:8, kraniales CT 1:5, MRT 1:7) (Loose et al. 2009; SSK 2011).

Möchte der Untersucher die Bilder später betrachten oder befunden, kann er sie aus dem PACS abrufen. Über den „query" Befehl wird beim PACS eine Datenbankabfrage nach Patientennamen, Geburtsdatum, Untersuchungsdatum, Modalität und weiteren Parametern durchgeführt. Der Untersucher erhält dann eine Liste der entsprechenden Untersuchungen, die mit der Suchanfrage kompatibel sind. Findet er die gewünschte Bilddatei in der Liste, kann er über den Befehl „retrieve" die gesuchte Untersuchung mit den Bilddateien auf seine Workstation übertragen. Mit dem „storage" Befehl kann er Untersuchungen, die noch nicht archiviert bzw. neu bearbeitet wurden, von seinem Befundarbeitsplatz auf das PACS übertragen.

11.3 Organisation des Strahlenschutzes

11.3.1 Strahlenschutzverantwortlicher und -beauftragter

StrlSchG § 69–72, StrlSchV § 43

Strahlenschutzverantwortlicher ist, wer den Betrieb von im Sinne des Strahlenschutzgesetzes relevanten Anlagen anzeigt oder einer Genehmigung für deren Betrieb bedarf (StrlSchG § 69 (1)). Handelt es sich bei dem Strahlenschutzverantwortlichen um eine juristische Person oder um eine rechtsfähige Personengesellschaft, so werden die Aufgaben des Strahlenschutzverantwortlichen von der durch Gesetz, Satzung oder Gesellschaftsvertrag zur Vertretung berechtigten Person wahrgenommen (StrlSchG § 69 (2)).

Der **Strahlenschutzverantwortliche** als Vertreter eines Krankenhausträgers oder einer Praxis muss nicht notwendigerweise über Kenntnisse im Strahlenschutz verfügen. Der Strahlenschutzverantwortliche ist daher verpflichtet, eine notwendige Anzahl von **Strahlenschutzbeauftragten** mit erforderlicher Fachkunde im Strahlenschutz schriftlich zu bestellen (StrlSchG § 70 (1)) und deren Aufgaben, deren innerbetrieblichen Entscheidungsbereich und die zur Aufgabenwahrnehmung erforderlichen Befugnisse schriftlich festzulegen (StrlSchG § 70 (2)). Die Bestellung eines Strahlenschutzbeauftragten muss sowohl der zuständigen Behörde als auch dem Betriebsrat oder dem Personalrat mitgeteilt werden (StrlSchG § 70 (4)).

Der **Strahlenschutzbeauftragte** darf bei der Erfüllung seiner Pflichten nicht behindert und wegen deren Erfüllung nicht benachteiligt werden. Steht der Strahlenschutzbeauftragte in einem Arbeitsverhältnis mit dem Strahlenschutzverantwortlichen, so ist die Kündigung des Arbeitsverhältnisses sowohl während als auch innerhalb eines Jahres nach der Beendigung der Bestellung unzulässig, es sei denn, es liegen Tatsachen vor, die zur Kündigung aus wichtigem Grund ohne Einhaltung einer Kündigungsfrist berechtigen (StrlSchG § 70 (6)).

Der **Strahlenschutzbeauftragte** hat dem **Strahlenschutzverantwortlichen** unverzüglich alle Mängel mitzuteilen, die den Strahlenschutz beeinträchtigen. Kann sich der Strahlenschutzbeauftragte über eine vom ihm vorgeschlagene Maßnahme zur Behebung der aufgetretenen Mängel mit dem Strahlenschutzverantwortlichen nicht einigen, so hat dieser dem Strahlenschutzbeauftragten die Ablehnung des Vorschlages schriftlich mitzuteilen und zu begründen; dem Betriebsrat oder dem Personalrat sowie der zuständigen Behörde hat der Strahlenschutzverantwortliche je eine Abschrift der Mitteilung einschließlich der Begründung zu übermitteln. Unterbleibt die Mitteilung oder die Übermittlung an die zuständige Behörde, so kann der Strahlenschutzbeauftragte sich direkt an die zuständige Behörde wenden (StrlSchG § 71 (2)).

Der **Strahlenschutzverantwortliche** und der **Strahlenschutzbeauftragte** haben bei der Wahrnehmung ihrer Aufgaben mit dem Betriebsrat oder dem Personalrat, den Fachkräften für Arbeitssicherheit und dem ermächtigten Arzt zusammenzuarbeiten und sie über wichtige Angelegenheiten des Strahlenschutzes zu unterrichten. Der Strahlenschutzbeauftragte hat den Betriebsrat oder Personalrat auf dessen Verlangen in Angelegenheiten des Strahlenschutzes zu beraten (StrlSchG § 71 (3)).

Beide, Strahlenschutzverantwortlicher und Strahlenschutzbeauftragter, haben dafür zu sorgen, dass bei Gefahr für Mensch und Umwelt unverzüglich geeignete Maßnahmen zur Abwendung dieser Gefahr getroffen werden (StrlSchG § 72 (3)).

11.3.2 Genehmigungs- und Anzeigeverfahren

11.3.2.1 Betrieb von Röntgeneinrichtungen
StrlSchG § 19

Anzeigepflicht des Betriebs einer Röntgeneinrichtung
Der Betrieb einer Röntgeneinrichtung,

- deren Röntgenstrahler bauartzugelassen ist,
- deren Herstellung und erstmaliges Inverkehrbringen unter den Anwendungsbereich des Medizinproduktegesetzes fällt oder
- die nach den Vorschriften des Medizinproduktegesetzes erstmalig in Verkehr gebracht worden ist und nicht im Zusammenhang mit medizinischen Expositionen eingesetzt wird,

muss der zuständigen Behörde (z. B. Gewerbeaufsichtsamt) **spätestens vier Wochen** vor dem beabsichtigten Beginn schriftlich angezeigt werden, sofern der Betrieb nicht der Genehmigungspflicht unterliegt. Nach Ablauf dieser Frist darf der Anzeigende die Röntgeneinrichtung betreiben, es sei denn, die zuständige Behörde hat das Verfahren ausgesetzt oder den Betrieb untersagt (StrlSchG § 19 (1)).

Dagegen bedarf einer Genehmigung, wer eine Röntgeneinrichtung

- zur Behandlung von Menschen betreibt,
- zur Teleradiologie betreibt,
- im Zusammenhang mit der Früherkennung betreibt,
- außerhalb eines Röntgenraumes betreibt, es sei denn, der Zustand der zu untersuchenden Person oder des zu untersuchenden Tieres oder dessen Größe erfordert im Einzelfall zwingend, dass die Röntgeneinrichtung außerhalb des Röntgenraumes betrieben wird,
- in einem Röntgenraum zu betreiben beabsichtigt, der in einem Prüfbericht eines behördlich bestimmten Sachverständigen oder in einer Genehmigung für eine andere Röntgeneinrichtung bezeichnet ist, oder
- in einem mobilen Röntgenraum betreibt (StrlSchG § 19 (2)).

Bei medizinischer Anwendung muss der Betrieb zusätzlich bei der **ärztlichen Stelle** und für Teilnehmer an der kassenärztlichen Versorgung auch bei der **kassenärztlichen Vereinigung** angemeldet werden.

11.3.3 Strahlenschutzanweisung

StrlSchG § 73, StrlSchV § 45

Strahlenschutzanweisungen (nicht gleichzusetzen mit den Arbeitsanweisungen nach StrlSchV § 121 (1)) umfassen Regelungen für

- die Aufstellung eines Plans für die Organisation des Strahlenschutzes,
- den Betriebsablauf,
- die Ermittlung der Körperdosis,
- die Festlegung von Dosisrichtwerten,
- die Führung eines Betriebsbuches mit Eintragung wesentlicher Betriebsvorgänge,
- die Vermeidung, Untersuchung und Meldung von Vorkommnissen,
- Funktionsprüfungen und Wartungen,
- den Schutz gegen Störmaßnahmen oder sonstige Einwirkungen Dritter, gegen das Abhandenkommen von radioaktiven Stoffen oder gegen das unerlaubte Inbetriebsetzen einer Anlage zur Erzeugung ionisierender Strahlung und
- die Aufstellung eines Planes für regelmäßige Alarmübungen sowie vorbereitende Maßnahmen für Notfälle und Störfälle (StrlSchV § 45 (2)).

Beim lediglich anzeigebedürftigen Betrieb von Röntgeneinrichtungen ist der Erlass einer Strahlenschutzanweisung nur erforderlich, wenn die zuständige Behörde den Strahlenschutzverantwortlichen dazu verpflichtet (StrlSchV § 45 (4)). Die Erstellung von Strahlenschutzanweisungen betrifft daher überwiegend den genehmigungspflichtigen Betrieb von nuklearmedizinischen oder strahlentherapeutischen Anwendungen von ionisierenden Strahlen.

Die Strahlenschutzanweisung muss bei wesentlichen Änderungen unverzüglich aktualisiert werden (StrlSchV § 45 (3)).

Literatur

Bundesamt für Strahlenschutz (BfS) (2018) Röntgenpass. https://www.bfs.de/DE/themen/ion/anwendung-medizin/diagnostik/roentgen/roentgenpass.html. Zugegriffen am 14.04.2019

Bundesärztekammer (2007a) Leitlinie der Bundesärztekammer zur Qualitätssicherung in der Röntgendiagnostik. Katalog spezifischer ärztlicher und aufnahmetechnischer Qualitätsanforderungen bei Röntgenuntersuchungen. S 33–75. https://www.bundesaerztekammer.de/fileadmin/user_upload/downloads/LeitRoentgen2008Korr2.pdf. Zugegriffen am 14.04.2019

Bundesärztekammer (2007b) Leitlinie der Bundesärztekammer zur Qualitätssicherung in der Röntgendiagnostik. Physikalische Größen des Bilderzeugungssystems. Dokumentation. S 29–30.
https://www.bundesaerztekammer.de/fileadmin/user_upload/downloads/LeitRoentgen-
2008Korr2.pdf. Zugegriffen am 14.04.2019

Bundesärztekammer. (2007c) Leitlinie der Bundesärztekammer zur Qualitätssicherung in der Röntgendiagnostik. Physikalische Größen des Bilderzeugungssystems. Weitergabe von Bildern.
S   30.   https://www.bundesaerztekammer.de/fileadmin/user_upload/downloads/LeitRoentgen-
2008Korr2.pdf. Zugegriffen am 14.04.2019

Bundesärztekammer (2007d) Leitlinie der Bundesärztekammer zur Qualitätssicherung in der
Röntgendiagnostik. Physikalische Größen des Bilderzeugungssystems. Archivierung. S 30–31.
https://www.bundesaerztekammer.de/fileadmin/user_upload/downloads/LeitRoentgen-
2008Korr2.pdf. Zugegriffen am 14.04.2019

Bundesministerium für Umwelt, Naturschutz, Bau und Reaktorsicherheit (BMU) (2014) Richtli-
nie zur Durchführung der Qualitätssicherung bei Röntgeneinrichtungen zur Untersuchung oder
Behandlung von Menschen (QS-RL). https://www.bmu.de/fileadmin/Daten_BMU/Download_
PDF/Strahlenschutz/qualitaetssicherungs_richtlinie_bf.pdf. Zugegriffen am 14.04.2019

Deutsches Institut für Normung (DIN) (2014) Normen Handbuch. Qualitätssicherung an Röntgeneinrichtungen. Richtlinien, Erläuterungen, Normen. Beuth, Berlin

Loose R, Braunschweig R, Kotter E et al (2009) Kompression digitaler Bilddaten in der Radiologie – Ergebnisse einer Konsensuskonferenz. Fortschr Röntgenstr 181:32–37

National Electrical Manufacturers Association (NEMA) (2019) DICOM. https://www.dicomstan-
dard.org/about/. Zugegriffen am 14.04.2019

Strahlenschutzkommission (SSK) (2011) Empfehlung der Strahlenschutzkommission, verabschie-
det in der 252. Sitzung der Kommission am 1. Dezember 2011. http://www.verwaltungsvor-
schriften-im-internet.de/bsvwvbund_11042012_RSII2170272.htm. Zugegriffen am 14.04.2019

Rechtsvorschriften, Richtlinien und Empfehlungen bezüglich der Anwendung von Röntgenstrahlung

12

Inhaltsverzeichnis

12.1 Das Strahlenschutzgesetz und die Verordnung zur weiteren Modernisierung des Strahlenschutzrechts

12.1.1 Strahlenschutzgesetz (StrlSchG)

Bereits 1941 gab es eine „Verordnung zum Schutze gegen Schädigungen durch Röntgenstrahlen und radioaktive Stoffe in nichtmedizinischen Betrieben (Röntgenverordnung)". Am 09.03.1973 trat die „Verordnung über den Schutz vor Schäden durch Röntgenstrahlen (Röntgenverordnung (RöV))" in Kraft, die die medizinische Anwendung von Strahlen in der Röntgendiagnostik regelte. Entsprechend den Vorgaben der EU-Richtlinie für den Strahlenschutz (Richtlinie 2013/59/Euratom des Rates vom 5. Dezember 2013) (Europäische Union 2013)) musste die Strahlenschutzgesetzgebung vollständig überarbeitet und erweitert werden.

Seit dem 01.01.2019 gilt das Gesetz zum Schutz vor der schädlichen Wirkung ionisierender Strahlung (Strahlenschutzgesetz, StrlSchG) (BMJV 2018). Die alte Röntgenverordnung (RöV) mit 48 Paragrafen und 4 Anlagen kompakt und auch für juristische Laien gut verständlich formuliert, ist damit Vergangenheit. Das Strahlenschutzgesetz umfasst

© Springer-Verlag GmbH Deutschland, ein Teil von Springer Nature 2019
J.-H. Grunert, *Strahlenschutz für Röntgendiagnostik und Computertomografie*,
https://doi.org/10.1007/978-3-662-59275-5_12

alle Bereiche des Strahlenschutzes. Neben umfassenden Regelungen zum Schutze der Bevölkerung bei Notfallexpositionssituationen finden sich auch Regelungen zum Umgang mit Radioaktivität in Baustoffen oder radiologischen Altlasten sowie Aspekte des Strahlenschutzes beim fliegenden Personal. Besondere Berücksichtigung erfährt der Strahlenschutz hinsichtlich der Exposition durch Radon in Wohnräumen und Arbeitsplätzen, dem ein ganzes Kapitel gewidmet ist.

Strahlenschutzgesetz (StrlSchG)

Das Strahlenschutzgesetz ist mit seinen 218 Paragrafen und 9 Anlagen unterteilt in geplante, bestehende und Notfall-Expositionssituationen und folgendermaßen gegliedert:

- Teil 1 Allgemeine Vorschriften §§ 1–5,
- Teil 2 Strahlenschutz bei geplanten Expositionssituationen §§ 6–91,
- Teil 3 Strahlenschutz bei Notfallexpositionssituationen §§ 92–117,
- Teil 4 Strahlenschutz bei bestehenden Expositionssituationen §§ 118–160,
- Teil 5 Expositionssituationsübergreifende Vorschriften §§ 161–177,
- Teil 6 Strahlenschutzrechtliche Aufsicht, Verwaltungsverfahren §§ 178–183,
- Teil 7 Verwaltungsbehörden §§ 184–193,
- Teil 8 Schlussbestimmungen §§ 194–218.

Teil 1 und weiter neue Liste enthält in § 5 wichtige Begriffsbestimmungen unter anderem hinsichtlich

- der beruflich strahlenexponierten Person §5 (7),
- der Früherkennung §5 (16),
- der medizinischen Forschung § 5 (23),
- des Medizinphysikexperten §5 (24) und
- der Teleradiologie §5 (38).

Regelungen, die die Anwendung von Strahlung in der Medizin betreffen, finden sich überwiegend in Teil 2 „Strahlenschutz bei geplanten Expositionssituationen" §§ 6–91 (Tab. 12.1).

56 der 218 Paragrafen des Strahlenschutzgesetzes enthalten lediglich Verordnungsermächtigungen, in denen die Vorgaben für eine Regelung von Details zu Durchführungsbestimmungen benannt werden, die in der neuen Strahlenschutzverordnung präzisiert wurden.

Tab. 12.1 Inhaltsverzeichnis Strahlenschutzgesetz Teil 2 „Strahlenschutz bei geplanten Expositionssituationen" §§ 6–91

Kapitel	Paragrafen	wichtige Inhalte
Kapitel 1 Strahlenschutzgrundsätze	§§ 6–9	Rechtfertigung §§ 6–7, Dosisoptimierung § 8, Dosisbegrenzung § 9
Kapitel 2 Vorabkontrolle bei radioaktiven Stoffen oder ionisierender Strahlung	§§ 10–67	Voraussetzungen zur Genehmigung der Errichtungen und des Betriebs von Anlagen zur Erzeugung ionisierender Strahlung §§ 10–30, besondere Voraussetzungen bei Tätigkeiten im Zusammenhang mit der Anwendung am Menschen § 14, Hinzuziehung eines Medizinphysikexperten §14, Teleradiologie §§ 14, 19 und 86, Voraussetzungen und Fristen zur Anzeige des Betriebs von Röntgeneinrichtungen § 19, medizinische Forschung §§ 31–37, Verbraucherschutz §§ 38–44, Bauartzulassung §§45–49, kosmische Strahlung §§ 50–54
Kapitel 3 Freigabe	§ 68	Freigabe radioaktiver Stoffe §68
Kapitel 4 betriebliche Organisation des Strahlenschutzes	§§ 69–75	Strahlenschutzverantwortlicher § 69, Strahlenschutzbeauftragter § 70, Strahlenschutzanweisung § 73, Fachkunde und Kenntnisse im Strahlenschutz § 74
Kapitel 5 Anforderungen an die Ausübung von Tätigkeiten	§§ 76–89	Dosisgrenzwerte für beruflich exponiertes Personal §§ 77–78, Grenzwerte für die Exposition der Bevölkerung § 80, Grundsätze der Anwendung ionisierender Strahlung oder radioaktiver Stoffe am Menschen § 83, Früherkennung § 84, Dokumentationspflichten § 85, Verordnungsermächtigungen hinsichtlich Maßnahmen, für den Schutz von Personen, an denen ionisierende Strahlung und radioaktive Stoffe angewendet werden § 86, diagnostische Referenzwerte (DRW) § 86
Kapitel 6 Melde- und Informationspflichten	§§ 90–91	Meldungen bei Vorkommnissen und Pflichten zur Aufzeichnung § 90

12.1.2　Verordnung zur weiteren Modernisierung des Strahlenschutzrechts

Die seit dem 01.01.2019 gültige Verordnung zur weiteren Modernisierung des Strahlenschutzrechts (BMU 2019) beinhaltet umfassende Regelungen hinsichtlich unterschiedlichster Aspekte des Strahlenschutzes. Neben der Verordnung zum Schutz vor der schädlichen Wirkung ionisierender Strahlung (Strahlenschutzverordnung, StrlSchV, Artikel 1) findet sich auch die Verordnung zum Schutz vor schädlichen Wirkungen nicht ionisierender Strahlung bei der Anwendung am Menschen (NiSV, Artikel 4), die die Anwendung nichtionisierender Strahlung am Menschen regelt, die zu kosmetischen oder sonstigen nichtmedizinischen Zwecken gewerblich oder im Rahmen sonstiger wirtschaftlicher Unternehmungen eingesetzt werden (Ultraschallgeräte, Lasereinrichtungen, intensive Lichtquellen, Hochfrequenzgeräte, Niederfrequenzgeräte, Gleichstromgeräte und Magnetfeldgeräte).

12.1.3　Strahlenschutzverordnung (StrlSchV)

Die Verordnung zum Schutz vor der schädlichen Wirkung ionisierender Strahlung (Strahlenschutzverordnung, StrlSchV) ist als Artikel 1 der wesentlichste Teil der Verordnung zur weiteren Modernisierung des Strahlenschutzrechts. Sie umfasst 200 Paragrafen und 19 Anlagen. Die neue Strahlenschutzverordnung fasst im Wesentlichen die Regelungen der früheren Röntgenverordnung (RöV) und alten Strahlenschutzverordnung zusammen und modifiziert sie entsprechend den Vorgaben des Strahlenschutzgesetzes. In vielen Paragrafen werden die Vorgaben der alten Verordnungen wortwörtlich übernommen.

12.1.3.1　Bedeutsame Neuerungen des Strahlenschutzrechts für die Radiologie

Medizinphysikexperte (MPE)
StrlSchG § 5 (24), StrlSchG § 14 (1), StrlSchV §§ 131–132
　Der **Medizinphysikexperte** wird im § 5 (24) StrlSchG folgendermaßen definiert:
　Person mit Masterabschluss in medizinischer Physik oder eine in medizinischer Physik gleichwertig ausgebildete Person mit Hochschulabschluss, die jeweils die erforderliche Fachkunde im Strahlenschutz besitzt.
　Die Hinzuziehung von Medizinphysikexperten ist in der Strahlentherapie und der Nuklearmedizin bei Anwendungen von Strahlung zur Behandlung seit längerem etabliert.

Hinzuziehung Medizinphysikexperte

Entsprechend § 14 (1) 2b StrlSchG und § 131 (2) StrlSchV wird nun zusätzlich gefordert, dass ein Medizinphysikexperte zur Mitarbeit **hinzugezogen** wird bei

- standardisierten Behandlungen mit radioaktiven Stoffen oder ionisierender Strahlung,
- Untersuchungen mit offenen radioaktiven Stoffen,
- Untersuchungen mit ionisierender Strahlung, die mit einem Computertomografen oder mit Geräten zur dreidimensionalen Bildgebung von Objekten mit niedrigem Röntgenkontrast durchgeführt werden mit Ausnahme der Tomosynthese und
- Interventionen, bei denen die Röntgeneinrichtungen zur Durchleuchtung eingesetzt werden und die mit einer erheblichen Exposition verbunden sind.

Der Umfang, in dem der Medizinphysikexperte hinzuzuziehen ist, richtet sich nach der Art und Anzahl der Untersuchungen oder Behandlungen sowie der Anzahl der eingesetzten Geräte (StrlSchV § 131 (2)). Der Medizinphysikexperte übernimmt die Verantwortung für die Dosimetrie bei Personen, an denen radioaktive Stoffe oder ionisierende Strahlung angewendet werden.

Aufgaben des Medizinphysikexperten

Der Medizinphysikexperte wirkt insbesondere bei der Wahrnehmung der Optimierung des Strahlenschutzes und folgender Aufgaben mit (StrlSchV § 132):

- Qualitätssicherung,
- Auswahl der einzusetzenden Ausrüstungen, Geräte und Vorrichtungen,
- Überwachung der Exposition von Personen, an denen radioaktive Stoffe oder ionisierende Strahlung angewendet werden,
- Überwachung der Einhaltung der diagnostischen Referenzwerte,
- Untersuchung von Vorkommnissen,
- Durchführung der Risikoanalyse für Behandlungen und
- Unterweisung und Einweisung der bei der Anwendung tätigen Personen.

Erweiterung der Aufzeichnungspflicht

StrlSchG § 85 (1) 3

Zusätzlich zu den bisherigen Aufzeichnungen müssen Angaben zur Exposition der untersuchten oder behandelten Person sowie von Betreuungs- und Begleitpersonen, sofern ihre Körperdosis zu ermitteln ist, gemacht werden.

▶   Eine Überschreitung der diagnostischen Referenzwerte muss in den Aufzeichnungen begründet werden.

Erweiterte Informationspflichten

StrlSchV § 124

Die Informationspflichten wurden erweitert. Demnach

- muss eine Person, an der ionisierende Strahlung oder radioaktive Stoffe angewendet werden, vor der Anwendung über das Risiko der Strahlenanwendung informiert werden (StrlSchV § 124 (1)),
- müssen Betreuungs- oder Begleitpersonen vor dem Betreten des Kontrollbereichs
  - über mögliche Gefahren der Exposition aufgeklärt werden und
  - geeignete schriftliche Hinweise angeboten und auf Wunsch ausgehändigt bekommen (StrlSchG § 124 (2)).

Erweitertes Meldewesen

StrlSchG § 90, StrlSchV § 108

▶   Der Eintritt eines Notfalls, Störfalls oder eines sonstigen bedeutsamen Vorkommnisses muss der zuständigen Behörde unverzüglich gemeldet werden. StrlSchV § 108 (1)

Der zuständigen Behörde muss spätestens sechs Monate nach Eintritt des bedeutsamen Vorkommnisses eine vollständige und zusammenfassende Meldung einschließlich der Darlegung der Maßnahmen zur Behebung der Auswirkungen und zur Vermeidung derartiger Vorkommnisse vorgelegt werden (StrlSchV § 108 (3)).

▶   Ein sonstiges Vorkommnis ist insbesondere dann bedeutsam, wenn ein in der Anlage 14 StrlSchV genanntes Kriterium erfüllt ist.

Entsprechend der Anlage 14 StrlSchV gelten für den Bereich der diagnostischen Radiologie folgende Kriterien für die **Bedeutsamkeit eines Vorkommnisses** (Auswahl):

- bei Untersuchungen mit ionisierender Strahlung und radioaktiven Stoffen – ohne Interventionen – mit Ausnahme von Untersuchungen mittels konventioneller Projektionsradiografie und mittels digitaler Volumentomografie der Zähne und des Kiefers
  - bezogen auf eine Gruppe von Personen

- jede Überschreitung des Mittelwertes über die letzten 20 aufeinanderfolgenden Untersuchungen gleicher Untersuchungsart um mehr als 100 Prozent des jeweiligen diagnostischen Referenzwertes, sobald der diagnostische Referenzwert einer einzelnen Untersuchung um 200 Prozent überschritten wurde,

– bezogen auf eine einzelne Person

- jede Überschreitung des volumenbezogenen Computertomografie-Dosisindex einer computertomografischen Anwendung am Gehirn von 120 Milligray und einer sonstigen computertomografischen Anwendung am Körper von 80 Milligray sowie jede Überschreitung des Gesamt-Dosisflächenprodukts einer Röntgendurchleuchtung von 20.000 Zentigray mal Quadratzentimeter,
- jede Wiederholung einer Anwendung, insbesondere auf Grund einer Personenverwechslung, Körperteilverwechslung, eines Einstellungsfehlers oder eines vorausgegangenen Gerätedefekts, wenn für die daraus resultierende gesamte zusätzliche Exposition das Kriterium bezogen auf eine einzelne Person erfüllt ist und
- jedes Auftreten einer deterministischen Wirkung, die für die festgelegte Untersuchung nicht zu erwarten war;

- bei Interventionen
  – bezogen auf eine Gruppe von Personen
    - jede Überschreitung des Mittelwertes über die letzten 20 aufeinanderfolgenden Interventionen gleicher Untersuchungsart um mehr als 100 Prozent des jeweiligen diagnostischen Referenzwertes, sobald der diagnostische Referenzwert einer einzelnen Untersuchung um 200 Prozent überschritten wurde,
  – bezogen auf eine einzelne Person, wenn die Intervention zum Zweck der Untersuchung der Person erfolgt
    - jede Überschreitung des Gesamt-Dosisflächenproduktes von 20.000 Zentigray mal Quadratzentimeter,
    - jede Wiederholung einer Anwendung, insbesondere auf Grund einer Körperteilverwechslung, eines Einstellungsfehlers oder eines vorausgegangenen Gerätedefekts, wenn für die daraus resultierende gesamte zusätzliche Exposition das Kriterium bezogen auf eine einzelne Person erfüllt ist,
    - jede Personenverwechslung,
    - jedes Auftreten einer deterministischen Wirkung, die für die festgelegte Intervention nicht zu erwarten war,
  – **bezogen auf eine einzelne Person**, wenn die Intervention **zum Zweck der Behandlung** der Person erfolgt
    - jede Überschreitung des Gesamt-Dosisflächenprodukts von 50.000 Zentigray mal Quadratzentimeter, wenn akut oder innerhalb von 21 Tagen nach der interventionellen Untersuchung ein deterministischer Hautschaden zweiten oder höheren Grades auftritt,
    - jede Personen- oder Körperteilverwechslung und
    - jedes Auftreten einer deterministischen Wirkung, die für die festgelegte Intervention nicht zu erwarten war.

▶ Definition des Begriffes „Intervention": Einsatz von Röntgenbildgebungstechniken, um zu medizinischen Zwecken die Einbringung von Geräten und Substanzen in den Körper und ihre Steuerung zu ermöglichen. StrlSchV § 1 (8)

Dosismanagement

Den Begriff „**Dosismanagement**" gibt es weder im Strahlenschutzgesetz noch in der Strahlenschutzverordnung. Dennoch werden in der Strahlenschutzgesetzgebung eine systematische Erkennung und Bearbeitung der Expositionen gefordert, die ohne den Einsatz von Dosismanagement-Software nicht realisierbar ist. Dies betrifft besonders das erweiterte Meldewesen nach § 108 StrlSchV, dessen Umsetzung eine zeitnahe statistische Analyse der Dosisexpositionen im laufenden Betrieb erfordert.

Weitere gesetzliche Vorgaben, die ein Dosismanagement erfordern finden sich in:

• StrlSchG § 85 Aufzeichnungs-, Aufbewahrungs- und behördliche Mitteilungspflichten von Daten und Bilddokumenten bei der Anwendung ionisierender Strahlung am Menschen:
Es müssen über die Anwendung ionisierender Strahlung oder radioaktiver Stoffe am Menschen Aufzeichnungen angefertigt werden. Die Aufzeichnungen müssen Angaben zur Exposition der untersuchten oder behandelten Person oder zur Ermittlung dieser Exposition, einschließlich einer Begründung im Falle der Überschreitung diagnostischer Referenzwerte enthalten (StrlSchG § 85 (1) 3a).
• StrlSchV § 114 Anforderungen an die Ausrüstung bei der Anwendung am Menschen:
Eine Röntgeneinrichtung zur Anwendung am Menschen darf nur verwendet werden, wenn sie über eine Funktion verfügt, die die Parameter, die zur Ermittlung der Exposition der untersuchten oder behandelten Person erforderlich sind, elektronisch aufzeichnet und für die Qualitätssicherung elektronisch nutzbar macht (StrlSchV § 114 (1) 2).
• StrlSchV § 122 Beschränkung der Exposition:
Für jede Art der Untersuchung und Behandlung müssen die Expositionen der Personen, an denen ionisierende Strahlung oder radioaktive Stoffe angewendet werden, regelmäßig ausgewertet und bewertet werden (StrlSchV § 122 (2)).
• StrlSchV § 130 (1) 5 Maßnahmen zur Qualitätssicherung durch ärztliche und zahnärztliche Stellen:
Die ärztlichen und zahnärztlichen Stellen prüfen im Rahmen der Qualitätssicherung insbesondere, ob ein Verfahren vorliegt, mit dem Vorkommnisse bei der Anwendung ionisierender Strahlung oder radioaktiver Stoffe am Menschen in systematischer Weise erkannt und bearbeitet werden.

Grenzwert der Organ-Äquivalentdosis der Augenlinse für beruflich exponierte Personen

StrlSchG § 78

Der Grenzwert der Organ-Äquivalentdosis der Augenlinse für beruflich exponierte Personen im Kalenderjahr wurde im Vergleich zur alten Röntgenverordnung von 150 mSv auf 20 mSv (Personen unter 18 Jahren auf 15 mSv (StrlSchG 78 (3) 1) reduziert (StrlSchG 78 (2) 1). Dies bedeutet, dass bei vielen radiologischen und kardiologischen Interventionen unter Durchleuchtung ein zusätzlicher Schutz für die Augenlinse erforderlich wird, damit der Grenzwert unterschritten werden kann.

Personendosimetrie

Der Strahlenschutzverantwortliche hat dafür zu sorgen, dass an Personen, die sich in einem Strahlenschutzbereich (früher gemäß § 35 (1) RöV Kontrollbereich) aufhalten, die Körperdosis ermittelt wird (StrlSchV § 64 (1)).

Ist für den Aufenthalt in einem Überwachungsbereich (früher Kontrollbereich) für alle oder für einzelne Personen zu erwarten, dass im Kalenderjahr eine effektive Dosis von 1 Millisievert, eine höhere Organ-Äquivalentdosis als 15 Millisievert für die Augenlinse und eine lokale Hautdosis von 50 Millisievert nicht erreicht werden, so kann für diese Personen auf die Ermittlung der Körperdosis verzichtet werden (StrlSchV § 64 (1)).

Teleradiologie

StrlSchG § 14 (2)

Der Gesetzgeber hebt den Aspekt der Regionalität hervor und fordert die Gewährleistung

- einer im Einzelfall erforderlichen persönlichen Anwesenheit des Teleradiologen am Ort der technischen Durchführung innerhalb eines für eine Notfallversorgung erforderlichen Zeitraums sowie
- einer regelmäßigen und engen Einbindung des Teleradiologen in den klinischen Betrieb des Strahlenschutzverantwortlichen (StrlSchG § 14 (2) 4b und c).

Medizinische Forschung

StrlSchG §§ 31–37, StrlSchV §§ 133–143

Es wird zwischen Genehmigungsverfahren (StrlSchG § 31) und Anzeigeverfahren (StrlSchG §§ 32–33) unterschieden. Hinsichtlich der Bearbeitung beim BfS (Bundesamt für Strahlenschutz) werden Fristen konkretisiert (Genehmigungsverfahren StrlSchG § 31 (3) und Prüfung der Anzeige StrlSchG § 33).

Früherkennungsuntersuchungen asymptomatischer Patienten

StrlSchG § 14 (3), StrlSchG § 84

Künftig sollen auch Früherkennungsmaßnahmen außerhalb von Screening-Programmen (wie das Mammografie-Screening) zugelassen werden können. Die Durchführung solcher

Früherkennungsmaßnahmen ist genehmigungspflichtig. Die Genehmigung wird auf längstens fünf Jahre befristet (StrlSchG § 14 (3)).

Die Voraussetzungen für eine Genehmigung finden sich in § 84 StrlSchG:

Das Bundesministerium für Umwelt, Naturschutz und nukleare Sicherheit (BMU) wird ermächtigt festzulegen, welche Früherkennungsuntersuchung unter welchen Voraussetzungen zur Ermittlung einer nicht übertragbaren Krankheit für eine besonders betroffene Personengruppe zulässig ist. Es darf nur die Zulässigkeit solcher Früherkennungsuntersuchungen geregelt werden, bei denen mit einem wissenschaftlich anerkannten Untersuchungsverfahren eine schwere Krankheit in einem Frühstadium erfasst werden kann und so die wirksamere Behandlung einer erkrankten Person ermöglicht wird (StrlSchG § 84 (2)).

Früherkennungsuntersuchungen zur Ermittlung nicht übertragbarer Krankheiten werden durch das Bundesamt für Strahlenschutz unter Beteiligung von Fachkreisen wissenschaftlich bewertet, wobei Risiko und Nutzen der Früherkennungsuntersuchung gegeneinander abzuwägen sind. Die wissenschaftliche Bewertung ist zu veröffentlichen (StrlSchG § 84 (3)).

Individuelle Angebote zur radiologischen Früherkennung von Erkrankungen bei asymptomatischen Menschen (also ohne rechtfertigende Indikation) und ohne Genehmigung durch die zuständige Behörde sind nicht gesetzeskonform.

Strahlenschutzbeauftragter
StrlSchG § 71 (2)

Die Stellung des Strahlenschutzbeauftragten wird im Vergleich zur alten Röntgenverordnung (RöV) dahingehend gestärkt, dass der Strahlenschutzbeauftragte sich jetzt direkt an die zuständige Behörde wenden kann, wenn der Strahlenschutzverantwortliche eine Ablehnung einer vom Strahlenschutzbeauftragten vorgeschlagenen Maßnahme zur Behebung aufgetretener Mängel nicht schriftlich begründet oder keine Abschrift der schriftlichen Begründung an den Betriebsrat oder den Personalrat und die zuständige Behörde weiterleitet.

Fristen für Anzeige einer Röntgeneinrichtung
StrlSchV § 19 (1)

Wer beabsichtigt, eine Röntgeneinrichtung zu betreiben, hat dies der zuständigen Behörde spätestens **vier Wochen** vor dem beabsichtigten Beginn schriftlich anzuzeigen, sofern der Betrieb nicht der Genehmigungspflicht unterliegt (früher zwei Wochen nach RöV § 4 (1)).

Neue Strahlenschutzregisternummer
StrlSchG § 170 (3), StrlSchV § 173

Alle Personen, für die Eintragungen ins Strahlenschutzregister des Bundesamtes für Strahlenschutz (BfS) zu erfolgen haben (beruflich exponierte Personen und Inhaber von Strahlenpässen), benötigen eine eindeutige persönliche Kennnummer (Strahlenschutzregisternummer, SSR-Nummer).

Detaillierte Informationen finden sich beim Bundesamt für Strahlenschutz (BfS) unter

- https://www.bfs.de/DE/themen/ion/strahlenschutz/beruf/strahlenschutzregister/ssr_table.html
  und
- https://ssr.bfs.de/index.html

Röntgenpass

RöV § 28 (2)

Frühere Regelungen, nach denen Röntgenpässe vorzuhalten und auf Wunsch auszustellen oder bestehende Röntgenpässe zu ergänzen sind, entfallen ersatzlos.

Unterweisung

StrlSchV § 63

Unterweisung
- Die Strahlenschutzunterweisung hat mündlich zu erfolgen.
- Sie muss in einer verständlichen Form und Sprache erfolgen.
- Die zuständige Behörde kann zulassen, dass die Unterweisung durch Nutzung von E-Learning-Angeboten oder von audiovisuellen Medien erfolgt, wenn dabei eine Erfolgskontrolle durchgeführt wird und die Möglichkeit für Nachfragen gewährleistet ist.
- Die Liste der sonstigen erforderlichen Unterweisungen, deren Bestandteil die Strahlenschutzunterweisung sein kann, wurde erweitert.
- Der Inhalt und der Zeitpunkt der Unterweisungen müssen unverzüglich aufgezeichnet werden. Die Aufzeichnung ist von der unterwiesenen Person zu unterzeichnen.

Regelungen hinsichtlich der Fachkunde und der Kenntnisse im Strahlenschutz

(StrlSchV § 47) bzw. (StrlSchV § 49)

- Anerkennung im Ausland erworbener Qualifikationen (StrlSchV § 47 (4)) und
- Erwerb der Fachkunde im Rahmen der Berufsausbildung (StrlSchV § 47 (5)).

Erweiterung der Strahlenschutzanweisung

(StrlSchV § 45)

Dosisrichtwerte für beruflich strahlenexponiertes Personal

StrlSchV § 72 (1)

Innerhalb von sechs Monaten nach Aufnahme einer Tätigkeit muss geprüft werden, ob die Festlegung von Dosisrichtwerten für beruflich exponierte Personen ein geeignetes Instrument zur Optimierung des Strahlenschutzes ist. Eine Festlegung von Dosisrichtwerten betrifft besonders beruflich strahlenexponiertes Personal der Kategorie A (StrlSchV §72 (3)).

(siehe hierzu: Einführung von Dosisrichtwerten (dose constraints) zum Schutz vor beruflicher Strahlenexposition bei der Umsetzung der Richtlinie 2013/59/Euratom in das deutsche Strahlenschutzrecht, Empfehlung der Strahlenschutzkommission (SSK, 273. Sitzung).

Risikoanalyse vor Strahlenbehandlung
StrlSchV § 126

Übergangsvorschriften
StrlSchG § 200 (1)
Eine Anzeige des Betriebs einer Röntgeneinrichtung, die vor dem 31. Dezember 2018 erfolgt ist, gilt als Anzeige nach StrlSchG § 19 Absatz 1 Nummer 1 fort. Dies gilt für Anzeigen im Zusammenhang mit der Anwendung am Menschen zur Untersuchung mit Röntgenstrahlung, die mit einer erheblichen Exposition der untersuchten Person verbunden sein kann, wenn die jeweils einschlägigen Voraussetzungen nach StrlSchG § 19 Absatz 3 Nummer 7 in Verbindung mit StrlSchG § 14 Absatz 1 Nummer 2 Buchstabe b und Nummer 4 bis zum 31. Dezember 2022 bei der zuständigen Behörde nachgewiesen sind.

Demnach besteht bis Ende 2022 Bestandsschutz für Anlagen zur Untersuchung mit Röntgenstrahlung, die mit einer erheblichen Exposition der untersuchten Person einhergehen (z.B. CT-Geräte) und vor dem 31. Dezember 2018 angezeigt wurden. Für diese Geräte ist die Notwendigkeit der Einbindung eines Medizinphysikexperten erst ab dem 01.01.2023 erforderlich.

12.2   Leitlinien und Richtlinien

Siehe auch Anhang Gesetze, Verordnungen, Richtlinien, Leitlinien, Empfehlungen und Referenzwerte.

- Leitlinien der Bundesärztekammer (BÄK) zur Qualitätssicherung in der Röntgendiagnostik und in der Computertomografie,
- Richtlinie zur Durchführung der Qualitätssicherung bei Röntgeneinrichtungen zur Untersuchung oder Behandlung von Menschen (QS-RL),
- Richtlinie zu Arbeitsanweisungen und Aufzeichnungspflichten nach den §§ 18, 27, 28 und 36 der Röntgenverordnung und Bekanntmachung zum Röntgenpass,
- Richtlinie Fachkunde und Kenntnisse im Strahlenschutz bei dem Betrieb von Röntgeneinrichtungen in der Medizin oder Zahnmedizin,

- Richtlinie für die technische Prüfung von Röntgeneinrichtungen und genehmigungsbedürftigen Störstrahlern – Richtlinie für Sachverständigenprüfungen nach der Röntgenverordnung (SV-RL),
- Qualitätssicherung durch ärztliche und zahnärztliche Stellen – Richtlinie zur Röntgenverordnung und zur Strahlenschutzverordnung,
- Richtlinie für die physikalische Strahlenschutzkontrolle zur Ermittlung der Körperdosen,
- Richtlinie arbeitsmedizinische Vorsorge beruflich strahlenexponierter Personen durch ermächtigte Ärzte.

Literatur

Bundesministerium für Umwelt, Naturschutz und nukleare Sicherheit (BMU) (2019) Verordnung zur weiteren Modernisierung des Strahlenschutzrechts. https://www.bmu.de/fileadmin/Daten_BMU/Download_PDF/Glaeserne_Gesetze/19._Lp/artikelvo_strlsch/artikelvo_strlsch_bf.pdf. Zugegriffen am 19.09.2019

Europäische Union l(2013) Richtlinie 2013/59/Euratom, Europäische Richtlinie für den Strahlenschutz. https://www.bmu.de/gesetz/richtlinie-201359euratom/. Zugegriffen am 15.04.2019

Bundesministerium der Justiz und für Verbraucherschutz (BMJV) (2018) Strahlenschutzgesetz. https://www.gesetze-im-internet.de/strlschg/. Zugegriffen am 19.9.2019

Prüfungsfragen zum Spezialkurs im Strahlenschutz bei der Untersuchung mit Röntgenstrahlen (Diagnostik)

13

Inhaltsverzeichnis

13.1   Fragen

41) Wie oft muss eine Konstanzprüfung für einen Befundungsmonitor in der ärztlichen Praxis durchgeführt werden?

A) nie

B) täglich

C) wöchentlich

D) monatlich

E) jährlich

42) Wer führt in der Regel die Abnahmeprüfung von Röntgenanlagen durch?

A) der Medizinphysikexperte (MPE)

B) der Hersteller oder Lieferant

C) der Inhaber

D) ein Sachverständiger

E) das Gewerbeaufsichtsamt

43) Wie wird eine Speicherfolie belichtet?

A) durch Röntgenphotonen

B) durch Laserlicht

C) durch Licht aus einer Verstärkerfolie

D) durch Licht aus einer Szintillationsschicht (z. B. CsJ)

E) durch Photozellen

© Springer-Verlag GmbH Deutschland, ein Teil von Springer Nature 2019
J.-H. Grunert, *Strahlenschutz für Röntgendiagnostik und Computertomografie*,
https://doi.org/10.1007/978-3-662-59275-5_13

44) Wo muss das amtliche Personendosimeter getragen werden?
   A) ausschließlich im Kontrollbereich
   B) im Überwachungsbereich
   C) stets in Brusthöhe
   D) an einer für die Strahlenexposition repräsentativen Stelle der Körperoberfläche
   E) vor der Röntgenschürze

45) Welche Personen müssen mindestens jährlich unterwiesen werden?
   A) Personen, die in Kontrollbereichen tätig sind/werden
   B) Personen, die Röntgenstrahlung anwenden
   C) nur Personen, die zur Anwendung von Röntgenstrahlung berechtigt sind
   D) Beschäftigte im Überwachungsbereich
   E) Antwort A) und B)

46) In welchem Intervall muss die Fachkunde aktualisiert werden?
   A) jährlich
   B) alle 2 Jahre
   C) alle 4 Jahre
   D) alle 5 Jahre
   E) alle 10 Jahre

47) Für welche Personen ist die arbeitsmedizinische Vorsorge nach Strahlenschutzverordnung vorgeschrieben?
   A) Für alle Personen, die im Kontrollbereich Arbeiten durchführen
   B) Für alle beruflich strahlenexponierten Personen im Überwachungsbereich
   C) Für alle Personen, die mit umschlossenen radioaktiven Stoffen umgehen
   D) Für beruflich strahlenexponierte Personen der Kategorie B
   E) Für beruflich strahlenexponierte Personen der Kategorie A

48) Wann gilt eine Person als beruflich Strahlenexponiert?
   A) Jede Person, die mit Röntgenstrahlen umgeht
   B) Alle Personen, die regelmäßig im Kontrollbereich arbeiten
   C) nur beruflich strahlenexponierte Personen der Kategorie A
   D) Person, die bei ihrer Berufsausübung eine effektive Dosis von mehr als 1 mSv im Kalenderjahr erhalten kann
   E) Person, die bei ihrer Berufsausübung eine effektive Dosis von mehr als 6 mSv im Kalenderjahr erhalten kann

49) Welche Aussage ist falsch?
   A) Die Erhöhung der Aufnahmeparameter um 3 Belichtungspunkte entspricht einer Verdopplung der Aufnahmedosis.
   B) Die Verringerung der Aufnahmeparameter um 3 Belichtungspunkte entspricht einer Halbierung der Aufnahmedosis.
   C) Die Änderung der Belichtungsparameter zum Ausgleich von 1 cm Körperdicke entspricht etwa einem Belichtungspunkt.

D) Bei einer Verdoppelung des Fokus-Filmabstandes müssen die Belichtungsparameter um 3 Belichtungspunkte erhöht werden, um die gleiche Aufnahmedosis zu erreichen.

E) Eine Reduktion der Aufnahmespannung von 70 auf 60 kV entspricht einer Verringerung der Aufnahmeparameter um ca. 3 Belichtungspunkte.

50) Wie hoch kann die effektive Dosis bei einer Ausscheidungsurographie sein?

A) 0,1 mGy

B) 1 Gy

C) 1 Sv

D) 1–5 mSv

E) 10–100 mSv

51) Welche Wirkung erzielt die Obertischblende in der Durchleuchtung und Intervention?

A) keine

B) behindert das Arbeiten am Patienten und sollte nicht eingesetzt werden

C) nicht erlaubt, da die Sterilität des Arbeitsplatzes nicht gewährleistet ist

D) kann die Strahlenbelastung des Untersuchers verringern

E) erhöht die Streustrahlung

52) Bei welchen Indikationen haben Röntgenuntersuchungen am Kopf eines Kindes geringen/keinen diagnostischen Wert bzw. sind ohne therapeutische Konsequenzen und sollten nicht durchgeführt werden?

A) banales Schädeltrauma

B) Entwicklungsrückstand

C) Kopfschmerz

D) Mikrozephalie

E) Alles richtig

53) Welchem Bleigleichwert müssen Schürzen oder Westen für den Strahlenschutz des Untersuchers aufweisen?

A) 4 cm

B) 4 mm

C) 0,05 mm

D) 35 μm

E) 0,35 mm

54) Welche Gesetze bilden die rechtliche Grundlage für die Röntgenverordnung (RöV)?

A) Grundgesetz

B) Strahlenschutzgesetz

C) Umweltschutzgesetz

D) Arbeitsschutzgesetz

E) Die RöV ist nicht mehr gültig.

55) Welche Rechtsvorschrift(en) hat (haben) die Röntgenverordnung (RöV) abgelöst?

A) Richtlinie zum Erwerb der Fachkunde im Strahlenschutz

B) Atomgesetz

C) Strahlenschutzgesetzt (StrlSchG)

D) Strahlenschutzverordnung (StrlSchV)

E) C) und D)

56) Welche Aussage ist falsch?

A) Prinzipien im Strahlenschutz sind die Rechtfertigung, die Optimierung und die Dosisbegrenzung.

B) Jede Anwendung ionisierender Strahlung oder radioaktiver Stoffe am Menschen erfordert eine rechtfertigende Indikation durch einen Arzt mit der erforderlichen Fachkunde im Strahlenschutz.

C) Strahlenrelevante Gefährdungsbereiche werden je nach Höhe der potentiellen Strahlenexposition in Überwachungsbereich, Kontrollbereich und Sperrbereich unterschieden.

D) Ein Strahlenschutzbereich gilt als solcher nur während der Einschaltzeit des Strahlers.

E) Können Personen in einem Aufenthaltsbereich eine effektive Dosis von > 1 mSv pro Jahr erhalten, handelt es sich um einen Kontrollbereich.

57) Welche Aussage ist falsch?

A) Für beruflich strahlenexponierte Personen darf die effektive Dosis den Grenzwert von 20 mSv im Kalenderjahr nicht überschreiten.

B) Der Grenzwert der Organ-Äquivalentdosis für die Augen beträgt 150 mSv im Kalenderjahr.

C) Bei gebärfähigen Frauen darf die über einen Monat kumulierte Organdosis der Gebärmutter den Grenzwert von 2 mSv nicht überschreiten.

D) Für ein ungeborenes Kind einer beruflich strahlenexponierten Mutter darf die Organdosis der Gebärmutter vom Zeitpunkt der Mitteilung der Schwangerschaft bis zu deren Ende den Grenzwert von 1 mSv nicht überschreiten.

E) Die Summe der in allen Kalenderjahren ermittelten effektiven Dosis beruflich strahlenexponierter Personen darf den Grenzwert von 400 mSv nicht überschreiten.

58) Welche Aussage ist falsch?

A) Bei beruflich strahlenexponierten Personen ist die Körperdosis durch Messung der Personendosis zu ermitteln.

B) Die Messung der Personendosis erfolgt mit einem Dosimeter, das bei einer zertifizierten Messstelle anzufordern ist.

C) Die Messung der Personendosis kann zusätzlich mit einem Dosimeter erfolgen, das unter der Verantwortung des Strahlenschutzverantwortlichen ausgewertet wird und dessen Verwendung nach Zustimmung einer bestimmten Messstelle von der zuständigen Behörde gestattet wurde.

D) Die Dosimeter sind in einer für die Strahlenexposition als repräsentativ geltenden Stelle der Körperoberfläche, in der Regel an der Vorderseite des Rumpfes zu tragen.

E) Zur bestimmungsmäßigen Messung der Personendosis müssen die Personendosimeter oberhalb der Strahlenschutzschürze getragen werden.

59) Welche Aussage ist falsch?

A) Ist vorauszusehen, dass im Kalenderjahr die Organdosis für die Hände, die Unterarme, die Füße und Knöchel oder die Haut größer als 150 mSv oder die Organdosis der Augenlinse größer als 15 mSv sein kann, so ist die Personendosis durch weitere Dosimeter auch an diesen Körperteilen festzustellen.

B) Die Dosimeter sind bei der Messstelle jeweils nach Ablauf von zwei Monaten einzureichen.

C) Die zuständige Behörde kann die Zeitabstände, in denen die Dosimeter bei der Messstelle einzureichen sind auf bis zu drei Monate erweitern oder auch kürzere Zeitabstände anordnen.

D) Die infolge einer beruflichen Strahlenexposition ermittelten Dosiswerte sowie die dazugehörenden Personendaten werden in dem beim Bundesamt für Strahlenschutz (BfS) eingerichteten Strahlenschutzregister eingetragen.

E) Frauen sind im Rahmen der regelmäßigen Unterweisungen darauf hinzuweisen, dass eine Schwangerschaft im Hinblick auf die Risiken einer Strahlenexposition für das ungeborene Kind so früh wie möglich mitzuteilen ist.

60) Welche Aussage ist falsch?

A) Üblicherweise besitzt eine Röntgenröhre zwei unterschiedliche optische Brennfleckgrößen von $0,6 \times 0,6$ mm und $1,3 \times 1,3$ mm.

B) Spezialröhren für die Mammografie haben Brennfleckgrößen von $0,3 \times 0,3$ mm bzw. $0,1 \times 0,1$ mm für Vergrößerungsaufnahmen.

C) Die Detailauflösung eines Röntgenbildes ist abhängig von der geometrischen Unschärfe.

D) Die angewählten Messfelder sollten möglichst nicht vollständig von der zu untersuchenden Körperregion abgedeckt werden.

E) Im Bereich der Messfelder sollten keine Einblendungen, Bleigummiabdeckungen oder weitgehende Überlagerungen durch stark absorbierende Strukturen erfolgen.

61) Welche Aussage ist falsch?

A) Streustrahlenraster werden bei der Untersuchung voluminöser Körperteile wie Schädel, Körperstamm, Oberarme oder Oberschenkel zur Reduktion eines hohen Streustrahlenanteils angewendet.

B) Das Streustrahlenraster befindet sich im Strahlengang hinter dem Patienten.

C) Der Einsatz eines Streustrahlenrasters erniedrigt die Strahlenexposition des Patienten.

D) Der Einsatz eines Streustrahlenrasters erfordert eine präzise Einstellung der Röntgenaufnahme hinsichtlich der Zentrierung und Fokussierung.

E) Es sollte stets darauf geachtet werden, dass bei fokussiertem Raster die Röhrenseite des Rasters der Röntgenröhre zugewandt ist.

62) Welche Aussage ist falsch?

 A) Das Verhältnis des Bildkontrastes zum Objektkontrast wird mit der Modulations-übertragungsfunktion (MÜF) beschrieben.

 B) Entscheidend für die Qualität eines Bildes ist das Verhältnis zwischen dem Bild-signal und dem Bildrauschen (Signal-Rausch-Verhältnis).

 C) Der Quantenwirkungsgrad (detective quantum efficiency DQE) ist ein Maß für die Empfindlichkeit des Detektors.

 D) Der Dosisindikator (exposure index EI) ist ein vom digitalen Bildempfängersys-tem zu jedem Bild angegebener herstellerspezifischer Wert, der unter gleichen Aufnahmebedingungen mit der Bildempfängerdosis korreliert.

 E) Da es sich bei der Abbildung von Objekten durch Röntgenstrahlung um ein Schat-tenverfahren handelt, gelten die Gesetze der Parallelprojektion.

63) Welche Aussage ist falsch?

 A) Die „Betrachtung" von Röntgenbildern dient zur Beantwortung der diagnosti-schen Fragestellung und als mögliche Grundlage für eine ärztliche Entscheidung.

 B) Die Mindestanforderungen für Monitore zur „Befundung" von Röntgenbildern sind in der Richtlinie-Qualitätssicherung (QS-RL) verbindlich definiert.

 C) Monitore, die nur zur „Betrachtung" eingesetzt werden, unterliegen nicht der Qualitätssicherung entsprechend der QS-RL.

 D) Die Auflösung des Bildes wird durch die Bildmatrix definiert.

 E) Die Anzahl der darstellbaren Grauwerte ist durch die Bittiefe der Zahlenwerte der einzelnen Bildpunkte definiert.

64) Welche Aussage ist falsch?

 A) Eine Röntgenanlage besteht im Wesentlichen aus einem System zur Erzeugung der Strahlung und einem Bildempfängersystem.

 B) Sind Strahlenerzeugungssystem und Bildempfängersystem durch einen geboge-nen Metallarm miteinander verbunden, spricht man von einem C-Bogen.

 C) Die Untertischanordnung der Röntgenröhre reduziert die Strahlenbelastung des Patienten.

 D) Die Untertischposition der Röhre ermöglicht bei Durchleuchtungsuntersuchun-gen im Vergleich zur Übertischposition eine deutlich reduzierte Strahlenexposi-tion des Personals.

 E) Die Untertischposition der Röhre sollte bei Durchleuchtungen stets bevorzugt werden.

65) Welche Aussage ist falsch?

 A) Das Dosisflächenprodukt ist unabhängig vom Abstand der Strahlenquelle zum Objekt stets gleich.

 B) Das Dosisflächenprodukt (DFP) wird durch eine Ionisationskammer gemessen, die sich unmittelbar hinter der Einblendung im Kollimator befindet.

 C) Die Einfalldosis entspricht der in Luft gemessenen Dosis am Ort des Strahlenein-tritts des Nutzstrahlenbündels in den Patienten ohne Rückstreubeiträge aus dem Patienten.

D) Die Einfalldosis lässt sich aus dem Dosisflächenprodukt (DFP) berechnen, in dem das Dosisflächenprodukt mit der Fläche des Bestrahlungsfelds multipliziert wird.

E) Die Oberflächendosis entspricht der Einfalldosis einschließlich der Rückstreubeiträge aus dem Patienten.

66) Welche Aussage ist falsch?

A) Sowohl die Organdosis als auch die effektive Dosis sind Körperdosisgrößen, die als Schutzgrößen zur Festlegung von Grenzwerten dienen.

B) Der Strahlenschutzverantwortliche hat dafür zu sorgen, dass an Personen, die sich in einem Strahlenschutzbereich aufhalten, die Körperdosis ermittelt wird.

C) Messgrößen für die Personendosimetrie sind die Tiefen-Personendosis Hp(10), die Augenlinsen-Personendosis Hp(3) und die Oberflächen-Personendosis Hp(0,07).

D) Das Gleitschattendosimeter wird in der Regel an der Vorderseite des Rumpfes (meistens in Höhe der Brust) über einer Strahlenschutzkleidung mit der durchsichtigen Seite der Filmkassette nach vorne getragen.

E) In der Nuklearmedizin sollten die Fingerringdosimeter an der Handinnenseite nahe dem Grundgelenk des Zeigefingers der nichtdominanten Hand getragen werden.

67) Welche Aussage ist falsch?

A) Der Grenzwert für die Summe der in allen Kalenderjahren ermittelten effektiven Dosen beruflich exponierter Personen beträgt 400 Millisievert (Berufslebensdosis).

B) Der Grenzwert der effektiven Dosis beträgt für beruflich exponierte Personen 20 mSv im Kalenderjahr.

C) Der Grenzwert der Organ-Äquivalentdosis beträgt für beruflich exponierte Personen für die Augenlinse 150 mSv im Kalenderjahr.

D) Bei gebärfähigen Frauen beträgt der Grenzwert für die Organ-Äquivalentdosis der Gebärmutter 2 mSv im Monat.

E) Für ein ungeborenes Kind, das auf Grund der Beschäftigung der Mutter einer Exposition ausgesetzt ist, beträgt der Grenzwert der effektiven Dosis vom Zeitpunkt der Mitteilung über die Schwangerschaft bis zu deren Ende 1 mSv.

68) Welche Aussage ist falsch?

A) Eine Bleigummischürze mit einem Bleigleichwert von 0,35 mm Pb hat eine Schutzwirkung gegenüber Röntgenstrahlen, die einem Blech aus Blei mit einer Dicke von 0,35 mm entspricht.

B) Eine Strahlenschutzschürze mit einem Bleigleichwert von 0,35 mm Pb weist bei einer Röhrenspannung von 60 kV eine Schwächung der Strahlung von 99,4 % auf.

C) Eine Strahlenschutzschürze mit einem Bleigleichwert von 0,35 mm Pb weist bei einer Röhrenspannung von 120 kV eine Schwächung der Strahlung von 93 % auf.

D) Strahlenschutzschürzen mit einem Bleigleichwert von 0,25 mm Pb werden am häufigsten eingesetzt.

E) Die Strahlenschutzschürze sollte weitgehend alle blutbildenden Anteile des Knochenmarkes einschließlich Schulterbereich und Sternum (mit Ausnahme des Schädels) abdecken und bis zu den Knien reichen.

69) Welche Aussage ist falsch?

A) Ein Einfall der Strahlung durch ungeschützte Eintrittsstellen in den Strahlenschutzschürzen ist absolut zu vermeiden.

B) Das Dekolleté sollte im Übergang vom Schilddrüsenschutz zur Schürze nicht ungeschützt sein.

C) Strahlenschutzschürzen und Schilddrüsenschutze müssen eine Kennzeichnung mit Informationen zur Schutzwirkung aufweisen.

D) Im Gebrauch befindliche Schutzkleidung unterliegt regelmäßigen Qualitätsprüfungen durch den Anwender.

E) Die Schutzwirkung der Strahlenschutzschürzen ist unabhängig von der Röhrenspannung der Primärstrahlung.

70) Welche Aussage ist falsch?

A) Personen, die im Rahmen einer anzeige- oder genehmigungsbedürftigen Tätigkeit im Sinne des Strahlenschutzgesetzes tätig werden, müssen erstmals vor Aufnahme der Betätigung oder vor dem erstmaligen Zutritt zu einem Kontrollbereich unterwiesen werden

B) Die Strahlenschutzunterweisung ist mindestens alle zwei Jahre zu wiederholen.

C) Körperareale außerhalb des Nutzstrahlenfeldes sind durch die Streustrahlung exponiert, die aufgrund der intrakorporalen Ausbreitung nur eingeschränkt abgeschirmt werden kann.

D) Abdeckungen sollten im Streustrahlenbereich einen Bleigleichwert von 0,5 mm Pb und im Bereich der Nutzstrahlung von mindestens 1 mm Pb aufweisen.

E) Entsprechend den Leitlinien der Bundesärztekammer müssen bei männlichen Patienten bei allen Röntgenuntersuchungen (also auch CT-Untersuchungen) des Abdomens, des Harntraktes, des Magen-Darm-Traktes sowie des Beckens und der Lendenwirbelsäule grundsätzlich umschließende Hodenkapseln angewandt werden.

71) Welche Aussage ist falsch?

A) Eine Erhöhung der Aufnahmespannung erhöht die Strahlenexposition für konventionelle Röntgenaufnahmen, sofern eine Belichtungsautomatik eingesetzt wird.

B) Die Begrenzungen des Strahlenfeldes sollten auf dem Röntgenbild erkennbar sein.

C) Eine Vergrößerung des Bestrahlungsfeldes führt zu einer Vermehrung der Streustrahlung.

D) Neben der Einblendung sollte durch eine entsprechende Lagerung des Patienten gewährleistet sein, dass die Strahlenexposition diagnostisch nicht relevanter Körperteile vermieden wird.

E) Bei konventionellen Röntgenverfahren wie Röntgenuntersuchungen der Nasennebenhöhlen, des Schädels und des Thorax sollte der posterior-anteriore Strahlengang bevorzugt werden.

72) Welche Aussage ist falsch?

A) Eine Reduktion der Dicke des Weichteilgewebes im Strahlengang um 3 cm unter Verwendung von Kompressionsgurten oder Pelotten halbiert die Strahlenexposition in der Projektionsradiografie.

B) In der Mammografie sollte auf eine Kompression der Brust verzichtet werden.

C) Die Röntgenröhre sollte sich von der Körperoberfläche möglichst weit entfernt befinden.

D) Das Bildempfängersystem sollte sich während der Strahlenexposition stets in unmittelbarer Nähe zur Körperoberfläche befinden.

E) Eine partielle oder totale Abdeckung der Messkammer einer Belichtungsautomatik durch stark strahlenabsorbierende Objekte wie Bleigummihandschuhe, Bleigummiabdeckungen, Knochen oder eine Kontrastmittelsäule kann dazu führen, dass die Strahlenexposition durch die Rückkopplung im Rahmen der Belichtungsautomatik verstärkt wird.

73) Welche Aussage ist falsch?

A) Die Intensität der Streustrahlung ist in Höhe der Eintrittsebene, also der der Röhre zugewandten Patientenoberfläche, am größten, da es dort noch nicht zu einer Schwächung der Strahlung durch den Körper des Patienten gekommen ist.

B) Die vom Patienten ausgehende Streustrahlung ist auf der Seite des Bildempfängersystems im Vergleich zur Seite der Röntgenröhre geringer.

C) Bei horizontaler Ausrichtung des C-Bogens im seitlichen Strahlengang sollten Untersucher so stehen, dass sie nicht entgegen der Nutzstrahlung schauen.

D) Der Verlauf der Isodosen ist stark von den eingesetzten Schutzmaßnahmen wie Bleigummilamellen oder Röntgenschutz-Scheiben aus Bleiacryl abhängig, die eine deutliche Reduktion der Exposition sowohl des Untersuchers als auch des Assistenzpersonals ermöglichen und regelmäßig eingesetzt werden sollten.

E) Die größte Reduktion der Exposition erhält man durch eine gepulste Durchleuchtung, durch die die Dosis für den Untersucher auf 25 % gesenkt werden kann.

74) Welche Aussage ist falsch?

A) Jede gebärfähige Person ist vor einer Röntgenuntersuchung nach der Möglichkeit des Vorhandenseins einer Schwangerschaft zu befragen.

B) Die Anwendung ionisierender Strahlung oder radioaktiver Stoffe am Menschen darf erst durchgeführt werden, nachdem ein Arzt oder Zahnarzt mit der erforderlichen Fachkunde im Strahlenschutz entschieden hat, dass und auf welche Weise die Anwendung durchzuführen ist (rechtfertigende Indikation).

C) Vor der Anwendung ionisierender Strahlen oder radioaktiver Stoffe am Menschen muss im Rahmen der rechtfertigenden Indikation geprüft werden, ob es alternative Verfahren zur Beantwortung der diagnostischen Fragestellung gibt.

D) Die Orientierungshilfe für bildgebende Untersuchungen der Strahlenschutzkommission (SSK) enthält gesetzlich verbindliche Vorgaben hinsichtlich der Differentialindikation beim Einsatz ionisierender Strahlung.

E) Die Teleradiologie wird im Strahlenschutzgesetz folgendermaßen definiert: Untersuchung eines Menschen mit Röntgenstrahlung unter der Verantwortung eines Arztes, der die erforderliche Fachkunde im Strahlenschutz besitzt und der sich nicht am Ort der technischen Durchführung befindet.

75) Welche Aussage ist falsch?

A) Vom Bundesamt für Strahlenschutz (BfS) werden regelmäßig überarbeitete diagnostische Referenzwerte (DRW) veröffentlicht.

B) Die vom Bundesamt für Strahlenschutz (BfS) veröffentlichten diagnostische Referenzwerte (DRW) haben für alle Standarduntersuchungen die gleichen Werte.

C) Überschreitung der diagnostischen Referenzwerte der untersuchten oder behandelten Person müssen im Rahmen der Aufzeichnungen über die Anwendung ionisierender Strahlung oder radioaktiver Stoffe am Menschen begründet werden.

D) Eine regelmäßige Auswertung und Bewertung der Expositionen der Personen, an denen ionisierende Strahlung oder radioaktive Stoffe angewendet wurden, ist für den Anwender von Röntgenstrahlen verpflichtend.

E) Die Überwachung der Einhaltung der diagnostischen Referenzwerte gehört auch zu den Aufgaben des Medizinphysikexperten (MPE).

76) Welche Aussage ist falsch?

A) Bei Röntgenuntersuchungen von Kindern und Jugendlichen (außer bei Untersuchungen der Hand und des Fußes) müssen Zusatzfilter aus Kupfer von 0,1–0,2 mm Dicke verwendet werden.

B) Der Einsatz eines Streustrahlenrasters sollte erst erfolgen, wenn der Objektdurchmesser 12–15 cm überschreitet.

C) Bei Durchleuchtungsuntersuchungen von Kindern sollte mit gepulster Durchleuchtung gearbeitet werden.

D) Eine optimale Einblendung ist bei Kindern besonders wichtig.

E) Die vom Bundesamt für Strahlenschutz veröffentlichten diagnostischen Referenzwerte unterscheiden sich für Kinder und Erwachsene nicht.

77) Welche Aussage ist falsch?

A) Vor Inbetriebnahme einer Röntgeneinrichtung zur Untersuchung von Menschen muss eine Abnahmeprüfung durch den Hersteller oder Lieferanten erfolgen, durch die festgestellt wird, dass die erforderliche Bildqualität mit möglichst geringer Strahlenexposition erreicht wird.

B) In regelmäßigen Zeitabständen muss eine Konstanzprüfung durchgeführt werden, die überprüfen soll, ob die Bezugswerte, die in der letzten Abnahmeprüfung erhoben wurden, eingehalten werden.

C) Die Vorgaben hinsichtlich der Abnahme- und Konstanzprüfungen sind in der Richtlinie zur Durchführung der Qualitätssicherung bei Röntgeneinrichtungen zur Untersuchung oder Behandlung von Menschen (QS-RL) festgelegt.

D) In den Leitlinien der Bundesärztekammer zur Qualitätssicherung in der Röntgendiagnostik bzw. der Computertomografie sind Vorgaben ausschließlich hinsichtlich der ärztlichen Qualität und nicht hinsichtlich der aufnahmetechnischen Qualität festgelegt.

E) Die ärztlichen Stellen schlagen dem Strahlenschutzverantwortlichen Möglichkeiten zur Optimierung der Bildqualität und Verringerung der Strahlenexposition vor und überprüfen die Umsetzung der Vorschläge.

78) Welche Aussage ist falsch?

A) Über die Anwendung ionisierender Strahlung oder radioaktiver Stoffe am Menschen müssen Aufzeichnungen angefertigt werden.

B) Die Verpflichtung zur Ausstellung eines Röntgenpasses nach der alten nicht mehr gültigen Röntgenverordnung entfällt mit der neuen Strahlenschutzgesetzgebung.

C) Der untersuchten oder behandelten Person ist auf deren Wunsch eine Abschrift der Aufzeichnungen zu überlassen.

D) Der Strahlenschutzbeauftragte hat die Aufzeichnungen sowie Röntgenbilder, digitale Bilddaten und sonstige Untersuchungsdaten aufzubewahren, und zwar im Falle von Behandlungen für eine Dauer von 30 Jahren, im Falle von Untersuchungen einer volljährigen Person für eine Dauer von zehn Jahren und bei einer minderjährigen Person bis zur Vollendung ihres 28. Lebensjahres.

E) Bilddaten dürfen für die Archivierung nicht komprimiert werden.

79) Welche Aussage ist falsch?

A) Die Archivierung und Distribution digitaler Bilder erfolgt durch das PACS (picture archiving and communication system).

B) Der Eintritt eines Notfalls, Störfalls oder eines sonstigen bedeutsamen Vorkommnisses muss der zuständigen Behörde unverzüglich gemeldet werden.

C) Ein sonstiges Vorkommnis ist insbesondere dann bedeutsam, wenn ein in der Anlage 14 StrlSchV genanntes Kriterium erfüllt ist.

D) Ausschließlich Anwendungen ionisierender Strahlung oder radioaktiver Stoffe zur Behandlung eines Menschen erfordern eine rechtfertigende Indikation durch einen Arzt mit der erforderlichen Fachkunde im Strahlenschutz.

E) Die Vorgaben hinsichtlich der rechtfertigenden Indikation sollten sehr ernst genommen werden, da sie bei Zuwiderhandlung mit resultierenden Körperschäden strafrechtliche Konsequenzen haben können.

80) Welche Voraussetzung ist zum Erwerb der erforderlichen Fachkunde im Strahlenschutz in der Medizin für Ärzte nicht erforderlich?

A) erfolgreiche Teilnahme an einem Kurs zum Erwerb der erforderlichen Kenntnisse im Strahlenschutz für Ärzte

B) erfolgreiche Teilnahme an einem Grundkurs im Strahlenschutz für Ärzte und Medizinphysik-Experten

C) erfolgreiche Teilnahme an einem Spezialkurs im Strahlenschutz bei der Untersuchung mit Röntgenstrahlung (Diagnostik)

D) Zeugnis über den Erwerb praktischer Erfahrung (Sachkunde)

E) Facharztqualifikation

13.2   Die Lösungen

41) Antwort: B
42) Antwort: B
43) Antwort: A
44) Antwort: D
45) Antwort: E
46) Antwort: D
47) Antwort: E
48) Antwort: D
49) Antwort: D
   Bei einer Verdoppelung des Fokus-Filmabstandes müssen die Belichtungsparameter um 6 Belichtungspunkte erhöht werden, um die gleiche Aufnahmedosis zu erreichen.
50) Antwort: D
51) Antwort D
52) Antwort E
53) Antwort E
54) Antwort E
55) Antwort E
56) Antwort E
   Können Personen in einem Aufenthaltsbereich eine effektive Dosis von > 6 mSv pro Jahr erhalten, handelt es sich um einen Kontrollbereich.
57) Antwort B
   Der Grenzwert der Organ-Äquivalentdosis für die Augen beträgt 20 mSv im Kalenderjahr.
58) Antwort E
   Zur bestimmungsmäßigen Messung der Personendosis müssen die Personendosimeter unterhalb der Strahlenschutzschürze getragen werden.
59) Antwort B
   Die Dosimeter sind bei der Messstelle jeweils nach Ablauf von einem Monat einzureichen.
60) Antwort D
   Die angewählten Messfelder sollten möglichst vollständig von der zu untersuchenden Körperregion abgedeckt werden.
61) Antwort C
   Der Einsatz eines Streustrahlenrasters erhöht die Strahlenexposition des Patienten.
62) Antwort E
   Da es sich bei der Abbildung von Objekten durch Röntgenstrahlung um ein Schattenverfahren handelt, gelten die Gesetze der Zentralprojektion.
63) Antwort A
   Die „Befundung" von Röntgenbildern dient zur Beantwortung der diagnostischen Fragestellung und als mögliche Grundlage für eine ärztliche Entscheidung.

64) Antwort C

Die Untertischanordnung der Röntgenröhre reduziert die Strahlenbelastung des Untersuchers bzw. Behandlers.

65) Antwort D

Die Einfalldosis lässt sich aus dem Dosisflächenprodukt (DFP) berechnen, in dem das Dosisflächenprodukt mit der Fläche des Bestrahlungsfelds dividiert wird.

66) Antwort D

Das Gleitschattendosimeter wird in der Regel an der Vorderseite des Rumpfes (meistens in Höhe der Brust) unter einer Strahlenschutzkleidung mit der durchsichtigen Seite der Filmkassette nach vorne getragen.

67) Antwort C

Der Grenzwert der Organ-Äquivalentdosis beträgt für beruflich exponierte Personen für die Augenlinse 20 mSv im Kalenderjahr.

68) Antwort D

Strahlenschutzschürzen mit einem Bleigleichwert von 0,35 mm Pb werden am häufigsten eingesetzt.

69) Antwort E

Die Schutzwirkung der Strahlenschutzschürzen ist abhängig von der Röhrenspannung der Primärstrahlung.

70) Antwort B

Die Strahlenschutzunterweisung ist jedes Jahr zu wiederholen.

71) Antwort A

Eine Erhöhung der Aufnahmespannung erniedrigt die Strahlenexposition für konventionelle Röntgenaufnahmen, sofern eine Belichtungsautomatik eingesetzt wird.

72) Antwort B

In der Mammografie sollte eine Kompression der Brust durchgeführt werden.

73) Antwort C

Bei horizontaler Ausrichtung des C-Bogens im seitlichen Strahlengang sollten Untersucher so stehen, dass sie entgegen der Nutzstrahlung schauen.

74) Antwort D

Die Orientierungshilfe für bildgebende Untersuchungen der Strahlenschutzkommission (SSK) enthält Empfehlungen hinsichtlich der Differentialindikation beim Einsatz ionisierender Strahlung.

75) Antwort B

Die vom Bundesamt für Strahlenschutz (BfS) veröffentlichten diagnostische Referenzwerte (DRW) haben für jede Standarduntersuchung unterschiedliche Werte.

76) Antwort E

Die vom Bundesamt für Strahlenschutz veröffentlichten diagnostischen Referenzwerte sind für Kinder und Erwachsene unterschiedlich.

77) Antwort D

In den Leitlinien der Bundesärztekammer zur Qualitätssicherung in der Röntgendiagnostik bzw. der Computertomografie sind Vorgaben sowohl hinsichtlich der ärztlichen als auch der aufnahmetechnischen Qualität festgelegt.

78) Antwort E

Bilddaten können für die Archivierung komprimiert werden, wenn sichergestellt ist, dass die diagnostische Aussagekraft erhalten bleibt.

79) Antwort D

Jede Anwendung ionisierender Strahlung oder radioaktiver Stoffe am Menschen erfordert eine vorherige rechtfertigende Indikation durch einen Arzt mit der erforderlichen Fachkunde im Strahlenschutz.

80) Antwort E

Teil III

Spezialkurs Computertomografie

Geräte- und Detektortechnologie

14

Inhaltsverzeichnis

14.1 Prinzip der Computertomografie

Eine konventionelle Röntgenaufnahme ist ein **Projektionsverfahren**. Sämtliche Objekte eines durchstrahlten Körpers projizieren sich übereinander und erzeugen ein Summationsbild. Zur verbesserten Lokalisation der Bildobjekte im dreidimensionalen Raum wird oft eine Aufnahme in der zweiten Ebene durchgeführt. Auch Schrägaufnahmen aus verschiedenen Richtungen oder eine rotierende Durchleuchtungsuntersuchung verbessern die Zuordnung der Bildphänomene zu den anatomischen Strukturen im dreidimensionalen Raum.

Durch die gleichzeitige Bewegung der Röntgenröhre und dem sich aufgrund einer Gegenbewegung stets in Oppositionsstellung befindlichen Bildempfängersystem ist es möglich, konventionelle Schichtaufnahmen (**Tomografien**) durchzuführen. Nur die Objekte, die sich in Höhe des Drehpunktes der Rotation befinden, werden scharf abgebildet während Objekte, die sich außerhalb der Schichtebene befinden, aufgrund der bewegungsabhängigen Verwischung ihrer Abbildung nicht dargestellt werden.

© Springer-Verlag GmbH Deutschland, ein Teil von Springer Nature 2019
J.-H. Grunert, *Strahlenschutz für Röntgendiagnostik und Computertomografie*,
https://doi.org/10.1007/978-3-662-59275-5_14

Abb. 14.1 CT-Gerät mit
geöffneter Gantry. Röhre und
Detektor drehen sich in
Oppositionsstellung um den
Patienten herum

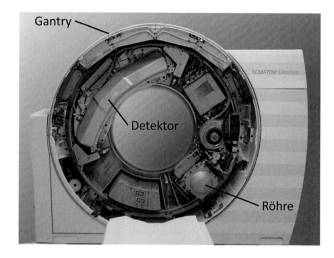

In Anlehnung an die konventionelle Schichtuntersuchung wurde eine Technik entwickelt, bei der sich die Röhre und der Strahlendetektor in Oppositionsstellung gemeinsam um den Patienten drehen (Abb. 14.1). Die Strahlenabsorption wird während der Rotation fortlaufend gemessen und die Werte als **Rohdaten** in einem Computer gespeichert (**Computertomografie, CT**).

▶ Anhand der Rohdaten können mithilfe eines mathematischen Algorithmus (gefilterte Rückprojektion) die CT-Absorptionswerte innerhalb der Schnittebene in einer Matrix punktgenau bestimmt werden und nach der vom Benutzer definierbaren Zuordnung zu Grauwerten als digitales Bild (Bilddaten) dargestellt werden.

Im Gegensatz zur konventionellen Tomografie mit Schichtaufnahmen in der Frontalebene können bei der CT Schichtaufnahmen in der Transversalebene (x/y-Ebene senkrecht zur Körperachse z) mit einer überlagerungsfreien Darstellung der anatomischen Strukturen erzeugt werden. Obwohl die mathematischen Grundlagen für dieses Verfahren bereits 1917 vom österreichischen Mathematiker Johann Radon veröffentlicht wurden, bedurfte es der Verfügbarkeit der elektronischen Datenverarbeitung, um diese Berechnungen in einem kürzeren Zeitintervall zu bewältigen. Moderne CT-Systeme stellen für CT-Untersuchungen des gesamten Körpers mit einer Bildmatrix von 512×512 die Bilddaten von über 1000 Bildern innerhalb weniger Sekunden zur Verfügung. Zusätzlich zu dem mathematischen Verfahren der gefilterten Rückprojektion werden neuerdings mathematisch komplexe Korrekturalgorithmen (**iterative Rekonstruktion**) angewandt, die das Signalrauschen aufgrund einer verbesserten mathematischen Rekonstruktion reduzieren können und damit zu einer Dosiseinsparung führen.

14.1.1 Einzelschicht-CT

Die Computertomografie hat seit ihren ersten Anfängen in den siebziger Jahren des letzten Jahrhunderts eine enorme technische Weiterentwicklung erfahren. Entwickelt wurde die Methode von Godfrey Hounsfield (Nobelpreis 1979 zusammen mit Allan McLeod Cormack) in den 60er-Jahren in der Forschungsabteilung der britischen Firma EMI, die als Musikverlag die Beatles unter Vertrag hatte und einen Teil der Gewinne aus dem kommerziellen Erfolg der Beatles für die Forschungen am CT verwendete (Nobel Media 2019). Während mit den ersten Geräten der Firma EMI (1972) lediglich der Kopf untersucht werden konnte, wurden schon 1975 Ganzkörperscanner eingeführt. Anfänglich drehte sich die Röhre mit dem Detektorsystem einmal 360^0 um den Patienten. Danach wurde der Patient mit dem Untersuchungstisch um eine kurze Distanz in der z-Achse verschoben, während die Röhre wieder in ihre ursprüngliche Position zurückgedreht wurde. Dieser Vorgang wurde so lange wiederholt, bis der gesamte Untersuchungsbereich erfasst war. Aufgrund der langen Dauer der Untersuchung war die Methode für Bewegungsartefakte anfällig. Untersuchungen des Thorax konnten nicht in einer Atemstillstandsphase durchgeführt werden. Schnelle Bewegungen wie der Blutfluss oder die Herzaktion wurden nur unzureichend abgebildet.

14.1.2 Spiral-CT

Zur Beschleunigung der Untersuchung und Erfassung von Daten eines größeren Körpervolumens wurde die **Spiral-CT** entwickelt. Bei diesem Verfahren drehen sich die Röhre und das Detektorsystem ohne Unterbrechung um den Patienten und dieser wird während des Scanvorgangs mit einer definierbaren Geschwindigkeit kontinuierlich in der z-Achse verschoben. Durch Interpolation können die Absorptionswerte nicht nur in der x/y Ebene sondern auch für ein ganzes Volumen berechnet werden.

14.1.3 Multislice-CT

Zur Beschleunigung des Scanvorgangs mit verbesserter Erfassung zeitabhängiger Vorgänge wurde die **Mehrzeilen-CT (Multislice-CT, MSCT)** (2 bis 320 Zeilen) entwickelt, die mittlerweile Standard ist. Durch eine Vervielfachung voneinander unabhängiger Detektorreihen konnte der Detektor verbreitert werden (Abb. 14.2). Diese Methode ermöglicht eine komplette Untersuchung des Thorax in einer Atemanhaltephase, Untersuchungen am Herzen, mehrphasige Kontrastmittelstudien, Angiografien über längere Gefäßabschnitte sowie Untersuchungen des unruhigen Kindes.

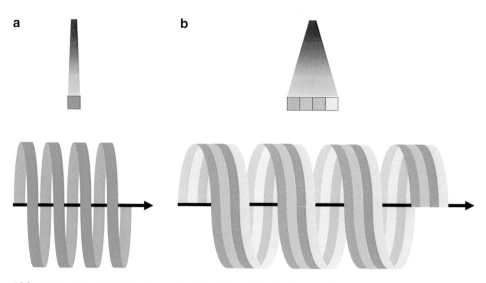

Abb. 14.2 Spiral-CT. Prinzipien der Einzeilen- (single-slice) und der Mehrzeilen- (multi-slice) Computertomografie. Bei der Mehrzeilen-Computertomografie wird die Absorption der Röntgenstrahlung im Körper durch mehrere Detektorreihen gleichzeitig gemessen

14.1.4 Dual-energy-CT

Bestimmte Gewebe unterscheiden sich hinsichtlich der Strahlenabsorption in Abhängigkeit von der Strahlenenergie. So weist Jod im Vergleich zu Weichteilgewebe bei einer niedrigeren Energie der Strahlung eine deutlich vermehrte Strahlenabsorption auf verglichen mit einer höherenergetischen Strahlung. Durch den gleichzeitigen Einsatz zweier unterschiedlicher Röhrenspannungen (**dual-energy** oder spektrale Bildgebung mit Röhrenspannungen von z. B. 80 kV versus 140 kV und mehr) kann der Kontrast zwischen Gewebe mit Aufnahme von jodhaltigem Kontrastmittel (wie Gefäße oder Tumoren) und Gewebe mit reduzierter Kontrastmittel aufnahme verbessert werden, ohne die Strahlenexposition des Patienten wesentlich zu erhöhen.

Mithilfe von Strahlen mit einer niedrigen Strahlenenergie (Röhrenspannung 80 kV) und damit niedriger Strahlendosis kann im Rahmen der **dual-energy-CT** nach Kontrastmittelgabe ein sogenanntes Jodbild erstellt werden. Durch eine gewichtete Subtraktion des Jodbildes von den gleichzeitig erstellten Bildern mit einer Strahlung höherer Energie (Röhrenspannung 140 kV) ist es möglich, die Strukturen virtuell ohne ihren Jodanteil darzustellen (virtual non contrast image, VNC). Dadurch kann auf eine CT-Untersuchung vor Kontrastmittelgabe verzichtet werden. Die verbesserte Detektion des Jodids durch die niederenergetische Strahlung verstärkt den Kontrast von Körperstrukturen mit Kontrastmittelaufnahme wie z. B. Tumorgewebe oder Gefäße bei Angiografien. Bei Patienten, die unter einer Niereninsuffizienz leiden, ist es so auch möglich, die applizierte Menge an Jod zu verringern und nephrotoxischen Effekten vorzubeugen.

Eine dual-energy Untersuchung kann auch bei der Differenzierung von Kalzifikationen hinsichtlich ihres Harnsäureanteils bei Gichtarthropathie oder Nierensteinen hilfreich sein.

Die Fähigkeit zur dual-energy-CT ist mit umfangreichen technischen Erweiterungen im Vergleich zur konventionellen CT verknüpft und wird von CT-Geräten im oberen Leistungsbereich angeboten. Zur Erstellung eines dual-energy-CTs gibt es verschiedene technische Ansätze. Prinzipiell könnte die Untersuchung durch eine zweizeitige konventionelle CT-Untersuchung mit unterschiedlicher Röhrenspannung (80 versus 140 kV) erfolgen. Diese Methode wird durch Bewegungsartefakte eingeschränkt, die durch die beiden zeitlich versetzten Untersuchungsphasen aufgrund unterschiedlicher Atemphasen, Herzphasen oder Kontrastmittelphasen entstehen. Es wird daher angestrebt, die Untersuchungen mit den unterschiedlichen Strahlenenergien möglichst zeitgleich durchzuführen. Hierfür bieten sich prinzipiell unterschiedliche Verfahren an, die je nach Gerätehersteller verwendet werden:

Unterschiedliche Verfahren der dual-energy-Computertomografie
- Verfahren mit zwei rechtwinklig zueinander stehenden Röntgenröhren, die gleichzeitig mit unterschiedlicher Energie betrieben werden (dual source).
- Verfahren mit einer Röntgenröhre, die sehr schnell zwischen zwei Spannungsbereichen hin und her schaltet (rapid switching of the x-ray tube potential, rapid puls changing).
- Einsatz zweier hintereinander geschalteter Detektoren, die eine unterschiedliche Empfindlichkeit hinsichtlich der Strahlenenergie aufweisen (multilayer „sandwich" detector).

14.2 Röhrentechnologie

CT-Röntgenröhren zeichnen sich durch eine hohe Leistungsfähigkeit (60–100 kW) aus. Neben konventionellen Röhrendesigns (Abb. 14.3) mit Grafit-Verbunddrehanoden wurde für Hochleistungsanwendungen das **Drehkolbenröhren**-Design entwickelt, bei dem die Anode Teil der Röhrenwandung ist und sich die Röntgenröhre als Ganzes dreht (Ulzheimer und Flohr 2009; Schardt et al. 2004), wodurch sich die Wärmeabgabe an das umgebende Öl verbessert. Der elektronische Brennfleck wird durch eine gegensinnige Rotation des Elektronenstrahls mittels einer von Mikroprozessoren gesteuerten elektromagnetischen Elektronenstrahlablenkung über dem Strahlaustrittsfenster fokussiert. Mit dieser Technik kann die Hitzebelastung der Anode mehr als verdreifacht werden. Gleichzeitig kann durch einen schnellen Wechsel (mehrere tausendmal pro Sekunde) zwischen zwei Fokuslagen auf der Anode (**Springfokus, dynamic fokus** oder **zSharp-Technologie**) und

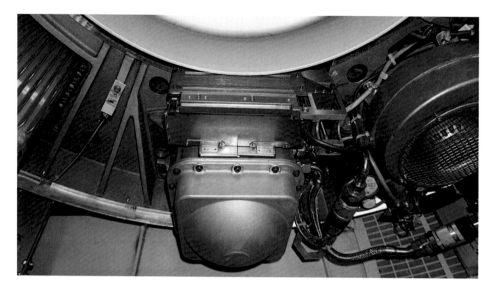

Abb. 14.3 CT-Röntgenröhre

die damit verbundene doppelte Abtastung der Detektorelemente bei gering veränderter
Position des Fokus in der z-Achse die Ortsauflösung in der z-Achse vergrößert werden und
die Anzahl der Zeilen bei Mehrzeilen-CTs verdoppelt werden, ohne die Anzahl der Detektorelemente entsprechend zu erhöhen (Ulzheimer und Flohr 2009; Flohr et al. 2004).

14.3 Detektortechnologie

Moderne Festkörper-CT-Detektoren (Abb. 14.4) basieren auf dem Prinzip der indirekten
Detektion mittels Szintillation. Festkörper-Szintillatoren aus Cadmiumwolframat, Cäsiumjodid oder einem Kristallgitter aus Gadoliniumoxysulfid (ultra fast ceramic, UFC) werden durch Röntgenstrahlung zur Emission von sichtbarem Licht angeregt, das wiederum
durch optoelektrische Sensoren (Photodioden) als Signal gemessen wird. Edelgas
(Xenon)-Detektoren auf Basis der Ionisationskammern kommen nicht mehr zum Einsatz.
Neben der Quanteneffizienz des Festkörper-Szintillators als Maß für die Empfindlichkeit
der Detektoren und damit auch für die Strahlenexposition des Patienten ist die Präzision
der Erfassung des zeitlichen Verlaufs der Exposition ein entscheidendes Qualitätskrite-
rium für einen Detektor (minimales Nachleuchten).

Die Größe der Detektorelemente in der z-Achse bestimmt die minimale Schichtdicke. Bei 16-Zeilen CT-Geräten haben die Detektorelemente in longitudinaler Ausrichtung (z-Achse) unterschiedliche Größen (adaptive-array-Detektor). Bei dem 16-Zei-
len CT-Gerät Somatom-Emotion der Firma Siemens z. B. befinden sich 16
Detektorreihen mit einer Kantenlänge von 0,6 mm im Zentrum und symmetrisch in
der Peripherie des Detektors jeweils 4 Detektorreihen mit einer Kantenlänge von

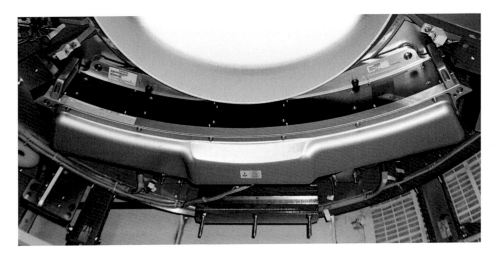

Abb. 14.4 Festkörper CT-Detektor mit Ultra Fast Ceramic (UFC)-Technologie

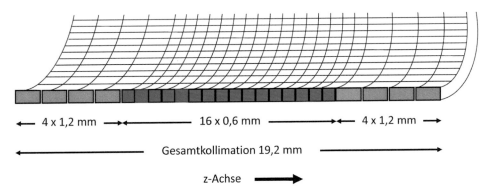

Abb. 14.5 Beispiel der Verteilung der Größen der Detektorelemente in der z-Achse bei Detektoren mit dem adaptive-array-Detektor-Prinzip (16-Zeilen CT-Gerät mit 24 Detektorreihen). Entsprechend der Anwahl bzw. dem Zusammenschalten der einzelnen Detektorreihen können unterschiedliche Schichtdicken erzielt werden (Somatom-Emotion der Firma Siemens)

1,2 mm. Entsprechend der Anwahl bzw. dem Zusammenschalten der einzelnen Detektorreihen können unterschiedliche Schichtdicken erzielt werden (Abb. 14.5). Für enge Schichtdicken werden z. B. die zentralen 16 Detektorreihen für 16 Schichten und einer Schichtdicke von jeweils 0,6 mm angewählt. Bei gewünschten größeren Schichtdicken werden die 16 zentralen Detektorelemente paarweise zusammengeschaltet. Dies ergibt in der Summe mit den 8 peripheren Elementen ebenfalls 16 Schichten mit einer Schichtdicke von jeweils 1,2 mm. Die **Gesamtkollimation** (maximale Breite der Abdeckung durch den Detektor in der z-Achse) beträgt bei diesen Geräten 19,2 mm. Die Anzahl der physikalischen Detektorreihen (24) ist größer als die Anzahl der CT-Zeilen (16). Insgesamt weist das CT-Gerät Somatom-Emotion 17.664 Detektorelemente bei 24 physikalischen Detektorreihen mit jeweils 736 Detektorelementen pro Detektorreihe auf (Ulzheimer und Flohr 2009; Siemens 2009). Das Konzept des adaptive-array-Detektors soll eine reduzierte Effizienz der Strahlendetektion wegen einer Verschattung der Detektorelemente durch die Stege zwischen den Elementen (**Shadowing**) mit Zunahme der Verschattung in der Peripherie des Fächerstrahls aufgrund der Strahlendivergenz kompensieren (Lell et al. 2017).

CT-Geräte mit 64 und mehr Zeilen (bis 320 Zeilen) haben meistens gleich große Detektorelemente von je nach Hersteller 0,625 oder 0,5 mm Kantenlänge (Matrixdetektoren) (Ulzheimer und Flohr 2009).

▶ Die Gesamtkollimation ist die maximale Breite der Abdeckung durch den Detektor in der z-Achse und errechnet sich aus der Größe der Detektorelemente und der Anzahl der Detektorreihen.

So beträgt die **Gesamtkollimation** bei 16-Zeilengeräten zwischen 19 und 32 mm, bei 64-Zeilen-Geräten zwischen 24 und 40 mm und bei 320 Zeilen 160 mm.

14.4   Bilderstellung

14.4.1   Bildberechnung und Bilddarstellung in der Computertomografie

14.4.1.1   Computertomografische Zahl (CT-Zahl), Hounsfield-Einheiten und Fensterung

In der Computertomografie wird mit Hilfe mathematischer Rekonstruktionsalgorithmen für jede Bild-Volumeneinheit (Voxel) ein Absorptionswert ermittelt und eine sogenannte computertomografische Zahl (CT-Zahl) berechnet.

▶ Die computertomografische Zahl (CT-Zahl) ist eine Zahl, die zur Darstellung der jedem elementaren Bereich des Computertomografiebildes zugeordneten mittleren Röntgenstrahlenschwächung verwendet wird. Die CT-Zahl wird üblicherweise in Hounsfield-Einheiten (HE) angegeben.DIN EN 61223-2-6

In Analogie zur Definition der Temperatur in Grad Celsius wird der Absorptionswert in Luft als -1000 Hounsfield-Einheiten (HE oder auch hounsfield units HU) und der Absorptionswert für Wasser als 0 HE definiert (Tab. 14.1). Üblicherweise wird die Skala der CT-Zahlen (Hounsfield-Skala) in 2^{12} also 4096 Stufen entsprechend dem Bereich von -1024 HE bis 3071 HE unterteilt. Für die unterschiedlichen Areale im Körper wie z. B. die Luft in der Lunge (-1000 HE) oder der Knochen im Felsenbein (2000 HE und mehr) ergibt sich dabei eine Spreizung der CT-Zahl von mehreren 1000 Hounsfield-Einheiten. Versucht man für die Bildgebung alle diese Hounsfield-Einheiten unterschiedlichen Grauwerte zuzuordnen, ergibt sich ein sehr kontrastarmes Bild mit schlechter Differenzierung des Gewebes, da das menschliche Auge nur eine geringe Anzahl von Grautönen unterscheiden kann (Abb. 14.6).

Tab. 14.1 CT-Zahl

Formel	$CT - \text{Zahl des Materials} = \dfrac{\mu \text{Material} - \mu \text{Wasser}}{\mu \text{Wasser}} \cdot 1000 \;;\; \mu\text{: linearer}$
	Schwächungskoeffizient
Einheit	Hounsfield-Einheiten (**HE**)
Definition	Die Skala der CT-Zahlen ist so definiert, dass Wasser den Wert 0 und Luft den Wert -1000 hat.
DIN EN 61223-2-6	

Abb. 14.6 CT-Untersuchung eines Abdomens ohne Fensterung mit Zuordnung sämtlicher CT-Zahlen zu den Grauwerten

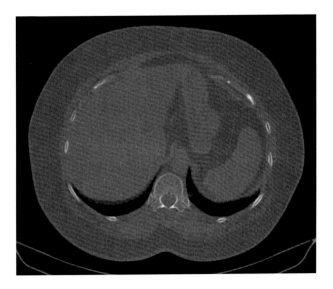

Es hat sich daher bewährt, sogenannte Fenster für unterschiedliche diagnostische Fragestellungen zu definieren.

▶ Ein Fenster entspricht einem Bereich von CT-Zahlen in Hounsfield-Einheiten (HE), dem sämtliche Grauwerte im Bild zugeordnet werden.

Bildstrukturen mit HE-Einheiten größer als die oberen Grenzwerte des Fensters werden weiß, mit HE-Einheiten kleiner als die unteren Grenzwerte des Fensters schwarz dargestellt. Diese Fenster können vom Benutzer frei definiert und mit einem frei gewählten Namen abgespeichert werden. Sie lassen sich über ein Auswahlmenü abrufen, bestimmten Tasten der Computertastatur der Auswertekonsole zuordnen oder durch Bewegung der Computermaus vom Untersucher verändern. Dieser kann die Auswirkungen der Veränderung des Fensters sofort über das Monitorbild beurteilen und die Fenstereinstellung individuell der Untersuchungssituation anpassen. Üblicherweise werden Fenster als Lungenfenster, Knochenfenster, Weichteilfenster, Leberfenster, zerebrales Fenster oder LWS (Bandscheiben)-Fenster festgelegt.

Tab. 14.2 Beispiele für typische CT-Fenstereinstellungen

Art des Fensters	Fensterlage (window level, **WL**) in Hounsfield-Einheiten (HE)	Fensterweite (window width, **WW**) in Hounsfield-Einheiten (HE)	Bereich der CT-Zahlen, die Grauwerten zugeordnet werden in Hounsfield-Einheiten (**HE**)
Lungenfenster	-500	1500	−1250 bis 250
Knochenfenster	300	2000	−700 bis 1300
Weichteilfenster	50	350	−125 bis 225
Leberfenster	60	250	−65 bis 185
zerebrales Fenster	40	80	0 bis 120

▶ Ein Fenster wird über die Fensterlage (window level, WL) und die Fensterweite (window width, WW) definiert.

Beispiele für typische CT-Fenstereinstellungen zeigt Tab. 14.2. Bei einem Lungenfenster wird z. B. eine **Fensterlage** (mittlerer Wert) von −500 HE und eine **Fensterweite** von 1500 HE eingestellt, was bedeutet, dass die Hounsfield-Einheiten von −1250 HE bis −250 HE allen Grauwerten im Bild zugeordnet werden. Dies ermöglicht eine gute Abbildung der pulmonalen Strukturen ohne eine weitergehende Differenzierung des Weichteilgewebes. Es stellt eine Besonderheit des Lungenfensters dar, dass bei einer Fensterlage von −500 HE und einer Fensterweite von 1500 HE die Werte der Hounsfield-Einheiten im unteren Bereich des Lungenfensters kleiner als die definitionsgemäß kleinste mögliche CT-Zahl von −1000 HE sind. Daher wird im Lungenfenster die theoretisch kleinste CT-Zahl von −1000 HE durch einen dunklen Grauwert und nicht durch Schwarz repräsentiert.

Für die Befundung z. B. des Thorax müssen für jede Untersuchung die Bilder mit mindestens drei unterschiedlichen Fenstereinstellungen berechnet und betrachtet werden (Abb. 14.7):

• Lungenfenster zur Beurteilung pulmonaler Strukturen,
• Weichteilfenster zur Beurteilung des Mediastinums und der extrathorakalen Areale und
• Knochenfenster zur Beurteilung der Rippen und der Brustwirbelsäule.

▶ Die Darstellung kontrastarmer Objekte erfordert ein Fenster mit einer geringen Fensterweite.

Eine **geringe Fensterweite** führt zu einem erhöhten Bildrauschen, wie z. B. bei der Darstellung von Lebermetastasen oder frischen zerebralen Infarkten, obwohl sich die CT-Zahlen (in Hounsfield-Einheiten) der Objekte nicht verändert haben (Abb. 14.8). Reine schwarz-weiß Bilder können erzeugt werden, indem die Fensterweite auf 2 reduziert wird. Eine solche Einstellung des Fensters ermöglicht es, durch kontinuierliche Veränderung der

Abb. 14.7 CT-Thoraxuntersuchung mit untersuchungstypischen Fenstereinstellungen hinsichtlich Fensterweite (WW) und Fensterlage (WL) in Hounsfield-Einheiten (HE) für Lungen-, Weichteil- und Knochengewebe

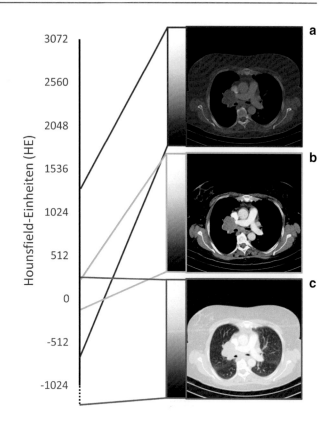

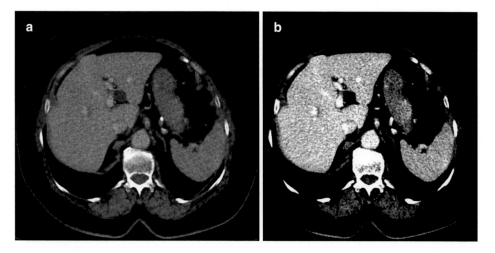

Abb. 14.8 CT-Untersuchung des Oberbauches mit **a**) Weichteilfenster (WL 50, WW 350) und **b**) Leberfenster (WL 60, WW 250). Zunahme der Bildkontraste und des Bildrauschens bei kleinerer Fensterweite (WW)

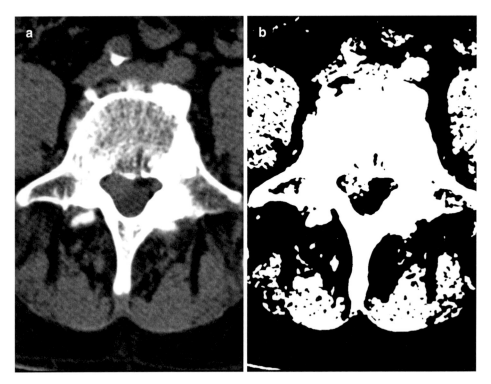

Abb. 14.9 Bandscheibenvorfall **a**) im Weichteilfenster (WL 40, WW 350) und **b**) im schwarz-weiß-Fenster (WL 32, WW 2)

Fensterlage sehr einfach festzustellen, welche Strukturen Dichtewerte oberhalb (weiß) bzw. unterhalb eines bestimmten HE-Wertes (schwarz) haben. Diese Technik kann bei der Differenzierung von Strukturen mit geringem Kontrast hilfreich sein wie z. B. bei der Diagnostik von Bandscheibenvorfällen (Abb. 14.9).

14.4.1.2 Bildrekonstruktion und Rekonstruktionsalgorithmen

Faltungskerne
Durch die Wahl verschiedener mathematischer Filter (**Faltungskern, reconstruction kernel**) für die Bildrekonstruktion kann mit Hilfe **kantenbetonender Filter** bei Strukturen mit hohem Bildkontrast die Ortsauflösung auf Kosten der Kontrastauflösung verbessert werden bei gleichzeitiger Zunahme des Rauschens.

▶   Kantenbetonende Filter eignen sich gut zur Darstellung von Knochen- oder Lun-
        genstrukturen mit Zunahme des Rauschens. Glättende Filter verbessern die Kon-
        trastauflösung auf Kosten der Ortsauflösung mit Verringerung des Rauschens.

Glättende Filter sind zur Darstellung von Strukturen mit geringen Unterschieden im Strahlenkontrast geeignet (z. B. empfindliche Detektion von Lebermetastasen oder morphologischen Veränderungen im Gehirn). Üblicherweise werden bei jeder Untersuchung beide Rekonstruktionsverfahren für die Berechnung der Bilddaten angewandt, so dass für die Befundung sowohl kanten- als auch kontrastbetonte Bilder zur Verfügung stehen.

Bildrekonstruktion, Fensterung und Bildrauschen

Die Anwendung einer **kleinen Fensterweite** (WW) mit verstärkter Spreizung der dem CT-Bild zugeordneten Grauwerte verstärkt das **Bildrauschen** (Standardabweichung der Grauwerte), da bereits kleinere Veränderungen der CT-Zahlen zu unterschiedlichen Grauwerten im Bild führen. Die Streuung (Standardabweichung) der CT-Zahlen wird hierdurch nicht beeinflusst.

▶   Eine Verbreiterung des Fensters kann das Bildrauschen (Standardabweichung der Grauwerte) auf Kosten des Bildkontrastes reduzieren. Die Standardabweichung der CT-Zahlen ändert sich jedoch durch die Fensterung nicht.

Dagegen hat die Wahl des Algorithmus für die Bildrekonstruktion Einfluss auf die Streuung der CT-Zahlen (Abb. 14.10).

▶   Die Verwendung eines kantenbetonenden Rekonstruktionsalgorithmus erhöht die Standardabweichung der CT-Zahlen und damit auch das Bildrauschen.

Das Bildrauschen kann dann kompensatorisch durch eine Änderung der Fensterung mit Vergrößerung der Fensterweite unter Verlust von Bildkontrasten wieder reduziert werden. Der Einfluss der CT-Bildrekonstruktion bzw. der Fensterung auf das Bildrauschen ist in Tab. 14.3 zusammengefasst.

Ortsauflösung und Modulationsübertragungsfunktion (MÜF)

Die Auswahl der Rekonstruktionsalgorithmen hat Einfluss auf die Ortsauflösung. Ein objektives Maß für die Ortsauflösung von Hochkontraststrukturen ist die Modulationsübertragungsfunktion (MÜF, modulation transfer function MTF) (Abb. 14.11).

14.4.2   3D-Bildverarbeitungsverfahren

Dreidimensionale Bildverarbeitungsverfahren finden in der Computertomografie Anwendung, da die CT einen Volumendatensatz generiert. Folgende Verfahren werden angewendet:

- **Multiplanare Reformation (multiplanar reformatting, multiplanare Rekonstruktion, multiplanar reconstruction, MPR)** (Abb. 14.12). Bei der multiplanaren Reformation werden aus dem Volumendatensatz einer CT-Untersuchung zweidimensionale Bilder in jeder beliebigen Schichtebene berechnet. So ist neben der Darstellung transversaler Schichten auch die Darstellung sagittaler, koronarer oder gekrümmter Schichtebenen möglich. Eine stufen- und verzerrungsfreie Darstellung der berechneten Schichten ist nur

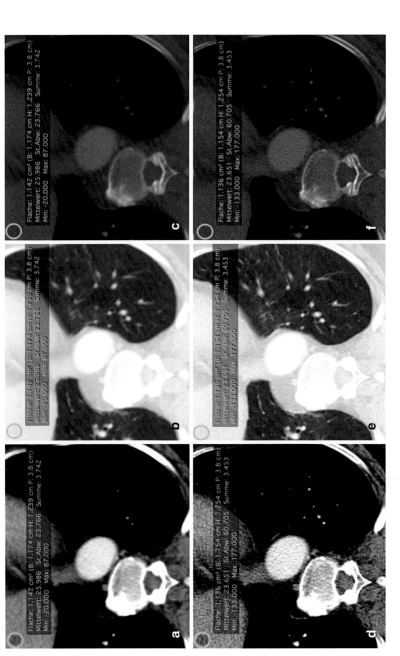

Abb. 14.10 CT-Bild mit glättendem Filter (**a-c**) und kantenbetonendem Filter (**d-e**) in unterschiedlichen Fenstereinstellungen (Weichteilfenster (**a, d**), Lungenfenster (**b, e**) und Knochenfenster (**c, f**). Durch die kantenbetonenden Filter nimmt die Standardabweichung der CT-Zahlen (in dem Beispiel von 23.766 HE auf 60.705 HE) und damit das Rauschen zu. Die Zunahme des Rauschens beim Einsatz kantenbetonender Filter kann durch eine Fenstereinstellung mit einer großen Fensterweite (WW) reduziert werden, wobei jedoch gleichzeitig der Bildkontrast abnimmt (**e, f**). Die unterschiedlichen Fenstereinstellungen verändern die Standardabweichung der CT-Zahlen in HE nicht

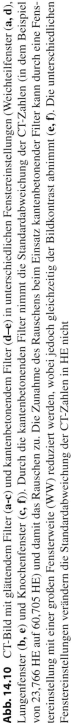

Tab. 14.3 Einfluss der CT-Bildrekonstruktion bzw. der Fensterung auf das Bildrauschen

Bildrekonstruktion bzw. Fensterung	Zunahme (↑) bzw. Reduktion (↓) des Bildrauschens aufgrund der	
	Veränderung der **CT-Zahlen** in Hounsfield-Einheiten (HE)	Veränderung der **Grauwerte** im Bild
kantenbetonender Filter	↑	↑
glättender Filter	↓	↓
Fensterung mit geringer Fensterweite	keine Änderung	↑
Fensterung mit großer Fensterweite	keine Änderung	↓
Prokop 2008		

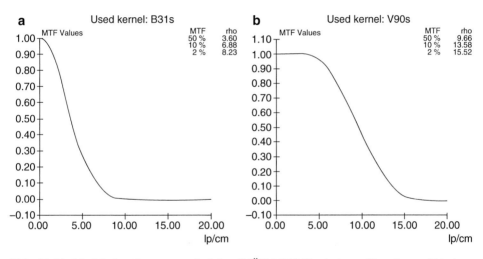

Abb. 14.11 Modulationsübertragungsfunktion (MÜF, MTF) für **a**) einen glättenden und **b**) einen kantenbetonenden Filter. Die Ortsauflösung der Hochkontraststrukturen ist für den kantenbetonenden Filter deutlich besser. So lassen sich mit dem kantenbetonenden Filter noch 15 Linienpaare pro cm (lp/cm) mit einem Kontrast von 2 % unterscheiden, während dies bei dem glättenden Filter lediglich bei 8 Linienpaaren pro cm der Fall ist. Die Überprüfung der Ortsauflösung mittels der Modulationsübertragungsfunktion ist Teil der regelmäßig durchzuführenden Konstanzprüfungen

dann möglich, wenn die Voxel (kleinste bildgebende Volumeneinheit) möglichst klein sind und in allen drei Raumrichtungen dieselbe räumliche Ausdehnung haben (isotrop).

- **Maximumintensitätsprojektion (maximum intensity projection, MIP)** (Abb. 14.13). Bei der Maximumintensitätsprojektion werden zweidimensionale Projektionsbilder aus dreidimensionalen Bilddatensätzen z. B. eines CT-Volumendatensatzes berechnet, indem entlang der Blickrichtung (Projektionsrichtung) jeweils der Datenpunkt mit der maximalen Intensität für die Darstellung ausgewählt wird. Diese Methode eignet sich besonders zur Detektion kleiner intrapulmonaler Rundherde, da die Gefäße in ihrem Verlauf länglich dargestellt werden und die Rundherde sich so leichter von den Gefäßen abgrenzen lassen. Auch die isolierte Darstellung kontrastierter Gefäße ist mit der Methode möglich, sofern

Abb. 14.12 Multiplanare
Reformation (MPR). Durch
eine Reformation der
ursprünglich in der
transversalen Ebene
vorliegenden Bilddaten in eine
gekrümmte koronare Ebene
lässt sich der gedoppelte Ureter
in seinem gesamten Verlauf auf
einer Schicht darstellen

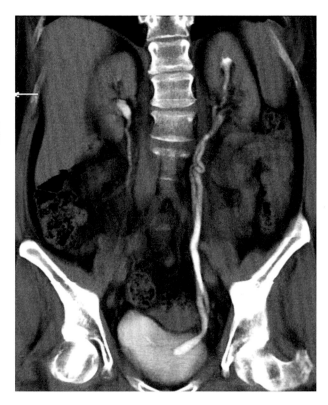

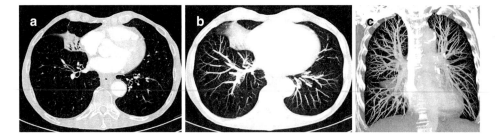

Abb. 14.13 Maximumintensitätsprojektion (maximum intensity projection, MIP). Darstellung einer CT-Transversalschicht bei einer Mittellappenatelektase **a**). Durch die MIP-Transformation lässt sich der Verlauf der Gefäße über ein vom Untersucher beliebig definierbares Volumen in der transversalen **b**) als auch in der koronaren Ebene **c**) auf einer Abbildung darstellen

die Umgebung der Gefäße keine helleren Bildstrukturen aufweist. Eventuell müssen störende helle Bildstrukturen wie z. B. Knochen vorher mit entsprechenden Algorithmen virtuell aus dem Volumen-Bilddatensatz entfernt werden. Häufig wird nur ein Teilvolumen in die MIP-Berechnung mit einbezogen (**Subvolumen-Maximumintensitätsprojektion, thin-slab-MIP**). Durch die Berechnung mehrerer Maximumintensitätsprojektionen aus verschiedenen Richtungen kann das Objekt wie bei einer 3-D-Darstellung von verschiedenen Seiten betrachtet werden (virtuelle Rotation durch filmähnliche Betrachtung).

Abb. 14.14 Minimumintensitätsprojektion (minimum intensity projection, MinIP). Darstellung des Bronchialbaumes und der Lungen bei einem schweren bullösen Emphysem

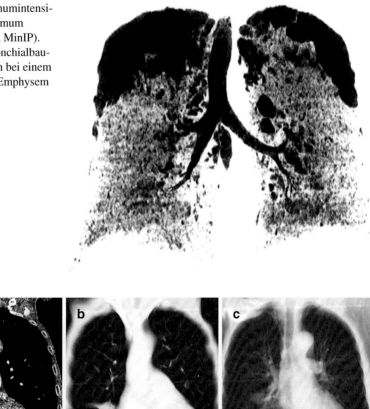

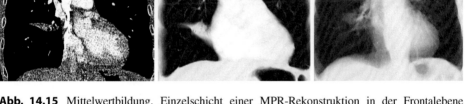

Abb. 14.15 Mittelwertbildung. Einzelschicht einer MPR-Rekonstruktion in der Frontalebene (Schichtdicke 1,5 mm) bei einer Mittellappenatelektase **a**). Darstellung mit Mittelwertbildung über ein Teilvolumen **b**) und über die gesamte Tiefe des Thorax **c**). Die Mittelwertbildung über die gesamte Tiefe des Thorax ergibt eine Bilddarstellung ähnlich wie bei einem konventionellen Röntgenbild

- **Minimumintensitätsprojektion (minimum intensity projection, MinIP)** (Abb. 14.14). Bei der Minimumintensitätsprojektion wird im Gegensatz zur MIP entlang der Projektionsrichtung jeweils der Datenpunkt mit der geringsten Intensität für die Darstellung ausgewählt. Diese Darstellungsweise eignet sich zur Visualisierung von Bronchien in der CT aufgrund ihrer Luftfüllung und damit geringen Dichte.
- **Mittelwertbildung** (Abb. 14.15). Durch die Mittelung mehrerer CT-Schichten kann das Bildrauschen reduziert werden. Die Mittelwertbildung von in der Frontalebene rekonstruierten MPR-Einzelschichten mit kleiner Schichtdicke einer CT-Thoraxuntersuchung über die gesamte Tiefe des Thorax ergibt eine Bilddarstellung wie bei einem konventionellen Röntgenbild. Auf eine zusätzlich zu einer CT-Thorax-Untersuchung angeforderte konventionelle Röntgenuntersuchung des Thorax kann daher meistens verzichtet werden.

Abb. 14.16 3-D-Oberflächen-
darstellung (shaded surface
display, SSD). Darstellung
einer nicht dislozierten Fraktur
des os cuneiforme mediale
(Pfeil)

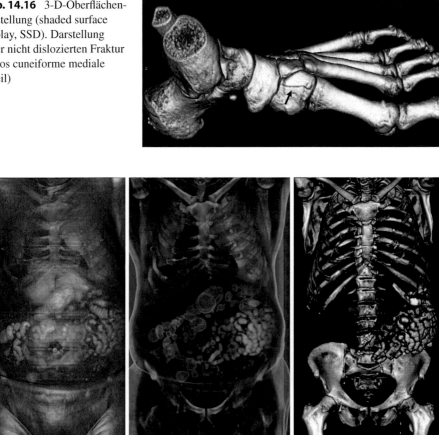

Abb. 14.17 Direkte Volumendarstellung (volumen rendering technique, VRT). Unterschiedliche
Darstellungsweisen des identischen Datensatzes je nach Einstellung der Rekonstruktionsparameter

- **3-D-Oberflächendarstellung** (**shaded surface display**, **SSD**) (Abb. 14.16). In der
  SSD- Oberflächendarstellung wird die Oberfläche einer Struktur wie z. B. Knochen
  durch die Simulation einer Interaktion der berechneten Oberfläche mit einer virtuel-
  len Beleuchtung mittels Reflexionsalgorithmen dreidimensional dargestellt. Durch
  Oberflächenreflexionen und Schattierungseffekte wird eine plastische Darstellung
  erreicht (Shin und Stamm 2002). Dieses Verfahren kann bei komplexen Knochenbrü-
  chen helfen, die dreidimensionale Beziehung der Fragmente zueinander besser zu
  visualisieren.
- **Direkte Volumendarstellung** (**volumen rendering technique**, **VRT**) (Abb. 14.17).
  Bei der direkten Volumendarstellung können mit Hilfe komplexer Algorithmen Ober-
  flächen auch in der Tiefe eines durchstrahlten Volumens dargestellt werden. Durch unterschiedliche Farbgebung der Objekte werden Organe und Körperstrukturen wie Gefäße und Knochen dreidimensional und realitätsnah dargestellt.

Literatur

Flohr T, Stierstorfer K, Raupach R, Ulzheimer S, Bruder H (2004) Performance evaluation of a 64-slice CT system with z-flying focal spot. Fortschr Röntgenstr 176(12):1803–1810

Lell M, Wucherer M, Kachelrieß M (2017) Dosis und Dosisreduktion in der Computertomografie. Radiologie up2date 17:163–178

Nobel Media AB (2019) With a little help from my friends. https://www.nobelprize.org/prizes/medicine/1979/perspectives/. Zugegriffen am 15.04.2019

Prokop M (2008) Strahlendosis in der Computertomografie. Radiologe 48(3):229–242

Schardt P, Deuringer J, Freudenberger J, Hell E et al (2004) New X-ray tube performance in computed tomography by introducing the rotating envelope tube technology. Med phys 31:2699–2706

Shin H, Stamm G (2002) Grundlegende Techniken des Image Processing in der Schnittbilddiagnostik. Radiol up2date 2(3):283–303

Siemens AG (2009) Technische Informationen für die 16-Schichten-Konfiguration syngo CT 2009E. http://www.scilvet.de/fileadmin/editors/user_upload/Datenblatt_Somaton_Emotion_16_DEU_0212.pdf. Zugegriffen am 15.04.2019

Ulzheimer S, Flohr T (2009) Multislice CT: current technology and future developments. In: Reiser MF, Becker CR, Nikolaou K, Glaszer (Hrsg) Multislice-CT, Bd 3. Springer, Heidelberg, S 208–224

Dosismessgrößen und Beeinflussung der Dosis in der Computertomografie

Inhaltsverzeichnis

Die Computertomografie ermöglicht überlagerungsfreie 3-D-Röntgenbilder in hoher Auflösung mit gutem Gewebekontrast. Der große Informationsgehalt der Bilder wird mit einer signifikanten Strahlenexposition des Patienten erkauft, während das Untersuchungspersonal in der Regel nicht strahlenexponiert ist. Trotz vielfältiger Strahlenschutzmaßnahmen ist die Strahlenexposition für die Gesamtbevölkerung in

© Springer-Verlag GmbH Deutschland, ein Teil von Springer Nature 2019
J.-H. Grunert, *Strahlenschutz für Röntgendiagnostik und Computertomografie*,
https://doi.org/10.1007/978-3-662-59275-5_15

Deutschland in den letzten Jahren durch medizinische Maßnahmen gestiegen. Dies geht zu einem großen Anteil zulasten der Computertomografie durch den starken Anstieg der Untersuchungszahlen. Die Hersteller der Geräte haben hierauf mit einer Vielzahl von technischen Verbesserungen reagiert.

15.1   CT-Dosismessung (CTDI, DLP)

In der **Projektionsradiografie** dient das **Dosisflächenprodukt** (DFP) zur Dokumentation der Dosis, der der Patienten ausgesetzt wird. Das Dosisflächenprodukt ist unabhängig von dem Focus-Objekt-Abstand. Der Quotient aus Dosisflächenprodukt und Feldgröße ergibt die Einfalldosis beim Patienten, die zur Abschätzung der Organdosen verwendet wird.

Die Bestimmung der **Organdosis** ist in der Computertomografie im Vergleich zur konventionellen Projektionsradiografie schwieriger, da es sich um eine bewegte Strahlquelle handelt und damit Summationseffekte von sich kreuzender Strahlung berücksichtigt werden müssen. Hinzu kommt, dass sich die Patienten hinsichtlich der Größe und Form ihres Körpers unterscheiden. Genauere Angaben über die Dosisverteilung im Patienten erfordern ein anthropomorphes Phantom mit Direktmessung der Dosis durch intrakorporale Messsonden oder eine computerunterstützte Monte-Carlo-Simulation.

▶   Als grobes Maß für die Strahlenexposition des Patienten in der untersuchten Schicht gilt der sogenannte CT-Dosis-Index (CTDI) (Abb. 15.1).

Gesamt mAs 435   Gesamt DLP 63 mGy*cm

	Scan	KV	mAs / ref.	CTDIvol mGy	DLP mGy*cm	TI s	cSL mm
Patientenposition H-Sp	1	130	28	0.08(L)	2.12	3.1	0.6
Topogramm	2	110		5.10(s)	61.25	1.0	0.6
NNH							

Phantomtyp (L) 32 cm (S) 16 cm

Abb. 15.1 Patientenprotokoll einer computertomografischen Untersuchung einer Nasennebenhöhle. Angezeigt werden die Röhrenspannung in kV, das mAs–Produkt, der Volumen-CT-Dosis-Index (CTDI$_{vol}$) in mGy, das Dosislängenprodukt (DLP) in mGy · cm, die Zeit für eine 360° Rotation (TI) in Sekunden und die Schichtdicke in mm

▶ Da sich der CT-Dosis-Index auf ein Plexiglasphantom mit einer definierten Größe bezieht (der Durchmesser des Phantoms für Kopfuntersuchungen (bei einigen Geräteherstellern auch für Untersuchungen des Abdomens kleiner Kinder) beträgt 16 cm, für Abdomenuntersuchungen 32 cm) (Abb. 15.2), ist der CTDI lediglich von den geräteseitigen Parametern abhängig.

Geräteseitige Parameter mit Einfluss auf den CT-Dosis-Index(CTDI)

- Röhrenspannung,
- Röhrenstrom, mAs-Produkt,
- Filterung und
- Pitch $(P) = \dfrac{\Delta d}{N \cdot T}$

(P = Pitchfaktor

Δd = Tischvorschub pro 360° Röhrenumlauf

N = Zahl der gleichzeitig erfassten Detektorzeilen

T = gewählte tomografische Nennschichtdicke)

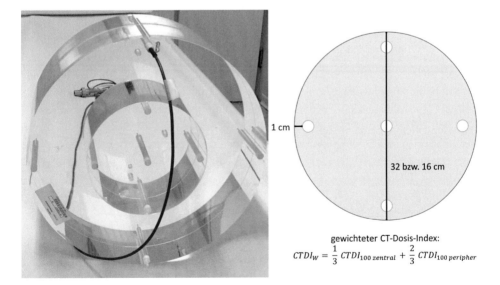

1 cm

32 bzw. 16 cm

gewichteter CT-Dosis-Index:

$$CTDI_W = \frac{1}{3}\, CTDI_{100\,zentral} + \frac{2}{3}\, CTDI_{100\,peripher}$$

Abb. 15.2 CTDI-Plexiglasphantom. Es werden zwei unterschiedliche Phantome zur Messung des CTDI verwendet. Ein Kopfphantom von 16 cm und ein Abdomenphantom von 32 cm Durchmesser. Für die Messung mit dem Abdomenphantom wird das kleinere Phantom mit 16 cm Durchmesser in das größere Phantom mit 32 cm Durchmesser hineingeschoben, was die Aufbewahrung und den Transport der Phantome erleichtert. Ein Phantom weist 5 Bohrlöcher für die Messungen auf (vier periphere Bohrlöcher mit jeweils einem Abstand zur Phantomoberfläche von 1 cm und ein zentrales Bohrloch). In jedes der fünf Bohrlöcher wird die Messsonde hineingesteckt und eine Messung durchgeführt. Der $CTDI_{100peripher}$ entspricht dem Mittelwert der Dosiswerte der vier Messungen in den jeweiligen peripheren Bohrlöchern. Der $CTDI_w$ errechnet sich aus der angegebenen Formel

Die Körpermaße des Patienten haben keinen Einfluss auf den CTDI. Die Dokumentation des Körpergewichts sowie der Körpergröße des Patienten kann daher für nachträgliche genauere Dosisberechnungen wertvoll sein.

▶ Der CT-Dosis-Index (CTDI) ist lediglich von den geräteseitigen Parametern abhängig. Bei einem identischen CTDI werden die Organdosen eines übergewichtigen Patienten eher unterschätzt bzw. die Dosis eines schlanken Patienten oder eines Kindes eher überschätzt.

Die Kalibrierung des CT-Dosis-Index erfolgt individuell für das betreffende CT-Gerät und wird im Rahmen von Konstanzprüfungen in mindestens halbjährlichen Intervallen regelmäßig überprüft. Hierfür wird ein normiertes Plexiglasphantom (unterschiedliche Durchmesser der Phantome für Kopf- und Abdomenuntersuchungen) mit definierten Scanparametern gescannt. Da ein bestrahltes zylinderförmiges Phantom in der CT keine perfekte homogene Dosisverteilung aufweist, werden 5 verschiedene Messpunkte im Phantom gewählt. Hierzu wird eine 100 mm lange Messsonde in die fünf präformierten Bohrungen im Plexiglasphantom (eine Bohrung im Zentrum und vier periphere Bohrungen 1cm unterhalb der Oberfläche jeweils um 90^0 versetzt) hineingesteckt und die fünf gemessenen Dosiswerte ($CTDI_{100}$ bei 100 mm langer Messkammer) zu einem **gewichteten (weighted) CT-Dosis-Index** zusammengefasst (**$CTDI_w$**).

Zusätzlich muss berücksichtigt werden, dass bei der Spiral-CT der CTDI abhängig von dem **Tischvorschub** ist. Der Tischvorschub (**Pitch**) ist das Maß für die Geschwindigkeit, mit der sich die Patientenliege im Verhältnis zur Schichtdicke (bei Mehrzeilen-CT zur Gesamtkollimation, also der Breite aller Einzelschichtdicken zusammen) durch die Gantry bewegt (Tischvorschub pro 360° Röhrenumdrehung im Verhältnis zur Schichtdicke). Ein CT-Pitch-Faktor kleiner als 1 erhöht den CTDI aufgrund der Überlappung der Schichten wohingegen ein CT-Pitch-Faktor größer als 1 den CTDI reduziert. Der relevante und dokumentierte CT-Dosis-Index unter Berücksichtigung des CT-Pitch-Faktors ist daher der **Volumen-CT-Dosis-Index $CTDI_{vol}$**.

▶ Das Dosislängenprodukt (DLP) erhält man, indem man den $CTDI_{vol}$ mit der Scan-Länge der gesamten Untersuchung in der z-Richtung multipliziert.

▶ Sowohl der Volumen-CT-Dosis-Index $CTDI_{vol}$ als auch das Dosislängenprodukt (DLP) müssen für jede individuelle CT-Untersuchung dokumentiert werden und sind die Grundlage für eine spätere Abschätzung der Strahlenexposition des Patienten hinsichtlich der Organdosis und der effektiven Dosis.

▶ Die diagnostischen Referenzwerte des Bundesamtes für Strahlenschutz für CT-Untersuchungen orientieren sich an dem $CTDI_{vol}$ und dem DLP.

Eine Übersicht relevanter Dosisbegriffe in der Computertomografie gibt Tab. 15.1.

Tab. 15.1 Dosisbegriffe in der Computertomografie

Dosisbegriff	Formel
gewichteter CT-Dosis-Index	$$CTDI_W = \frac{1}{3} CTDI_{100\,zentral} + \frac{2}{3} CTDI_{100\,peripher}$$
Volumen-CT-Dosis-Index	$$CTDI_{vol} = \frac{CTDI_W}{P}$$ P = CT-Pitchfaktor
Dosislängenprodukt	$DLP = CTDI_{vol} \cdot L$ L = Scanlänge der gesamten Untersuchung in der z-Richtung. Einheit: $mGy \cdot cm$

15.2   Qualitätssicherung und Qualitätskontrolle in der Computertomografie

Entsprechend der §§ 115 und 116 der Strahlenschutzverordnung (StrlSchV) muss für Computertomografen analog zur Projektionsradiografie vor Inbetriebnahme eine Abnahmeprüfung durch den Hersteller oder Lieferanten erfolgen, durch die festgestellt wird, dass die erforderliche Bildqualität mit möglichst geringer Strahlenexposition erreicht wird. In regelmäßigen Zeitabständen muss durch eine Konstanzprüfung, die auch vom Anwender durchgeführt werden kann, überprüft werden, ob die Bezugswerte, die in der Abnahmeprüfung erhoben wurden, eingehalten werden. Gemäß der Richtlinie zur Durchführung der Qualitätssicherung bei Röntgeneinrichtungen zur Untersuchung oder Behandlung von Menschen (QS-RL) erfolgt für die Computertomografie die Abnahmeprüfung nach DIN EN 61223-3-5 und die Konstanzprüfung nach DIN EN 61223-2-6 (Tab. 15.2).

15.3   Scanparameter: Bedeutung für Bildqualität und Dosis

15.3.1 Dosisbedarf und Rauschen

▶   In der digitalen Bildgebung ist die Qualität eines Bildes durch den Kontrast der abzubildenden Strukturen im Verhältnis zum Ausmaß des Bildrauschens (contrast to noise ratio, CNR) definiert.

Das Bildrauschen zeigt sich an einer Streuung der Grauwerte für ein untersuchtes Objekt mit einer homogenen Strahlenabsorption. Die Grundlage für das Bildrauschen ist die Streuung (gemessen als Standardabweichung) der **CT-Zahlen**. Dieses Rauschen nimmt mit abnehmender Dosis im Bildempfängersystem (CT-Detektoren) aufgrund physikalischer Gesetzmäßigkeiten wie dem Quantenrauschen zu. Das Bildrauschen ist umgekehrt proportional zur Wurzel aus der Dosis. Für eine Halbierung des Rauschens wird eine Vervierfachung der Dosis benötigt (Prokop 2008).

Tab. 15.2 Qualitätskriterien und deren regelmäßige Überprüfung im Rahmen der Konstanzprüfung

Prüfpunkt	zu überprüfende Gerätefunktion	Häufigkeit der Prüfungen
Positionierung der Patientenlagerung	Genauigkeit der Positionierung der Patienten-Lagerungshilfe und des Antriebspiels	vierteljährlich
Patienten-Positioniergenauigkeit	Korrelation des axialen Patienten-Positionierungslichts und der Abtastebene	vierteljährlich
tomografische Schichtdicke		monatlich; vierteljährlich bei Ergebnissen innerhalb der Toleranzen in einem Zeitraum über 6 Monate
Dosis	Messung des CT-Dosis-Index **CTDI$_w$** und **CTDI$_{vol}$**	halbjährlich; jährlich bei Ergebnissen innerhalb der Toleranzen in einem Zeitraum über 6 Monate
Rauschen, Gleichförmigkeit und mittlere CT-Zahl	Rauschen als Standardabweichung der CT-Zahlen einer gleichförmigen Substanz im interessierenden Objektbereich	monatlich; vierteljährlich bei Ergebnissen innerhalb der Toleranzen in einem Zeitraum über 6 Monate
	Gleichförmigkeit der mittleren CT-Zahlen der interessierenden Objektbereiche an verschiedenen Stellen des Bildes unter Verwendung einer homogenen Prüfeinrichtung	
	mittlere CT-Zahl als Mittelwert aller Bildelemente innerhalb eines interessierenden Objektbereichs	
Räumliche Auflösung	Messung der Modulationsübertragungsfunktion (**MÜF**)	vierteljährlich

DIN EN 61223-2-6

▶   Das Bildrauschen (Standardabweichung der CT-Zahlen) ist proportional zu $\frac{1}{\sqrt{\text{Dosis}}}$.

Tab. 15.3 gibt einen Überblick über den Einfluss der Scanparameter auf die Dosis und die Bildqualität.

Aufgrund der höheren Röhrenspannung beträgt die Halbwertsdicke von Gewebe in der CT ca. 4 cm im Gegensatz zu 3 cm im Bereich der konventionellen Radiologie.

▶   Eine Zunahme des Patientendurchmessers um 4 cm erfordert in der Computer-tomografie eine Verdopplung der Dosis, um die Bildqualität konstant zu halten.

Tab. 15.3 Einfluss der Scanparameter auf die Dosis und die Bildqualität

Parameter	Einfluss auf die Dosis und die Bildqualität
Röhrenstrom, mAs-Produkt	Die Dosis ist proportional zum Röhrenstrom bzw. dem mAs-Produkt. Eine Erhöhung des Röhrenstroms bzw. des mAs-Produkts verbessert die Bildqualität.
Röhrenspannung	Die Dosis ist in etwa proportional zur 2,5 fachen Potenz der Röhrenspannung. Eine Erhöhung der Röhrenspannung reduziert das Bildrauschen, vermindert jedoch den Strahlenkontrast.
Pitch	Werte < 1 erhöhen die Dosis und verbessern die Bildqualität, Werte >1 vermindern die Dosis und verschlechtern die Bildqualität.
Detektorkollimation, Schichtdicke	Dünne Schichten erhöhen das Bildrauschen. Dies kann eine Steigerung der Dosis zur Kompensation erforderlich machen.
Prokop 2008	

▶ Bei adipösen Patienten kann ein erhöhtes Bildrauschen teilweise akzeptiert werden und sollte nicht unkritisch durch eine Erhöhung der Dosis kompensiert werden, da das intrakorporale Fettgewebe zwischen den Organen als „endogenes" Kontrastmittel den Kontrast verbessert.

15.3.2 Röhrenstrom

▶ Der Röhrenstrom bzw. das mAs-Produkt beeinflusst die Dosis direkt proportional.

Durch Veränderungen des Röhrenstroms lässt sich die Dosisexposition ohne Zeitverzögerung regeln. Dies findet bei der **automatisierten Röhrenstrom-Modulation** zur Dosisadaptation während der Untersuchung in Abhängigkeit von den Patienteneigenschaften Anwendung.

15.3.3 Röhrenspannung

▶ Die Röhrenspannung erhöht die Dosis überproportional (Exponent ca. 2,5) (Stamm 2018).

Durch eine Absenkung der üblichen Röhrenspannung von 120 kV auf 80 kV reduziert sich die Dosis auf ca. 36 %; bei einer Erhöhung der Spannung von 120 kV auf 140 kV erhöht sich die Dosis auf ca. 145 %, sofern nicht der Röhrenstrom gegenreguliert wird (Stamm 2018). Eine mäßige Verminderung der Röhrenspannung erfordert eine überproportionale kompensatorische Erhöhung des Röhrenstroms, um eine vergleichbare Bildqualität (vergleichbares Bildrauschen) zu erzielen. Dies kann bei Erwachsenen je nach Körpergröße die Leistungsfähigkeit der Röntgenröhre überfordern. Niedrige Röhrenspannungen eignen sich

Tab. 15.4 Pitch-Faktor

Formel	$$\text{Pitch} \; (P) = \frac{\Delta d}{N \cdot T}$$
	P = Pitchfaktor,
	Δd = Tischvorschub pro 360° Röhrenumlauf,
	N = Zahl der gleichzeitig erfassten Detektorzeilen,
	T = gewählte tomografische Nennschichtdicke
Definition	Der Pitch ist ein Maß für die Geschwindigkeit, mit der sich die Patientenliege im Verhältnis zur Schichtdicke durch die Gantry bewegt.
Einheit	keine

daher für Untersuchungen von Kleinkindern und Untersuchungen mit jodhaltigem Kontrastmittel, da Kontrastmittel bei niedrigen Röhrenspannungen unter 100 kV im Vergleich zu Weichteilgewebe eine vermehrte Strahlenabsorption aufweisen (Zinsser et al. 2018). Beim Einsatz niedriger Röhrenspannungen (z. B. 80 kV) ist jedoch eine Zunahme der Aufhärtungsartefakte zu erwarten. Hohe Röhrenspannungen (bis 150 kV) können bei stark adipösen Patienten erforderlich sein. Bei hohen Röhrenspannungen muss eine Reduzierung der Gewebekontraste berücksichtigt werden.

15.3.4   Tischvorschub, Pitch-Faktor

▶   Der Tischvorschub bzw. Pitch ist ein Maß für die Geschwindigkeit, mit der sich die Patientenliege im Verhältnis zur Schichtdicke (bei Mehrzeilen-CT zur Gesamtkollimation, also der Breite aller Einzelschichtdicken zusammen) durch die Gantry bewegt (Tab. 15.4).

Ein Pitch-Faktor < 1 bedeutet eine Überlappung der Schichten und damit eine Erhöhung der Dosis in der Schicht. Bei einem Wert > 1 vermindert sich die Dosis pro Schicht, da sich die gleiche Strahlenexposition auf ein größeres Untersuchungsvolumen verteilt. Bei den Mehrzeilen-CTs der Firmen Siemens und Philips wird der Pitch durch das Konzept des **effektiven mAs-Produkts** ersetzt. Dabei wird das mAs-Produkt automatisch in Abhängigkeit vom Tischvorschub angepasst (effektives mAs = mAs/Pitch) (Stamm 2018). Bei diesem Konzept beeinflusst der Pitch-Faktor nicht die Dosis, sondern die Untersuchungszeit.

15.3.5   Schichtdicke

Die kleinste **Schichtdicke** ist durch die Größe der Detektorelemente festgelegt. Moderne Mehrzeilen-CTs haben üblicherweise eine Elementbreite von 0,5 bis 1,2 mm.

Eine Verkleinerung der Schichtdicke führt zu einer Vermehrung des Bildrauschens. Hinsichtlich des Bildrauschens bei dünnen Schichten sollte jedoch berücksichtigt werden, dass aufgrund des reduzierten Partialvolumeneffekts (Verfälschung der CT-Zahlen von Objektdetails, die kleiner sind als die Schichtdicke und daher nur anteilig zur Absorption der Strahlung in dem Detektorelement beitragen, z. B. Objektränder, die nur teilweise in eine Schicht hineinragen) der Bildkontrast hinsichtlich kleinerer Strukturen und im Randbereich größerer Strukturen deutlich zunimmt und sich hierdurch auch das Verhältnis vom Kontrast zum Bildrauschen verbessert. Der Untersucher sollte daher bei dünnen Schichten ein vermehrtes Bildrauschen akzeptieren und nicht automatisch durch eine Erhöhung der Dosis gegenregulieren, zumal eine Halbierung des Bildrauschens eine Vervierfachung der Dosis erfordern würde. Eine Halbierung der Schichtdicke (analog zur Halbierung der Dosis) bewirkt eine Zunahme des Bildrauschens um den Faktor $\sqrt{2}$ (Prokop 2008; Falck et al. 2010).

▶   Das Bildrauschen ist proportional zu $\sqrt{\dfrac{1}{\text{Schichtdicke}}}$

15.3.6   Schichtdicke und 3-D Bildverarbeitung

Kleine Schichtdicken von ca. 1 mm und weniger haben den Vorteil, dass die kleinsten Bild-Volumeneinheiten eine ähnliche Kantenlänge in allen drei Dimensionen haben (isotrope Voxel).

▶   Isotrope Voxel von ca. 1 mm Kantenlänge ermöglichen multiplanare Rekonstruktionen (MPR) in jeder beliebigen Schichtebene ohne Verzerrungen oder Stufenbildungen.

▶   CT-Untersuchungen mit Mehrzeilengeräten sollten initial mit einer geringen Schichtdicke (1 mm oder weniger) durchgeführt werden. Es wird ein erhöhtes Bildrauschen in den dünnen Schichten akzeptiert, eine kompensatorische Erhöhung der Dosis erfolgt nicht.

Dieser Bilddatensatz dient als sekundärer Rohdatensatz (Prokop 2008) zur Berechnung dickerer Schichten (z. B. 5 mm Schichtdicke) durch Mittelwertbildung. Die Dicke der sekundär erzeugten Schichten kann an die Größe der zu detektierenden Strukturen vom Untersucher interaktiv angepasst werden. Beim Durchblättern der Bilder am Monitor erfolgt im Rahmen einer sliding-thin-slab-(sts)-Darstellung eine gleitende Mittelwertbildung der in einem slab zusammengefassten dünnen Schichten (Falck et al. 2010). So werden z. B. jeweils 5 dünne Schichten von je 1 mm-Schichtdicke zu einem slab mit 5 mm Schichtdicke durch Mittelung der Bilddaten zusammengefasst. Blättert der Untersucher in dem Bilddatensatz, wird die nächste 1 mm-Schicht in die Mittelung hinzugenommen und die letzte 1 mm-Schicht entfernt. Das Inkrement von 1 mm bleibt erhalten, wodurch im Vergleich zum Vorgehen mit der primären Erfassung einer dickeren Schicht Partialvolumeneffekte reduziert sind.

▶ Die sliding-thin-slab (sts) Methode ermöglicht eine Reduktion des Bildrauschens bei gleichzeitiger Verbesserung des Kontrasts wegen des reduzierten Partial-volumeneffektes aufgrund der primär dünnen Kollimation.

Diese Methode ist besonders hilfreich bei Untersuchungen pathologischer Veränderungen in der Leber oder dem Gehirn, bei denen die Detektion kontrastarmer Strukturen durch das Bildrauschen stark gestört sein kann und bei denen die Ortsauflösung diagnostisch nicht von Bedeutung ist. Eine hohe Ortsauflösung wird dagegen bei der Diagnostik knöcherner Veränderungen z. B. an der Schädelbasis oder feinerer Lungenstrukturveränderungen be-nötigt. Bei diesen Indikationen mit geringer Schichtdicke und einem kantenbetonenden Bildrekonstruktionsfilter ist das Bildrauschen stark erhöht. Aufgrund der großen Kontraste der knöchernen bzw. pulmonalen Bildstrukturen kann das Rauschen bei Erhalt eines dia-gnostisch ausreichenden Kontrasts durch eine Fensterung mit einer großen Fensterweite ausgeglichen werden, ohne dass die Dosis erhöht werden muss.

15.3.7 Bildrekonstruktion

▶ Kantenbetonende Bild-Rekonstruktionsfilter erhöhen das Bildrauschen. Kom-pensatorische Maßnahmen können eine Verbreiterung der Fensterweite oder eine Erhöhung der rekonstruierten Schichtdicke sein.

▶ Glättende Rekonstruktionsfilter vermindern das Bildrauschen und damit auch den Dosisbedarf.

15.3.8 Niedrigdosis-CT

Für die Beantwortung der diagnostischen Fragestellung ist ein optimal kontrastiertes Bild mit hoher Ortsauflösung und wenig Rauschen bei hoher Strahlendosis nicht immer not-wendig. Untersuchungen mit Niedrigdosistechnik, deren Bilder mit kantenbetonenden Filtern rekonstruiert wurden, weisen ein starkes Rauschen auf. Da es sich in diesen Fällen meistens um die Darstellung von Strukturen mit einem hohen Strahlenkontrast handelt (Luft/Weichteilgewebe/Knochen bei der Darstellung der Nasennebenhöhlen (Abb. 15.3), Luft/Weichteilgewebe bei der Darstellung von Lungengewebe, Weichteil/Knochen bei dem Nachweis von Skelettmetastasen oder Weichteil/Kalzifikationen bei dem Nachweis einer Urolithiasis), kann das vermehrte Bildrauschen problemlos durch eine Erweiterung der Fensterweite kompensiert werden, ohne die Kontraste so weit zu reduzieren, dass die diagnostisch relevanten Strukturen nicht mehr differenziert werden können.

Dagegen sind die Absorptionsunterschiede zwischen hepatischen Metastasen und ge-sundem Lebergewebe nur sehr gering. Ein stärkeres Rauschen ist für diese Untersuchungs-situation weniger akzeptabel, da sich durch die erhöhte Streuung der CT-Zahlen eine Überlagerung der Werte für die Leber und die Metastasen ergibt und die Detektion der

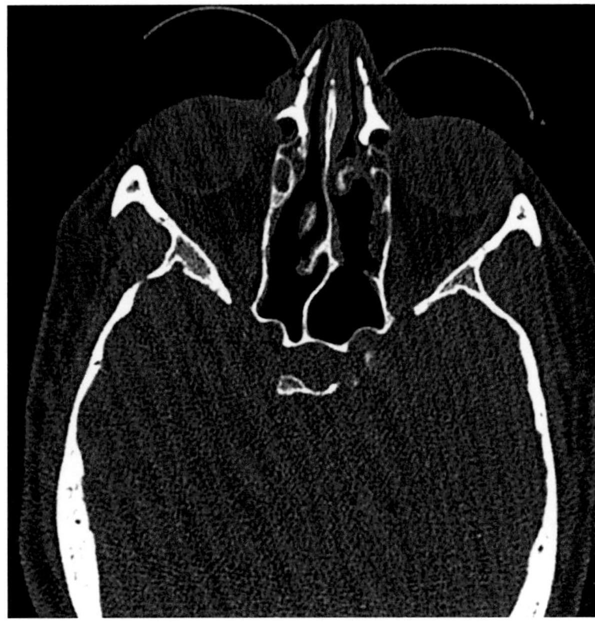

Abb. 15.3 Niedrigdosis-CT einer Nasennebenhöhle mit kantenbetonendem Filter und einer Fenstereinstellung mit großer Fensterweite

Metastasen aufgrund des fehlenden Bildkontrasts zwischen diesen beiden Strukturen erschwert ist. Eine Niedrigdosis-CT des Abdomens, wie sie z. B. für den Steinnachweis in den ableitenden Harnwegen eingesetzt wird, kann nicht zum Nachweis von Lebermetastasen verwendet werden. Entsprechende diagnostische Fragestellungen können den Einsatz einer erhöhten Strahlendosis zur Verringerung des Rauschens oder die Gabe von Kontrastmittel zur Steigerung des Kontrasts erfordern.

Eine Niedrigdosis-CT der Lunge eignet sich für den Nachweis pneumonischer Infiltrate, intrapulmonaler Metastasen, peripherer Bronchialkarzinome oder Rippenfrakturen. Die Beurteilung zentraler Lymphknoten bei Bronchialkarzinom, der Ausschluss einer Lungenembolie mittels CT-Pulmonalisangiografie oder die Feinbeurteilung interstitieller Lungenveränderungen sind im Rahmen eines Niedrigdosis-CTs nicht zufriedenstellend möglich.

15.4   Apparative Einflussfaktoren auf die Dosis

15.4.1   Filter

15.4.1.1   Vorfilter

Analog zur konventionellen Radiografie kann durch den Einsatz von röhrennahen Vorfiltern (Metallbleche z. B. Kupfer oder Zinn) eine Abschwächung der niederenergetischen Anteile des kontinuierlichen Energiespektrums der Bremsstrahlung (sogenannte Aufhärtung der Strahlung) bewirkt werden, die die Strahlung absorbiert, die aufgrund einer zu starken Absorption im Körper des Patienten lediglich zur Strahlenexposition des Patienten und weniger zur Bildgebung beiträgt (Lell et al. 2017). Ein zusätzlicher Effekt ist die Reduzierung von Aufhärtungsartefakten in Regionen wie der hinteren Schädelgrube oder durch Implantate aus Metall. Nachteil einer solchen Filterung ist die Schwächung der Gesamtstrahlung, die zur Kompensation leistungsstarke Röhren erfordert.

15.4.1.2 Formfilter

Röhrennahe Formfilter (aufgrund der Form der Filter bow-tie (Fliege)–Filter genannt) schwächen die seitlichen Anteile des Fächerstrahls zur Reduktion der Dosis in den oberflächennahen peripheren Körperabschnitten (Stamm 2018). Je nach Größe des Untersuchungsobjekts (Kopf oder Abdomen) können unterschiedliche Filter angewählt werden.

▶   Der Einsatz der Formfilter erfordert eine präzise Positionierung des Patienten im Isozentrum (Lell et al. 2017).

15.4.2 Overbeaming

Aufgrund der nicht ideal punktförmigen Fokusgröße kommt es am Rande eines Strahlenkegels ähnlich wie bei der geometrischen Unschärfe zu der Ausbildung eines **Halbschattens (Penumbra)** (Abb. 15.4). Da bei Mehrzeilen-CTs eine gleichmäßige Strahlenexposition aller Detektorelemente erforderlich ist, kann der Halbschatten von den Detektorelementen nicht genutzt werden. Der Strahlenkegel einschließlich Halbschatten muss daher größer als die Detektorbreite sein, um alle Detektorelemente gleichmäßig zu exponieren. Dieser Effekt wird als **Overbeaming** bezeichnet und führt bei Mehrzeilen-CT-Geräten mit einer geringen Zeilenzahl zu einer signifikanten Zunahme der Exposition. Dies betrifft besonders die Erzeugung dünner Schichten durch Vierzeilengeräte, bei denen

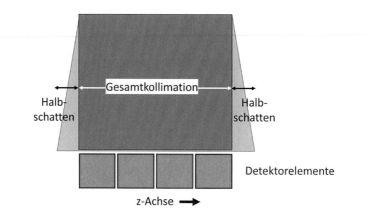

Abb. 15.4 Prinzip des Overbeamings. Da die Detektorelemente gleichmäßig exponiert werden müssen, kann der Halbschatten des Röntgenstrahls für die Bildgebung nicht genutzt werden. Die beiden seitlichen Halbschatten müssen jedoch außerhalb der Gesamtkollimation hinsichtlich des strahlenexponierten Bereichs berücksichtig werden (Nagel 2005a, b)

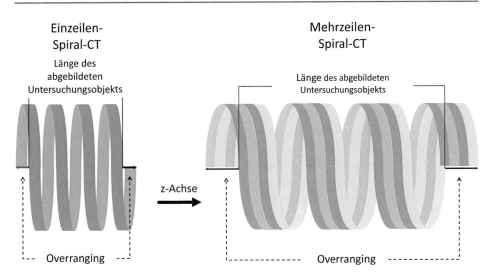

Abb. 15.5 Prinzip des Overrangings. Zur Berechnung der Bilddaten mittels Extrapolation werden am Anfang und am Ende der Spirale Areale strahlenexponiert, die außerhalb des abgebildeten Objekts liegen und die jeweils der Länge des Tischvorschubs während einer halben Umdrehung der Röhre entsprechen. Das Overranging ist die Summe beider Areale (Anfang und Ende)

die Dosiserhöhung (Dosislängenprodukt (DLP)) bei einer Submillimeter-Kollimation über 100 % betragen kann (Nagel 2005a).

▶ Mit zunehmender Anzahl der Detektorzeilen nimmt der Effekt des Overbeamings ab und ist bei Mehrzeilengeräten mit einer Gesamtkollimation von mehr als 40 mm vernachlässigbar.

15.4.3 Overranging

Beim Spiral-CT werden die Dichtewerte innerhalb eines Volumens extrapoliert. Hierzu benötigt das Gerät eine halbe Rotation von 180°, in der bereits eine Strahlenexposition stattfindet aber noch keine Dichtewerte extrapoliert werden können und damit keine Abbildung des Untersuchungsobjekts erfolgt (Abb. 15.5). Dieses sogenannte **Overranging** (auch **Overscanning** genannt) erfolgt in der z-Achse sowohl am Anfang als auch am Ende der Untersuchung (Schilham et al. 2010).

▶ Die Breite des Overrangings und die damit erhöhte Dosisexposition des Patienten außerhalb des Scanvolumens vergrößert sich mit zunehmender Gesamtkollimation, also mit zunehmender Anzahl der Zeilen eines Mehrzeilengerätes.

Das Overranging als Summe beider Anteile sowohl am Anfang als auch am Ende der Untersuchung kann abhängig von der Gesamtkollimation und dem Tischvorschub (Pitch) für ein 16-Zeilen-Gerät ca. 16 mm und für ein 64-Zeilen-Gerät ca. 54 mm bei einem Pitch von 1 betragen (Schilham et al. 2010). Gerade bei pädiatrischen CT-Untersuchungen mit kurzen Scanstrecken sowie bei der Untersuchung des Schädels im Hinblick auf die Augendosis kann der relative Anteil des Overranging an der gesamten Dosisexposition des Patienten signifikant sein. Zur Reduktion des Overrangings kann die Gesamtkollimation durch die primäre Anwahl einer geringeren Anzahl von Schichten reduziert werden. Schädeluntersuchungen sollten mit sequentiellen Schichten ohne Spiralmodus durchgeführt werden. Mit Hilfe neuerer sogenannter dynamischer Kollimatoren kann die zusätzliche Strahlenexposition durch das Overranging mittels dynamischer Einblendung des Strahlenkegels am Anfang und am Ende des Untersuchungsvolumens halbiert werden (adaptive dose shield, dynamic collimator) (Schilham et al. 2010; Stamm 2018).

In Abhängigkeit von der Breite der Gesamtkollimation wird die Zunahme des Effekts des Overranging durch die gleichzeitige Abnahme des Effekts des Overbeamings kompensiert, so dass für Gesamtkollimationen von 10–40 mm die ca. 40-prozentige zusätzliche Strahlenexposition (bezogen auf das Dosislängenprodukt) durch beide Effekte gemeinsam weitgehend unabhängig von der Breite der Gesamtkollimation ist. Bei einer Gesamtkollimation von weniger als 10 mm ist der Effekt des Overbeamings überproportional erhöht.

15.4.4   Mechanismen zur Dosisreduktion

Die Reduktion der Strahlenexposition ist in der Computertomografie sowohl für die Anwender der Methode als auch für die Hersteller der Geräte hinsichtlich des Wettbewerbs mit anderen bildgebenden nicht ionisierenden Methoden wie Ultraschall und Kernspintomografie von größter Wichtigkeit. Hinsichtlich der **Dosisoptimierung** werden von den Herstellern eine Vielzahl von miteinander kombinierbaren Verfahren angeboten, die sich trotz ähnlicher Prinzipien in der konkreten technischen Ausgestaltung sowohl zwischen den Herstellern als auch zwischen den unterschiedlichen Gerätemodellen eines Herstellers unterscheiden. Es ist für den Anwender daher dringend erforderlich, sich von dem Hersteller in die unterschiedlichen Verfahren der Dosisreduktion des verwendeten CT-Geräts einarbeiten zu lassen, um erhöhte Strahlenexpositionen durch unsachgemäße Anwendung der Dosisoptimierungssysteme zu vermeiden.

15.4.4.1 Röhrenstrommodulation

Zielparameter für die automatisierte Dosisanpassung durch eine **Röhrenstrommodulation (automatic exposure control, AEC; tube current modulation, TCM)** ist die Bildqualität, die entweder über das Rauschen (noise index) oder ein Referenz-mAs-Produkt (mit Bezug auf einen Standardpatienten als Referenz) vom Untersucher je nach Untersuchungsobjekt definiert wird (Abb. 15.6). Die herstellerspezifischen Verfahren passen das mAs-Produkt in Abhängigkeit von den lokalen Absorptionseigenschaften des jeweiligen Patienten dahingehend an, dass

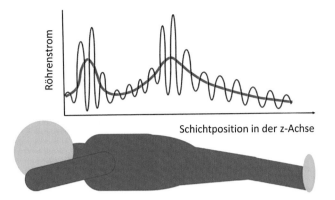

Abb. 15.6 Prinzip der Röhrenstrommodulation (automatic exposure control). Die longitudinale Röhrenstrommodulation (blaue Linie) orientiert sich am Topogramm und wird von der angulären Röhrenstrommodulation (rote Linie) mit Anpassung des Röhrenstroms an den Patientenquerschnitt überlagert (Zinsser et al. 2018)

- entweder das Bildrauschen über das gesamte Untersuchungsvolumen unabhängig von den topografisch unterschiedlichen Schwächungseigenschaften weitgehend gleichmäßig ist oder
- die erforderliche Dosis mit einem Standardpatienten verglichen wird und je nach Patienteneigenschaft angepasst wird.

Verfahren, die sich an Standardpatienten orientieren (**Referenz-mAs-Produkt**, image reference mAs value), haben einen moderateren Einfluss auf die Dosisregulation (z. B. Verdoppelung der Dosis pro 8 cm Patientendurchmesser) als Verfahren mit Orientierung am konstanten Bildrauschen (Verdoppelung der Dosis pro 4 cm Patientendurchmesser), die leichter zu Überkompensationen mit sowohl Unter- als auch Überexpositionen (letzteres besonders bei stark adipösen Patienten) führen können (Stamm 2018). Der Untersucher hat daher die Möglichkeit, die gewünschte Intensität des Bildrauschens nach Größe und Gewicht des Patienten zu variieren oder zur Vermeidung von zu starken Fehldosierungen Minimum- bzw. Maximum-Werte für den Röhrenstrom (mA) festzulegen.

Folgende Verfahren werden meistens in Kombination angewendet (Lell et al. 2017):

- **longitudinale Röhrenstrommodulation** mit Anpassung des Röhrenstroms an die Patientenlängsachse (z – Ebene) in Abhängigkeit von den lokalen Absorptionsbedingungen (topogrammbasiert),
- **anguläre Röhrenstrommodulation** mit Anpassung des Röhrenstroms an den Patientenquerschnitt (Transversalebene, x/y – Ebene). Da der Körper des Patienten oval ist, kann der Röhrenstrom im sagittalen Strahlengang reduziert werden, während er im lateralen Strahlengang erhöht werden muss. Bei einer Erweiterung der Methode lassen sich anterior Winkelbereiche definieren, in denen die Exposition radiosensitiver Organe, wie z. B. die Augenlinsen, das Brustdrüsengewebe oder die Schilddrüse minimiert wird.

Diese sogenannte **organbasierte Röhrenstrommodulation** (organ dosebased tube current modulation; organ dose modulation, ODM; organbased TCM) bewirkt eine Dosisreduktion der sensitiven Organe von etwa 30 % vergleichbar mit Strahlenschutzauflagen aus Wismut jedoch ohne die bei Strahlenschutzauflagen auftretenen Bildartefakte,

- **zeitliche Röhrenstrommodulation** mit Anpassung der Strahlenexposition an bestimmte Zeitphasen wie z. B. beim Kardio-CT mit EKG-Triggerung der Exposition während definierter Phasen des Herzzyklus.

Die Informationen zur Anpassung des Röhrenstroms erhält der Algorithmus je nach Gerätehersteller entweder aus dem zur Planung jeder CT-Untersuchung initial durchgeführten zweidimensionalen Topogramm (topogrammbasiert, longitudinale Dosismodulation) oder unter Berücksichtigung der Schwächungswerte während des Scanvorgangs (online, anguläre Dosismodulation).

▶　　Verfahren zur Dosisreduktion, die das Topogramm als Basis verwenden, erfordern eine präzise Positionierung des Patienten im Isozentrum (horizontale Seitenlaser auf Höhe der Mitte des Objekts).

Durch strahlendivergenz bedingte Vergrößerungen oder Verkleinerungen der Patientenabbildung im Topogramm aufgrund einer falschen Positionierung des Patienten oberhalb bzw. unterhalb des Isozentrums kann es zu Über- bzw. Unterexpositionen in den nachfolgenden Tomogrammen kommen (Lell et al. 2017).

▶　　Die Lage der Arme sollte bei der Durchführung des Topogramms und der Tomografie identisch sein.

▶　　Strahlenschutzabdeckungen sollten erst nach der Durchführung des Topogramms aufgelegt werden, um Verfälschungen hinsichtlich der Bestimmung der regionalen Strahlenabsorption zu vermeiden.

Gefahren beim Einsatz automatisierter Röhrenstrommodulation sind:

- unsachgemäße Anwendung aufgrund einer Unkenntnis der herstellerspezifischen Algorithmen,
- Lagerungsfehler des Patienten mit Positionierung außerhalb des Isozentrums,
- fehlerhafte Platzierung der Strahlenschutzauflagen,
- Überexposition von adipösen Patienten, da adipositasbedingtes Bildrauschen überkompensiert wird.

15.4.4.2 Automatisierte Röhrenspannungswahl

Eine Erhöhung der Röhrenspannung bewirkt bei gleichem mAs-Produkt eine Zunahme der Dosisexposition des Patienten. Im Gegensatz zum Verhältnis zwischen Dosis und mAs-Produkt ist die Zunahme der Dosis bei Erhöhung der Röhrenspannung (U) überproportional (ca. proportional zu $U^{2,5}$). In der konventionellen Thoraxradiologie haben sogenannte Hartstrahlaufnahmen mit einer Röhrenspannung von über 100 kV eine geringere Dosisexposition des Patienten zur Folge als Untersuchungen mit einer Spannung von 80 kV. Dies erklärt sich dadurch, dass bei einer Röntgenuntersuchung mit einer hohen Röhrenspannung die Durchdringungsfähigkeit der Strahlen erhöht ist und es damit zu einer frühzeitigen Abschaltung der Exposition durch die Belichtungsautomatik mit einer konsekutiven Verringerung des benötigten mAs-Produkts und damit der Dosis kommt. Eine solche Gegenregulation durch eine Abschaltautomatik ist bei dem kontinuierlichen Untersuchungsvorgang einer Computertomografie nicht möglich. Hier führt eine Erhöhung der Röhrenspannung ohne Gegenregulation mit Absenkung des Röhrenstroms (Röhrenstrommodulation) zu einer Erhöhung der Strahlenexposition.

▶ Vorteile einer CT-Untersuchung mit einer geringeren Röhrenspannung sind eine Senkung der Dosisexposition bei sehr schlanken Erwachsenen oder Kindern als auch eine kontrastreichere Darstellung von Strukturen mit verstärkter Aufnahme jodhaltiger Kontrastmittel aufgrund der erhöhten Strahlenabsorption durch Jod im niedrigeren keV-Bereich.

Solche Protokolle können auch dazu genutzt werden, um die Menge an appliziertem Jod bei einer Kontrastmitteluntersuchung z. B. bei Patienten mit einer vorbestehenden Nephropathie zu reduzieren. Eine Senkung der Röhrenspannung auf z. B. 80 kV ist jedoch durch die Leistungsfähigkeit der Röntgenröhren limitiert. Bei stark adipösen Patienten wird gelegentlich sogar eine Erhöhung der Röhrenspannung bis zum geräteabhängigen Maximum (z. B. 140 kV) für eine diagnostisch brauchbare Bildgebung benötigt (Stamm 2018). Eine patientenbezogene automatisierte Optimierung der Röhrenspannung in Abhängigkeit von den Patienteneigenschaften und den Untersuchungsbedingungen erfordert daher stets eine gleichzeitige automatisierte Anpassung des Röhrenstroms, um Unterexpositionen mit übermäßigem Rauschen zu vermeiden (Lell et al. 2017; Zinsser et al. 2018).

Eine automatisierte Wahl der Röhrenspannung ist mittlerweile von allen Herstellern von CT-Geräten verfügbar. Analog zur Röhrenstrommodulation errechnet die Spannungsautomatik die Schwächungswerte aus dem Topogramm.

15.4.4.3 Iterative Rekonstruktion

▶ Mit Hilfe der iterativen Rekonstruktion kann die Bilddatenberechnung aus den Rohdaten im Vergleich zur gefilterten Rückprojektion durch mathematische Verfahren verbessert werden.

Je nach Algorithmus kann der Dosisbedarf teilweise halbiert und Artefakte können reduziert werden. Die Berechnungen erfordern einen hohen Rechenaufwand und sind erst mit modernen Hochleistungsrechnern in einem akzeptablen Zeitbedarf realisierbar. Die Effektivität des Verfahrens ist stark von den verwendeten Algorithmen abhängig, die sich je nach Anbieter und Gerätetyp deutlich voneinander unterscheiden (z. B. bilddaten- oder rohdatenbasiert, modellbasierte iterative Rekonstruktion) (Piede 2015).

15.4.4.4 Dosismanagement

Zur Dokumentation und Überwachung der Dosiswerte wie $CTDI_{vol}$ und DLP werden Softwareprogramme angeboten, die automatisch die Dosiswerte der einzelnen CT-Geräte in Abhängigkeit von den untersuchten Regionen (sowie Dosiswerte anderer Modalitäten wie Mammografie, konventionelles Röntgen oder Angiografie) abspeichern und Übersichtsstatistiken liefern. So können Grenzwerte definiert werden und gehäufte Abweichungen im laufenden Betrieb als möglicher Hinweis für systematische Fehler zeitnah aufgedeckt werden. Bei Patienten, die wiederholte CT-Untersuchungen erhalten, kann die bisherige kumulative Dosis übersichtlich protokolliert werden und als Information für nachfolgende Untersuchungen herangezogen werden. Dosismanagementprogramme mit größeren Datenmengen ergeben die Möglichkeit für Dosisoptimierungen und wissenschaftliche Auswertungen und können als Arbeitsgrundlage für den Medizinphysikexperten (MPE) dienen.

15.5   Anwenderbedingte Einflussfaktoren auf die Dosis

15.5.1 Indikation für CT-Untersuchungen und rechtfertigende Indikation

Die Computertomografie hat aufgrund ihrer Fähigkeit zur überlagerungsfreien Darstellung der Organe eine hohe diagnostische Aussagekraft. Sie steht im Wettbewerb mit anderen bildgebenden Verfahren wie dem Ultraschall und der Kernspintomografie und unterliegt permanenten technischen Weiterentwicklungen, die ihren Einsatz besonders in der Traumatologie, der Onkologie sowie der Kardiologie trotz einer erhöhten Strahlenexposition rechtfertigen. So hat die Anzahl der CT-Untersuchungen in Deutschland zwischen 2007 und 2014 um ca. 40 % zugenommen bei einem gleichzeitigen Anstieg der Kernspintomografieuntersuchungen um 55 % (Nekolla et al. 2017).

Die Prinzipien des Strahlenschutzes wie Rechtfertigung, Dosisbegrenzung und Dosisoptimierung gelten in der CT in besonderem Maße (ALARA-Prinzip: As Low As Reasonably Achievable). Aufgrund der signifikanten Dosisexposition in der Computertomografie ist die rechtfertigende Indikation besonders bei Kindern und Jugendlichen restriktiv zu stellen. Kontraindikationen wie Schwangerschaften müssen berücksichtigt werden. Die Hinzuziehung von Voruntersuchungen ist obligatorisch. Die Differenzialindikationen hinsichtlich anderer bildgebender Verfahren ohne ionisierende Strahlung müssen bedacht werden.

Tab. 15.5 Präferierte Untersuchungsmethode bei Standardindikationen (CT versus MRT)

Computertomografie	Kernspintomografie
Normdruckhydrocephalus	Hypophysenmikroadenom
intracerebrale Shuntkontrollen	Akustikusneurinom
Schädelhirntrauma	multiple Sklerose
Entzündung der Nasennebenhöhlen	Enzephalitis
Diagnostik des Felsenbeins	cerebrale Marklagererkrankungen
Mittelgesichtsfrakturen	Myelopathie
Thoraxdiagnostik	Tumore des Myelons
Steatosis hepatis	Mammakarzinom
Urolithiasis	Ruptur eines Brustimplantats
posttraumatische ossäre Stellungs- und Durchbauungsdiagnostik	Knochennekrosen
Diagnostik von Materiallockerungen	Erkrankungen der Kniegelenkbinnenstrukturen
onkologische Verlaufskontrollen	Enthesiopathien
Staging bei Plasmozytom	Ruptur der Rotatorenmanschette

15.5.1.1 Differenzialindikation Computertomografie (CT) versus Kernspintomografie (MRT)

CT und MRT konkurrieren miteinander. Während die Computertomografie mit dem Aufkommen der Kernspintomografie als überholte Methode angesehen wurde, konnte sie aufgrund technischer Entwicklungen wie Spiral-CT, Multislice-CT sowie technischer Verbesserungen im Strahlenschutz wieder an Bedeutung gewinnen. Die Indikationsstellung wird daher nicht unwesentlich von den technischen Möglichkeiten der verfügbaren Geräte bestimmt. Hilfestellung können die **Orientierungshilfe für bildgebende Untersuchungen der Strahlenschutzkommission des Bundesumweltministeriums** (SSK 2008) geben. Hier wird unter Bezugnahme auf die klinische Fragestellung eine Bewertung der verschiedenen bildgebenden Methoden vorgenommen.

In vielen Fällen kann bei gleicher klinischer Fragestellung sowohl die CT- als auch die MRT-Untersuchung sinnvoll sein. Wichtige Standardindikationen für die Computertomografie bzw. die Kernspintomografie sind in Tab. 15.5 aufgelistet. Während Untersuchungen der Thoraxorgane aufgrund der kurzen Untersuchungszeiten mit Atemstillstand immer noch die Domäne der CT sind, wird neuerdings bei der Verlaufskontrolle der zystischen Fibrose, der Lungenembolie, der pulmonalen Hypertonie und des Bronchialkarzinoms gelegentlich auch die Kernspintomografie eingesetzt.

Ein typisches Beispiel für den Wettstreit beider Methoden ist die Herzschnittbilddiagnostik. Eine CT-Koronarangiografie erfordert jedoch ein Mehrzeilen-Computertomografiegerät mit mindestens 64 Zeilen, das nicht überall verfügbar ist.

Bei der Angiografie lassen sich sowohl die zervikalen und intracerebralen Gefäße als auch die peripheren Gefäße einfacher in der Kernspintomografie als in der Computertomografie darstellen. Die Darstellung ausgedehnter kalzifizierter Plaques kann in der CT-Angiografie stören. Moderne Algorithmen zur Knochenunterdrückung erleichtern die CT-Angiografie.

Die Diagnostik der Wirbelsäule ist in beiden Methoden als nahezu gleichwertig anzusehen. Hier muss jedoch die Strahlenbelastung durch die Computertomografie berücksichtigt werden. Es empfiehlt sich daher, die Computertomografie bevorzugt bei älteren Patienten anzuwenden, da bei einem über 60-Jährigen das Strahlenrisiko deutlich geringer ist. Außerdem sind knöchern-degenerative Veränderungen bei älteren Patienten häufiger, die in der Kernspintomografie differenzialdiagnostisch nur schwer von dehydriertem Bandscheibengewebe unterschieden werden können.

Eine Fragestellung wie z. B. nach Mikroadenomen in der Hypophyse bei einer 20-Jährigen ist eindeutig keine CT- Indikation. Bei Kontrastmitteluntersuchungen des Abdomens kann oft auf eine Untersuchung ohne Kontrastmittel verzichtet werden. Gerade bei jüngeren onkologischen Patienten ist der Verzicht auf eine Untersuchung ohne Kontrastmittel eine gute Möglichkeit, die Gesamtdosis während der Therapiephase und in der Nachsorge signifikant zu reduzieren.

Patientenbesonderheiten mit Einfluss auf die Differenzialindikation CT versus MRT

In der Computertomografie stellt die Strahlenbelastung bei jungen Menschen und Schwangeren ein Problem dar. Bei diesen Patienten sollte nach Alternativen gesucht werden. Für alle Patienten gilt, dass Verfahren mit keiner oder wenig Strahlung (z. B. Ultraschall oder konventionelle Radiologie) einer Computertomografie vorgezogen werden sollten, sofern sich damit die klinische Fragestellung ausreichend beantworten lässt. Die Untersuchung mit Röntgenstrahlen erfordert stets eine rechtfertigende Indikation, die wiederum nur von einem Arzt mit der Fachkunde Computertomografie gestellt werden darf. Hierfür sollte der überweisende Kollege Verständnis haben. Alternativen können im kollegialen Gespräch diskutiert werden.

Neben der klinischen Fragestellung müssen auch Vorerkrankungen wie Nierenerkrankungen sowie frühere medizinische Eingriffe beim Patienten berücksichtigt werden. Eine Schwangerschaft im ersten Trimenon, größere intrakorporale ferromagnetische Metallsplitter, eisenhaltige Einschlüsse im Auge (Schlosser), bestimmte Augenprothesen, Penisprothesen und konventionelle Herzschrittmacher sind absolute Kontraindikationen für eine Kernspintomografie.

▶ Kernspintaugliche Herzschrittmacher müssen zeitnah vor der kernspintomografischen Untersuchung von einem Kardiologen in einen „SureScan-Modus bzw. MRT-Modus" eingestellt werden, der nach der Untersuchung vom Kardiologen wieder ausgeschaltet werden muss.

Die schriftliche Bescheinigung über diese Maßnahme sollte der Patient zur Untersuchung mitbringen. Elektronische Implantate wie Cochlea-Implantate, nicht entfernbare Insulinpumpen oder Neurostimulatoren können ebenfalls eine Kernspintomografie unmöglich machen. Bei sogenannten MRT-tauglichen Implantaten sind entsprechende Vorgaben der Hersteller hinsichtlich der Patientenvorbereitung und der technischen Durchführung der MRT-Untersuchung zu beachten (z. B. bei MRT-tauglichen Herzschrittmachern oder Cochlea-Implantaten).

Herzklappen (außer Starr-Edwards-(Kugel-)-Herzklappenprothesen), Stents als auch intrazerebrale Ventrikelshunts stellen keine Kontraindikationen dar. Es wird jedoch empfohlen, die Ventileinstellung bei Shunt-Ventilen nach einer MRT-Untersuchung überprüfen zu lassen. Patienten mit älteren Aneurysmaclips (>10 Jahre) sollten nicht mit der MRT untersucht werden.

▶ Bei Unsicherheiten hinsichtlich der Kernspintauglichkeit sollte der Hersteller der jeweiligen Medizinprodukte konsultiert werden.

Liegende Intrauterinpessare sollten unmittelbar nach der kernspintomografischen Untersuchung von dem Gynäkologen auf die korrekte Lage hin überprüft werden.

Patienten mit größeren Gelenkprothesen, z. B. Hüft-TEPs oder Fixateur-interne im Wirbelsäulenbereich können kernspintomografisch untersucht werden. Allerdings ist in einem benachbarten Areal von mehreren Zentimetern Durchmesser eine bildgebende Diagnostik aufgrund verstärkter Bildartefakte oft nicht möglich.

MRT-Untersuchungen bei großflächigen Tattoos können in seltenen Fällen zu Verbrennungen führen.

▶ Bei Patienten mit Kontraindikationen für eine MRT-Untersuchung sollte stets überlegt werden, ob die MRT-Untersuchung durch eine Sonografie oder eine CT-Untersuchung ersetzt werden kann.

15.5.1.2 Scanvolumen

Das Scanvolumen wird über die primär erstellte Übersichtsaufnahme (**Topogramm**), die anteilig außer bei Niedrigdosis-Protokollen nur geringfügig zur Gesamtdosis beiträgt, vom Untersucher definiert. Es sollte auf die interessierende Region begrenzt werden. Das Scanvolumen definiert das Dosislängenprodukt (DLP) und damit auch die effektive Dosis. Bei erforderlichen Korrekturen des Scanvolumens mit Überschreiten des primär erstellten Topogramms sollte sowohl das Topogramm in der erforderlichen Ausdehnung als auch die Untersuchungsplanung neu erstellt werden. Untersuchungen der Leber erfordern nicht immer eine Untersuchung des gesamten Abdomens. Gerade in der pädiatrischen Radiologie sollte im Rahmen der Untersuchungsplanung unbedingt darauf geachtet werden, diagnostisch nicht interessierende strahlensensitive Bereiche von der Exposition auszuschließen. Effekte wie Overranging und Overbeaming sowie die Streustrahlung sind bei der Planung des Untersuchungsvolumens zu berücksichtigen.

15.5.1.3 Kontrastmittelphasen

▶ Das Kontrastmittel in der Computertomografie enthält eine hohe Konzentration von Jod und kann nephrotoxisch oder thyreotoxisch wirken. In seltenen Fällen kann es zu einer anaphylaktoiden Reaktion kommen.

Patienten mit einer präterminalen Niereninsuffizienz (glomeruläre Filtrationsrate (GFR) < 30 ml/min) oder einer manifesten Schilddrüsenüberfunktion sollten möglichst kein Kontrastmittel erhalten.

▶ Die einfachste Möglichkeit, signifikant Dosis einzusparen, ist die Vermeidung überflüssiger Kontrastmittelphasen.

Ein CT-Scan vor Gabe des Kontrastmittels ist in vielen Fällen überflüssig oder kann, wie z. B. beim Ausschluss von Konkrementen, in Niedrigdosistechnik durchgeführt werden. Im Bereich der Leber sollten multiphasische Kontrastmitteluntersuchungen nur durchgeführt werden, wenn sich hieraus ein diagnostischer Zugewinn ergibt. Gerade bei onkologischen Patienten mit sich regelmäßig wiederholenden computertomografischen Kontrolluntersuchungen kann der Verzicht auf multiphasische Untersuchungen eine starke Reduktion der Exposition in der Summe der Untersuchungen über einen längeren Zeitraum bedeuten. Bei urologischen computertomografischen Untersuchungen mit der häufigen Indikation Hämaturie kann die Anzahl der Kontrastmittelphasen durch eine sogenannte **split-bolus-Technik** reduziert werden (May et al. 2012). Durch eine fraktionierte Gabe des Kontrastmittels in zwei Dosen mit mehreren Minuten Abstand kann so eine ausreichende Kontrastierung sowohl des Nierenparenchyms als auch der ableitenden Harnwege in einem Scan erreicht und auf Spätaufnahmen in der Ausscheidungsphase verzichtet werden. Dual-energy Geräte sind in der Lage, nach Kontrastmittelgabe ein virtuelles kontrastmittelfreies Bild nachträglich zu berechnen und so eine Untersuchung vor Kontrastmittelgabe zu vermeiden (**virtual non contrast, VNC**).

15.5.2 Scanparameter und Untersuchungsprotokolle

Die optimierten Scanparameter sind in Untersuchungsprotokollen abgespeichert, die in Abhängigkeit von der Untersuchungsregion angewählt werden. Die Untersuchungsprotokolle sind primär vom Hersteller vorgegeben und werden im Rahmen der Einarbeitung sowie im Laufe des Betriebs entsprechend den Wünschen des Anwenders hinsichtlich der erforderlichen Bildqualität angepasst. In Abhängigkeit von den jeweiligen Patienteneigenschaften kann eine individuelle Anpassung der Scanparameter erfolgen, diese sollte jedoch behutsam und sachkundig durchgeführt werden. Gerade der Einsatz automatisierter Dosisoptimierungsprogramme erfordert besondere Sachkenntnisse hinsichtlich ihrer Mechanismen. Die mit dem neuen Strahlenschutzgesetz obligatorische Hinzuziehung eines Medizinphysikexperten (MPE) kann helfen, auch im laufenden Betrieb die Untersuchungsprotokolle weiter zu optimieren. Maßnahmen zur Protokolloptimierung (Nagel 2005a) orientieren sich an dem Gerätetyp und den herstellerspezifischen technischen Vorgaben.

▶ Die erforderliche Bildqualität und der davon abhängige Dosisbedarf orientiert sich an der diagnostischen Fragestellung.

Untersuchungen von Strukturen mit niedrigem Strahlenkontrast erfordern eine höhere Dosis. Bei Hochkontraststrukturen können Niedrigdosisprotokolle eingesetzt werden. Die Optimierung von Scanprotokollen lässt sich mit Hilfe von geeigneter Software deutlich vereinfachen (z. B. CT-Expo, SASCRAD 2017).

▶ Die Vorgaben der Leitlinie der Bundesärztekammer zur Qualitätssicherung in der Computertomografie sind zu beachten.

▶ Die Dosiswerte pro Scanserie hinsichtlich der $CTDI_{vol}$ und des DLP haben sich an den diagnostischen Referenzwerten des Bundesamtes für Strahlenschutz zu orientieren.

Der Durchschnitt der erzielten untersuchungsspezifischen Dosiswerte pro Scanserie sollte die diagnostischen Referenzwerte deutlich unterschreiten.

Literatur

Falck C, Galanski M, Shin H (2010) Sliding-thin-slab averaging for improved depiction of low-contrast lesions with radiation dose savings at thin-section CT. RadioGraphics 30:317–326

Lell M, Wucherer M, Kachelrieß M (2017) Dosis und Dosisreduktion in der Computertomografie. Radiol up2date 17:163–178

May MS, Wuest W, Lell MM, Uder M, Kalender WA, Schmidt B (2012) Aktuelle Strategien zur Dosisreduktion in der Computertomografie. Radiologe 52(10):905–913

Nagel HD (2005a) Dosisfalle Mehrschicht-CT. Spitzenbilder = Spitzendosis? http://sascrad.de/data/documents/DGMS_05-Beitrag_Nagel.pdf. Zugegriffen am 15.04.2019

Nagel HD (2005b) Significance of overbeaming and overranging effects of single- and multi-slice CT scanners. In: 14th international conference of the International Organization for Medical Physics (ICMP) Nürnberg 2005. http://sascrad.de/data/documents/ICMP2005_OB_OR.pdf. Zugegriffen am 15.04.2019

Nekolla EA, Schegerer AA, Griebel J, Brix G (2017) Häufigkeit und Dosis diagnostischer und interventioneller Röntgenanwendungen. Trends zwischen 2007 und 2014. Radiologe 57(7):555–562

Piede D (2015) Dosisreduktion: CT-Untersuchungen „fast ohne" Dosis. Radiopraxis 8:19–28

Prokop M (2008) Strahlendosis in der Computertomografie. Radiologe 48(3):229–242

Schilham A, van der Molen AJ, Prokop M, de Jong HW (2010) Overranging at multisection CT: An underestimated source of excess radiation exposure. RadioGraphics 30:1057–1067

Science & Technology for Radiology (SASCRAD) (2017) Dose evaluation software CT-Expo. http://www.sascrad.com/page12.php. Zugegriffen am 20.04.2019

Stamm (2018) Strahlenschutzaspekte bei Multi-Slice-CT. Radiopraxis 11:27–44

Strahlenschutzkommission (SSK) (2008) Orientierungshilfe für bildgebende Untersuchungen. Empfehlung der Strahlenschutzkommission. https://www.ssk.de/SharedDocs/Beratungsergebnisse_PDF/2008/Orientierungshilfe.pdf?__blob=publicationFile. Zugegriffen am 20.04.2019

Zinsser D, Marcus R, Othman AE, Bamberg F et al (2018) Dosisreduktion und Dosismanagement in der Computertomografie- Aktueller Stand. Fortschr Röntgenstr 190:531–541

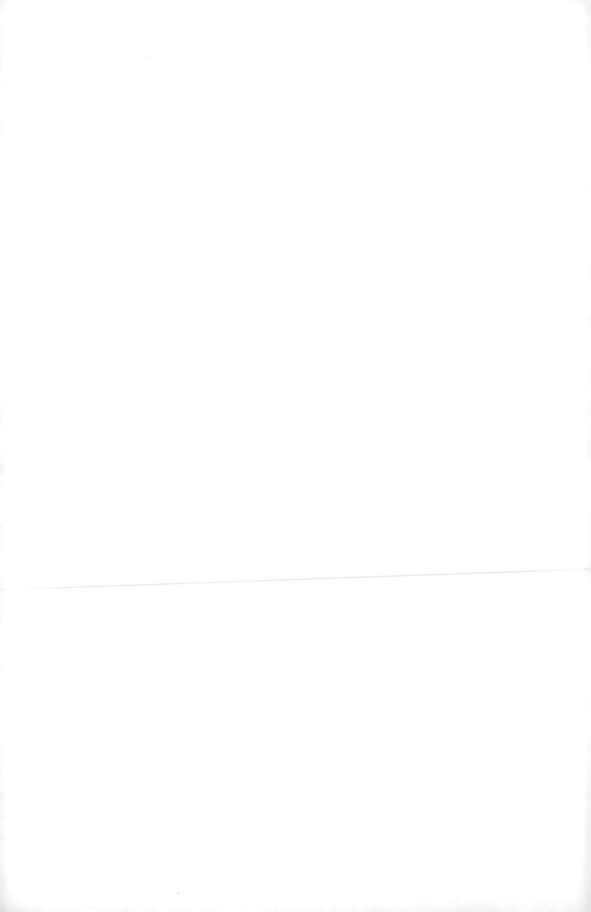

Strahlenschutz des Patienten in der Computertomografie

16

Inhaltsverzeichnis

16.1   Strahlenexposition des Patienten in der Computertomografie

Die Computertomografie bietet aufgrund der überlagerungsfreien Darstellung der Organe sowie einer guten Kontrastauflösung im Vergleich zu den konventionellen Röntgenverfahren einen großen Mehrwert an diagnostischer Aussagekraft. Dieser Vorteil wird mit einer deutlich höheren Strahlenexposition des Patienten im Vergleich zu den konventionellen Röntgenverfahren erkauft (Tab. 16.1). Obwohl die Computertomografie 2015 in Deutschland lediglich 9 % der Röntgenuntersuchungen ausmachte, betrug ihr Anteil hinsichtlich der medizinischen Strahlenexposition der Bevölkerung (kollektive effektive Dosis) mit ca. 1 mSv 66 % bei steigender Tendenz (BfS 2019).

▶   Hinsichtlich der CT-Strahlenexposition hat das Bundesamt für Strahlenschutz (BfS) diagnostische Referenzwerte in Bezug auf den CT-Dosis-Index ($CTDI_{vol}$) und das Dosislängenprodukt (DLP) in Abhängigkeit von der Untersuchungsregion (pro Scanserie) für Erwachsene und Kinder publiziert, die im statistischen Mittelwert über eine Anzahl von zehn zeitlich aufeinander folgenden Strahlenanwendungen nicht überschritten werden sollten (BfS 2016).

© Springer-Verlag GmbH Deutschland, ein Teil von Springer Nature 2019
J.-H. Grunert, *Strahlenschutz für Röntgendiagnostik und Computertomografie*,
https://doi.org/10.1007/978-3-662-59275-5_16

Tab. 16.1 Typische effektive Dosis (mSv) für Standard-CT-Untersuchungen

Art der CT-Untersuchung	effektive Dosis in mSv
CT-Kopf	2,3
CT-Thorax	8
CT-Abdomen oder Becken	10
CT-Ganzkörper	14
SSK 2008	

Die erzielten Dosiswerte der durchgeführten Untersuchungen können durch entsprechende Dosismanagementprogramme je Gerät übersichtlich dokumentiert und zur Qualitätskontrolle hinzugezogen werden.

16.2 Methoden zur Abschätzung der Patientenexposition in der Computertomografie

Relevante Parameter zur Abschätzung der Patientenexposition sind die **Organdosis** und die **effektive Dosis**. Letztere beschreibt die Exposition des gesamten Organismus und eignet sich zum Vergleich der Strahlenexposition unterschiedlicher Untersuchungsverfahren mit ionisierender Strahlung untereinander und zur Risikoanalyse hinsichtlich potentieller Strahlenschäden.

Zur präzisen Bestimmung der **Organdosen** sind entweder aufwendige direkte Messungen der Dosisverteilung in einem **anthropomorphen Phantom** (z. B. Alderson-Phantom) oder die Simulation der Dosisverteilung durch entsprechende **Computerprogramme** erforderlich. Die **effektive Dosis** errechnet sich als in Abhängigkeit von den **Gewebewichtungsfaktoren** gewichtete Summe der Organdosen entsprechend den Vorgaben der ICRP-Publikation 103 (ICRP 2007).

► Während der CT-Dosis-Index ($CTDI_{vol}$) die mittlere Dosis in einer Schichtebene (unabhängig von den Patienteneigenschaften) abbildet und damit ein Parameter zur Abschätzung der Organdosis ist, repräsentiert das Dosislängenprodukt (DLP) die Gesamtexposition des Organismus und ist damit ein Parameter zur Abschätzung der effektiven Dosis.

In der Literatur finden sich komplexe Rechenschemata und Computerprogramme, die eine Berechnung und Optimierung der effektiven Dosis anhand der Scanparameter, des $CTDI_{vol}$, des DLPs und der Geräteeigenschaften für Standardpatienten ermöglichen wie z. B. CT-Expo (SASCRAD 2017; Nagel 2018a; Nagel und Vogel 2010) oder ImPACT (ImPact 2011). Geschlechter- und altersspezifische Unterschiede sowie CT-Gerätetypus werden hierbei berücksichtigt.

Tab. 16.2 Konversionsfaktoren zur Abschätzung der effektiven Dosis in Abhängigkeit vom Dosislängenprodukt (DLP)

Körperregion	Konversionsfaktor (normalisierte effektive Dosis); effektive Dosis/ Dosislängenprodukt; E/DLP; Einheit (mSv · mGy^{-1} · cm^{-1})
Kopf	0.0023
Hals	0.0054
Thorax	0.017
Abdomen	0.015
Becken	0.019
Bongartz et al. 2000	

▶ Die einfachste Methode zur groben Abschätzung der effektiven Dosis ist die Verwendung von Konversionsfaktoren, die in Abhängigkeit von der Untersuchungsregion mit dem dokumentierten Dosislängenprodukt (DLP) einer Untersuchung multipliziert werden (Tab. 16.2).

Bei mehrfachen Scans der gleichen Region oder Scans unterschiedlicher Regionen müssen die DLPs addiert bzw. mit unterschiedlichen **Konversionsfaktoren** in der Summe berücksichtigt werden. Des Weiteren ist darauf zu achten, ob sich die DLP-Werte auf ein großes Phantom mit 32 cm oder ein kleines Phantom mit 16 cm Durchmesser beziehen.

16.3   Maßnahmen zur Dosisreduktion beim Patienten in der Computertomografie – Strahlenschutzmittel, Patientenlagerung

16.3.1   Lagerung

▶ Die präzise Lagerung des Patienten mit der Körpermitte im Isozentrum ist besonders dann wichtig, wenn Formfilter oder eine automatisierte Röhrenstrommodulation zur Dosiseinsparung verwendet werden.

Einzelne Algorithmen zur **Röhrenstrommodulation** orientieren sich an dem zur Planung der Untersuchung erforderlichen Übersichtsscan (2D-Planungsscan, Topogramm). Hierbei kann es zu einer fehlerhaften Abschätzung der optimalen Dosis aufgrund der Lagerung des Patienten außerhalb des **Isozentrums** kommen (Unterexposition aufgrund einer verkleinerten Abbildung des Patienten im Topogramm bei detektornaher Lagerung bzw. Überexposition aufgrund einer vergrößerten Abbildung des Patienten bei röhrennaher Lagerung).

Wenn es möglich ist, sollten die Arme bei CT-Untersuchungen des Thorax oder des Abdomens über den Kopf genommen werden, wobei die Armstellung im Topogramm und im späteren Tomogramm identisch sein sollte.

Bei der Untersuchungsplanung anhand des Topogramms sollte darauf geachtet werden, dass der zu untersuchende Bereich gut eingegrenzt wird und nicht interessierende strahlenempfindliche anatomische Bereiche ausgespart werden. Dies betrifft insbesondere die Aussparung der Augenlinse bei Kopf- oder Halsuntersuchungen, der Hoden (mit **Hodenschutz**) bei gonadennahen Untersuchungen sowie bei Untersuchungen von Kleinkindern bei topografischer Nähe strahlensensibler Organe. Die Erweiterung des Bestrahlungsfeldes in der z-Achse durch **Overranging** sollte bei Mehrzeilengeräten mit breiten Detektoren bei der Untersuchungsplanung berücksichtigt werden und eventuell die Größe der Gesamtkollimation reduziert werden.

▶   Bei CT-Untersuchungen des Schädels sollte eine Exposition der Augenlinse entweder durch eine Kippung der Gantry oder eine starke Neigung des Kopfes zur Brust mit Blickrichtung der Augen zu den Füßen vermindert werden.

16.3.2   Strahlenschutzmittel

Bei den Strahlenschutzmitteln muss unterschieden werden zwischen Mitteln, die im Bereich des Scanvolumens angelegt werden und Mitteln, die außerhalb des Scanvolumens die Streustrahlung abschirmen sollen. Prinzipiell kann eine sich überwiegend intrakorporal ausbreitende Streustrahlung nicht effektiv abgeschirmt werden – außer bei den Hoden durch eine umschließende Kapsel. Bei CT-Untersuchungen des Beckens oder Abdomens kann die durch die Streustrahlung bedingte Hodendosis 1–2 mGy betragen, die sich durch die Hodenkapsel um bis zu 90 % reduzieren lässt (Fiebich 2017). Die angelegte Hodenkapsel sollte weit nach kaudal gezogen werden und sich deutlich außerhalb des Scanvolumens befinden, um Aufhärtungsartefakte und eventuelle Fehlregulationen durch die automatisierte Dosismodulation zu vermeiden.

▶   Strahlenschutzmaßnahmen für den Hoden sind obligatorisch bei allen Röntgenuntersuchungen und damit besonders bei CT-Untersuchungen des Abdomens, des Beckens und der LWS (Leitlinie der Bundesärztekammer zur Qualitätssicherung in der Röntgendiagnostik, Bundesärztekammer 2007).

Sinnvolle **Strahlenschutzmittel gegen Streustrahlung** sind weiterhin:

• Augenschutz bei CT-Kopf- und Halsuntersuchungen,
• Schilddrüsenschutz bei CT-Mittelgesichts- und Thoraxuntersuchungen und
• Brustschutz bei CT-Abdomenuntersuchungen bei Frauen.

Schutzmittel für die Schilddrüse und die Mammae bei CT-Kopfuntersuchungen sowie Schutzmittel für den Uterus und die Ovarien bei CT-Thoraxuntersuchungen werden hinsichtlich ihrer Wirksamkeit kontrovers diskutiert (Nagel 2018b; SSK 2018).

▶   Zur Abschirmung der CT-Streustrahlung außerhalb des Scanvolumens sollten die Schutzmittel einen Bleigleichwert von 0,5 mm aufweisen.

Hinsichtlich der Anwendung von **Strahlenschutzmitteln im Scanbereich** können wismuthaltige Strahlenschutzauflagen für die Augen, die Schilddrüse und die Mammae eingesetzt werden, die aufgrund eines Bleigleichwertes von etwa 0,1 mm die Dosisexposition um ca. 30–50% reduzieren (Fiebich 2017). Wismut weist ähnliche Absorptionseigenschaften auf wie Blei, ist jedoch im Gegensatz zu Blei kein Umweltgift und daher kostengünstiger in der Entsorgung. Die Strahlenschutzauflagen erhöhen das Bildrauschen und erzeugen Bildartefakte, die durch integrierte Schaumstoffauflagen oder die Platzierung der Auflagen auf einer Kunststoffbrille mit einem Abstand zur Hautoberfläche reduziert werden können. Auch bei der online automatisierten Röhrenstrommodulation wirken sich Auflagen im Scanbereich auf die Dosisreduktion störend aus. Der Einsatz von Strahlenschutzmaßnahmen im Scanvolumen wird daher von einigen Autoren als kontraproduktiv angesehen (Nagel 2018b).

▶   Bei topogrammabhängiger automatisierter Röhrenstrommodulation sollte das Strahlenschutzmaterial erst nach der Durchführung des Topogramms auf den Patienten aufgelegt werden.

▶   Eine organbasierte Röhrenstrommodulation (ODM) mit Aussparung der kritischen Organe wie Augen, Schilddrüse oder Mammae im anterioren Winkelbereich ist – sofern verfügbar – gegenüber Strahlenschutzauflagen zu bevorzugen.

Eine Übersicht über sinnvolle Strahlenschutzauflagen bei CT-Untersuchungen gibt Tab. 16.3.

Tab. 16.3 Übersicht über sinnvolle Strahlenschutzauflagen bei CT-Untersuchungen

CT-Untersuchungen	Augenschutz	Schilddrüsenschutz	Mammae	Hoden	Uterus	Ovarien
Kopf	+	?	?	n.e.	n.e.	n.e.
Mittelgesicht	?	+	n.e.	n.e.	n.e.	n.e.
Hals	++	n.e.	n.e.	n.e.	n.e.	n.e.
Thorax	n.e.	++	n.e.	n.e.	?	?
Abdomen	n.e.	n.e.	+	++	n.e.	n.e.

Dosisreduktion der geschützten Organe:

++: sinnvoll, Dosisreduktion >60 %;

+: eingeschränkt sinnvoll, Dosisreduktion <30 %;

?: kontrovers diskutiert

n.e.: nicht erforderlich

Fiebich 2017, Nagel 2018b

Literatur

Bongartz G, Golding SJ, Jurik AG, Leonardi M et al (2000) European guidelines on quality criteria for computed tomography. Guidelines on radiation dose to the patient. EUR 16262 EN, Chapter 1 Appendix I Table 2. http://www.drs.dk/guidelines/ct/quality/htmlindex.htm. Zugegriffen am 20.04.2019

Bundesamt für Strahlenschutz (BfS) (2016) Bekanntmachung der aktualisierten diagnostischen Referenzwerte für diagnostische und interventionelle Röntgenanwendungen. http://www.bfs.de/SharedDocs/Downloads/BfS/DE/fachinfo/ion/drw-roentgen.pdf?__blob=publicationFile&v=9. Zugegriffen am 20.04.2019

Bundesamt für Strahlenschutz (BfS) (2019) Röntgendiagnostik: Häufigkeit und Strahlenexposition. http://www.bfs.de/DE/themen/ion/anwendung-medizin/diagnostik/roentgen/haeufigkeit-exposition.html. Zugegriffen am 20.04.2019

Bundesärztekammer (2007) Leitlinie der Bundesärztekammer zur Qualitätssicherung in der Röntgendiagnostik. Aufnahmetechnische Qualitätsanforderungen. S 5–16. https://www.bundesaerztekammer.de/fileadmin/user_upload/downloads/LeitRoentgen2008Korr2.pdf. Zugegriffen am 20.04.2019

Fiebich M (2017) Praktischer Strahlenschutz am Patienten in der radiologischen Diagnostik. Radiologe 57(7):534–540

ImPact (2011) CTDosimetry. http://www.impactscan.org/ctdosimetry.htm. Zugegriffen am 20.04.2019

International commission on radiological protection (ICRP) (2007) Die Empfehlungen der internationalen Strahlenschutzkommission von 2007. ICRP-Veröffentlichung 103. http://www.icrp.org/docs/P103_German.pdf. Zugegriffen am 20.04.2019

Nagel HD (2018a) Software for dose assessment in computed tomography. Vortrag. http://sascrad.com/data/documents/Software_for_CT_dose_assessment.pdf. Zugegriffen am 20.04.2019

Nagel HD (2018b) Strahlenschutzmittel-in-der-CT. Vortrag. http://sascrad.de/data/documents/Strahlenschutzmittel-in-der-CT-HO.pdf. Zugegriffen am 20.04.2019

Nagel HD, Vogel H (2010) Leitfaden zur Bewertung und Optimierung der Strahlenexposition bei CT-Untersuchungen, 3. Aufl. Nagel, Buchholz. http://sascrad.de/data/documents/Leitfaden_CT_Ed_3.pdf. Zugegriffen am 20.04.2019

Science & Technology for Radiology (SASCRAD) (2017) Dose evaluation software CT-Expo. http://www.sascrad.com/page12.php. Zugegriffen am 20.04.2019

Strahlenschutzkommission (SSK) (2008) Orientierungshilfe für bildgebende Untersuchungen. Empfehlung der Strahlenschutzkommission. https://www.ssk.de/SharedDocs/Beratungsergebnisse_PDF/2008/Orientierungshilfe.pdf?__blob=publicationFile. Zugegriffen am 19.04.2019

Strahlenschutzkommission (SSK) (2018) Verwendung von Patienten-Strahlenschutzmitteln bei der diagnostischen Anwendung von Röntgenstrahlung am Menschen. Empfehlung der Strahlenschutzkommission und wissenschaftliche Begründung. https://www.ssk.de/SharedDocs/Beratungsergebnisse_PDF/2018/2018-12-13Patienten.pdf?__blob=publicationFile. Zugegriffen am 14.4.2019

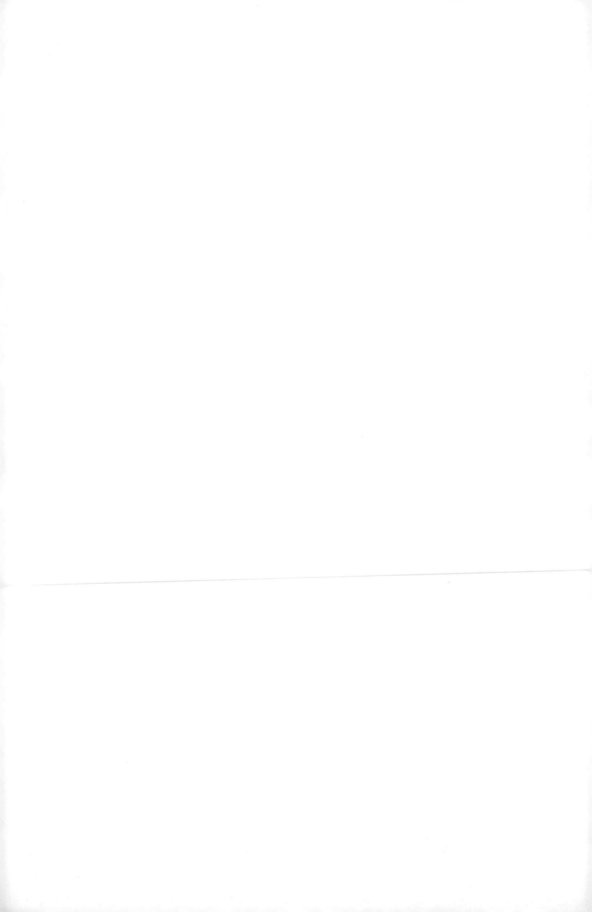

Strahlenschutz bei Anwendung spezieller Techniken in der Computertomografie (z. B. Kardio-CT, CT-Fluoroskopie, pädiatrisches CT)

17

Inhaltsverzeichnis

17.1 Kardio-CT

Bei der Kardio-CT muss je nach klinischer Fragestellung zwischen einer Nativ-Untersuchung zur Quantifizierung des Koronarkalks (**Agatston score** zur Risikoabschätzung für einen zukünftigen Herzinfarkt) und einer Untersuchung mit Kontrastmittel zur hochauflösenden Darstellung der Koronargefäße unterschieden werden.

Ein Koronarkalk-Screening wird ohne Kontrastmittelgabe sequentiell (also ohne Spiraltechnik) mit prospektiver EKG-Synchronisation (**prospektive Triggerung**) durchgeführt. Dies ermöglicht eine Begrenzung der Strahlenexposition auf die mittlere Diastole mit den geringsten Herzbewegungen zur Vermeidung von Bewegungsartefakten. Die Dosisexposition kann mit dieser Technik auf eine effektive Dosis von unter 1 mSv gesenkt werden.

Koronarangiografien erfordern in konventioneller Technik ein Spiral-CT mit Kontrastmittel und eine über den ganzen Herzzyklus ununterbrochene Strahlenexposition sowie einen kontinuierlichen Tischvorschub (Hoffmann 2009; Lell et al. 2017). Sie ermöglichen eine nachträgliche und flexible EKG-unterstützte Bestimmung der Herzphase mit den geringsten Artefakten für die Bildrekonstruktion (**retrospektives Gating**). Wegen der kontinuierlichen Bestrahlung sind die Dosiswerte in Vergleich zur prospektiven Triggerung deutlich höher (effektive Dosis > 15 mSv, Stamm 2018).

© Springer-Verlag GmbH Deutschland, ein Teil von Springer Nature 2019
J.-H. Grunert, *Strahlenschutz für Röntgendiagnostik und Computertomografie*,
https://doi.org/10.1007/978-3-662-59275-5_17

Aufgrund der Reduktion von Artefakten durch eine sich verbessernde Gerätetechnik (Mehrzeilensysteme von bis zu 320 Zeilen und 16 cm Detektorbreite, dual-source-CT mit großer Scangeschwindigkeit (high-pitch spiral acquisition), EKG-basierte Röhrenstrommodulation, Step- and Shoot-Technik, niedrige Röhrenspannungen mit hoher Dosisleistung) (Lell et al. 2015) wird die **prospektive Triggerung** mit ihren im Vergleich zum retrospektiven Gating deutlich niedrigeren Dosiswerten (effektive Dosis < 5 mSv, Stamm 2018) zunehmend auch für die CT-Koronarangiografie eingesetzt.

Die Indikation zur CT-Koronarangiografie sollte sich auf Patienten mit manifester koronarer Herzerkrankung (auch nach Bypass-Op oder Behandlung mit Koronarstents) oder auf asymptomatische Patienten mit einem großen Infarktrisiko beschränken.

▶ Als Screeningmaßnahme bei asymptomatischen Patienten mit einem geringen oder nur mäßigen Infarktrisiko eignet sich die Methode der CT-Koronarangiografie aufgrund der signifikanten Strahlenexposition nicht.

17.2   CT-Fluoroskopie

Bei der CT-Fluoroskopie wird ein Körperareal wiederholt ohne Tischvorschub gescannt. Da es sich hierbei um die Durchführung von Interventionen handelt, sind sowohl der Patient als auch der Untersucher exponiert. Bei Durchleuchtungen von mehreren Minuten können beim Patienten in Abhängigkeit vom Gesamt-mAs-Produkt, der Gesamtkollimation und der Untersuchungsregion Hautdosiswerte von über 1 Sievert auftreten (ca. 300 mSv pro Minute) (Nagel 2005). Da der Patient nur in einem kleinen von der Gesamtkollimation abhängigen Körperbereich exponiert wird, reflektiert die relativ geringe effektive Dosis von ca. 3 mSv pro Minute nicht das Ausmaß der lokalen Exposition.

▶ Im Vergleich zur konventionellen Durchleuchtung ist bei der CT-Fluoroskopie die lokale Strahlenexposition des Patienten ca. um den Faktor 10 erhöht (Nagel 2005).

▶ Für den Untersucher besteht die Gefahr einer erhöhten Exposition der Hände bei Tätigkeiten im primären ungeschwächten Strahl mit potentieller deutlicher Überschreitung des Jahresgrenzwertes der lokalen Hautdosis von 500 mSv.

Dagegen ist die Streustrahlung aufgrund des kleinen Scanvolumens im Vergleich zur konventionellen Durchleuchtung nicht erhöht. Durch Schutzmaßnahmen wie die Verwendung von

- intermittierender Fluoroskopie,
- Niedrigdosisprotokollen mit winkelabhängiger segmentaler Reduktion der Strahlung im Bereich der Hände (gegatete CT-Fluoroskopie),
- einer kleinen Gesamtkollimation bei Mehrzeilengeräten,

- einer Platzierung der Nadel außerhalb der Gantry und Verifikation der Nadelposition anschließend durch kurze Fluoroskopie (Quick Check),
- Fußschaltern im Untersuchungsraum für die Steuerung der Exposition,
- Monitorsystemen im Untersuchungsraum mit Darstellung sowohl der Schnittbilder als auch der Tischkoordinaten zur Navigation, der Untersuchungszeiten, des Gesamt-mAs-Produkts und der applizierten Dosis,
- strahlentransparenten Nadelhaltern und
- dünnen sterilen Einmal-Strahlenschutzhandschuhen

kann die Exposition für die Hände des Untersuchers und für den Patienten reduziert werden (Nagel 2005). Aufgrund der höheren Röhrenspannung in der CT sollte zur Abschirmung der Streustrahlung der Bleigleichwert sowohl für die Strahlenschutzkleidung des Untersuchers mit Schilddrüsenschutz und Augenschutz als auch für Bleigummiauflagen beim Patienten mindestens 0,5 mm betragen.

17.3 CT in der Pädiatrie

Computertomografien sind mit einer signifikanten Strahlenexposition verbunden. Daher ist besonders bei Untersuchungen von Kindern auf optimierte Untersuchungsprotokolle zu achten. Dies beginnt mit der rechtfertigenden Indikation, die sehr eng gestellt werden sollte. Alternativverfahren wie der Ultraschall oder die Kernspintomografie sind bei ausreichender diagnostischer Aussagekraft zu bevorzugen.

Bei einigen Geräten existieren spezielle CT-Protokolle für Kinder.

▶ Sollten CT-Protokolle für Kinder nicht verfügbar sein, besteht die Notwendigkeit, die CT-Protokolle für Erwachsene an die Erfordernisse der Untersuchung eines Kindes anzupassen.

Dies betrifft im Wesentlichen die Absenkung des Röhrenstroms. Folgende Vorgehensweisen sind möglich:

- Rogalla-Formel: Der für die Untersuchung bei einem Erwachsenen erforderliche Röhrenstrom wird mit einem Faktor multipliziert, der sich aus folgender Formel berechnet:

$$\frac{\text{Körpergewicht}\,(\text{kg}) + 5}{85} \cdot f;\ f \text{ für Schädel: 2–5, für Thorax: 1 und für Abdomen/Becken: 1,5 (Stöver und Rogalla 2008),}$$

- Berechnung des erforderlichen Röhrenstroms in Abhängigkeit von der Dicke des Thorax bzw. des Abdomens über eine von der Organisation image gently zur Verfügung gestellte Excel-Tabelle zur Ermittlung eines Reduktionsfaktors (Image Gently 2014),

- Dosisabschätzung über die größenspezifische „size-specific dose estimates" (SSDE) (AAPM 2011) oder
- Orientierung an den diagnostischen Referenzwerten für CT-Untersuchungen bei Kindern, wie sie vom Bundesamt für Strahlenschutz (BfS) veröffentlicht werden (BfS 2016).

Weiterhin wichtig sind:

- Vermeidung mehrphasiger CT-Serien,
- Begrenzung der Scanlänge sowohl bei dem Topogramm als auch bei der Tomografie,
- kritischer Einsatz von Strahlenschutzmitteln für die Augen, die Schilddrüse oder die Brust (Vorsicht beim gleichzeitigen Einsatz von Bleiabdeckungen und automatisierter Röhrenstrommodulation),
- Kippung der Gantry zum Schutz der Linsen (bei Mehrzeilendetektoren oft technisch nicht möglich),
- korrekte Positionierung des Patienten im Isozentrum, besonders bei der Anwendung einer automatisierten Röhrenstrommodulation oder Formfilter,
- dosissparende Rekonstruktionsalgorithmen wie z. B. die Verwendung einer leistungsfähigen iterativen Rekonstruktion,
- Reduzierung der Röhrenspannung besonders bei Kleinkindern und bei Kontrastmitteluntersuchungen (hierbei kann eine Absenkung der Röhrenspannung auf bis zu 80 kV mit kompensatorischer Anhebung des Röhrenstroms sinnvoll sein, wobei jedoch Aufhärtungsartefakte zunehmen),
- Einsatz leistungsstarker CT-Geräte, die auch bei niedrigen Röhrenspannungen aufgrund einer hohen Dosisleistung kurze Scanzeiten ermöglichen,
- Einsatz von Formfiltern zur Reduktion der Dosis in den oberflächennahen peripheren Körperabschnitten (bow-tie-filter),
- Minimierung von Overbeaming und Overranging (Gesamtkollimation 10–25 mm) und
- Beachtung der pädiatrischen diagnostischen Referenzwerte des Bundesamts für Strahlenschutz (BfS 2016).

Literatur

American Association of Physicists in Medicine (AAPM) (2011) Size-specific dose estimates (SSDE) in pediatric and adult body CT examinations. Report 204. https://aapm.org/pubs/reports/RPT_204.pdf. Zugegriffen am 20.04.2019

Bundesamt für Strahlenschutz (BfS) (2016) Bekanntmachung der aktualisierten diagnostischen Referenzwerte für diagnostische und interventionelle Röntgenanwendungen. http://www.bfs.de/SharedDocs/Downloads/BfS/DE/fachinfo/ion/drw-roentgen.pdf?__blob=publicationFile&v=9. Zugegriffen am 20.04.2019

Hoffmann MHK (2009) Technical innovations in cardiac and coronary MSCT. In: Reiser MF, Becker CR, Nikolaou K, Glaszer (Hrsg) Multislice-CT, 3. Aufl. Springer, Heidelberg, S 208–224

Image Gently (2014) Image gently development of pediatric CT protocols 2014. https://www.
    imagegently.org/Portals/6/Procedures/IG%20CT%20Protocols%20111714.pdf. Zugegriffen am
    20.04.2019
Lell M, Wildberger JE, Alkadhi H, Damilakis J, Kachelriess M (2015) Evolution in computed tomo-
    graphy: the battle for speed and dose. Investig Radiol 50(9):629–644
Lell M, Wucherer M, Kachelrieß M (2017) Dosis und Dosisreduktion in der Computertomografie.
    Radiol up2date 17:163–178
Nagel HD (2005) CT-Fluoroskopie. Vortrag. https://www.apt.drg.de/media/document/1264/
    APT-2005-Nagel-CT-Fluoroskopie.pdf. Zugegriffen am 20.04.2019
Stamm (2018) Strahlenschutzaspekte bei Multi-Slice-CT. Radiopraxis 11:27–44
Stöver B, Rogalla P (2008) CT-Untersuchungen bei Kindern. Radiologe 48(3):243–248

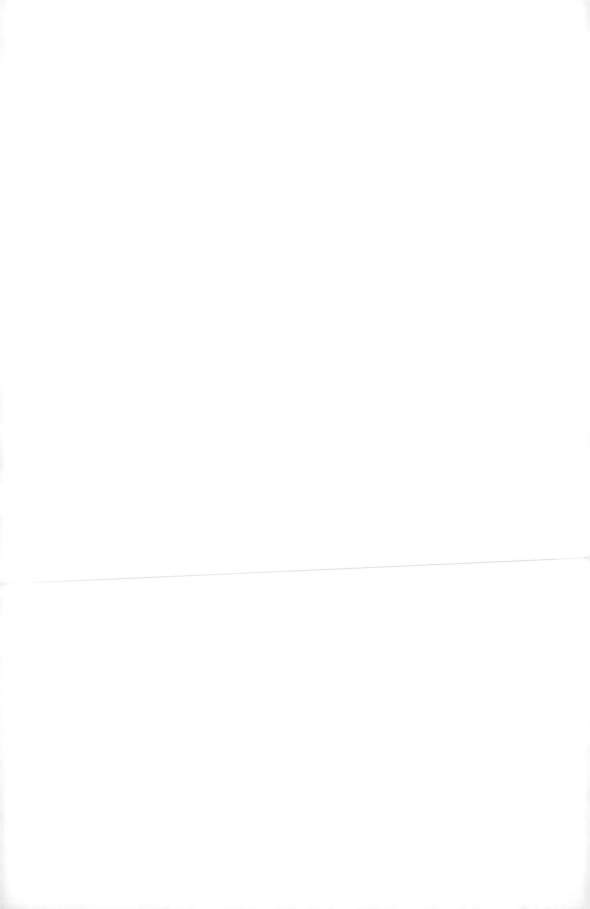

Prüfungsfragen zum Spezialkurs Computertomografie

18

Inhaltsverzeichnis

18.1 Fragen

81) Welches ist das qualitativ beste bildgebende Verfahren zur Untersuchung von cerebralen Entmarkungsherden?
   A) Computertomographie
   B) Digitale Volumentomographie
   C) Ultraschall
   D) Magnetresonanztomographie
   E) Konventionelle Radiographie

82) Welche Aussage ist falsch?
   A) Kernspintaugliche Herzschrittmacher müssen vor der kernspintomografischen Untersuchung von einem Kardiologen in einen „SureScan-Modus bzw. MRT-Modus" eingestellt werden, der nach der Untersuchung vom Kardiologen wieder ausgeschaltet werden muss.
   B) Bei Unsicherheiten hinsichtlich der Kernspintauglichkeit sollte der Hersteller der jeweiligen Medizinprodukte konsultiert werden.
   C) Bei Patienten mit Kontraindikationen für eine MRT-Untersuchung sollte stets überlegt werden, ob sie durch eine CT-Untersuchung ersetzt werden kann.
   D) Das Kontrastmittel in der Computertomografie enthält eine hohe Konzentration von Jod und kann nephrotoxisch oder thyreotoxisch wirken.
   E) Im Gegensatz zu Kontrastmitteln in der Computertomografie ist die Nierenfunktion hinsichtlich des Einsatzes von Kontrastmitteln in der MRT nicht relevant.

© Springer-Verlag GmbH Deutschland, ein Teil von Springer Nature 2019
J.-H. Grunert, *Strahlenschutz für Röntgendiagnostik und Computertomografie*,
https://doi.org/10.1007/978-3-662-59275-5_18

83) Welche Aussage ist falsch?

A) Mithilfe eines mathematischen Algorithmus (gefilterte Rückprojektion) können anhand der Rohdaten die CT-Absorptionswerte innerhalb der Schnittebene in einer Matrix punktgenau bestimmt werden.

B) Die CT-Absorptionswerte werden nach der vom Benutzer definierbaren Zuordnung zu Grauwerten als digitales Bild (Bilddaten) dargestellt.

C) Die Gesamtkollimation ist die maximale Breite der Abdeckung durch den Detektor in der z-Achse und errechnet sich aus der Größe der Detektorelemente und der Anzahl der Detektorreihen.

D) Die computertomografische Zahl (CT-Zahl) ist eine Zahl, die zur Darstellung der jedem elementaren Bereich des Computertomografiebildes zugeordneten mittleren Röntgenstrahlenschwächung verwendet wird.

E) Die CT-Zahl wird üblicherweise in Mansfield-Einheiten (ME) angegeben.

84) Welche Aussage ist falsch?

A) Ein CT-Fenster entspricht einem Bereich von CT-Zahlen, dem sämtliche Grauwerte im Bild zugeordnet werden.

B) Ein Fenster wird über die Fensterlage (window level, WL) und die Fensterweite (window width, WW) definiert.

C) Die Darstellung kontrastarmer Objekte erfordert ein Fenster mit einer großen Fensterweite.

D) Eine Verbreiterung des Fensters kann das Bildrauschen (Standardabweichung der Grauwerte) auf Kosten des Bildkontrastes reduzieren.

E) Die Standardabweichung der CT-Zahlen ändert sich durch eine Veränderung der Fensterung nicht.

85) Welche Aussage ist falsch?

A) Kantenbetonende Filter eignen sich gut zur Darstellung von Knochen- oder Lungenstrukturen.

B) Kantenbetonende Filter eignen sich gut zur Darstellung von Lebermetastasen.

C) Glättende Filter verbessern die Kontrastauflösung auf Kosten der Ortsauflösung.

D) Glättende Filter verringern das Bildrauschen.

E) Die Verwendung eines kantenbetonenden Rekonstruktionsalgorithmus erhöht die Standardabweichung der CT-Zahlen und damit auch das Bildrauschen.

86) Welche Aussage ist falsch?

A) Der CT-Dosis-Index (CTDI) ist lediglich von den geräteseitigen Parametern abhängig.

B) Bei einem identischen CDTI werden die Organdosen eines übergewichtigen Patienten eher unterschätzt bzw. die Dosis eines schlanken Patienten oder von Kindern eher überschätzt.

C) Das Dosislängenprodukt (DLP) erhält man, indem man den $CTDI_{vol}$ mit der Scan-Länge der gesamten Untersuchung in der z-Richtung dividiert.

D) Sowohl der Volumen-CT-Dosis-Index $CTDI_{vol}$ als auch das Dosislängenprodukt (DLP) müssen für jede individuelle CT-Untersuchung dokumentiert werden und sind die Grundlage für eine spätere Abschätzung der Strahlenexposition des Patienten hinsichtlich der Organdosis und der effektiven Dosis.

E) Die diagnostischen Referenzwerte für CT-Untersuchungen des Bundesamtes für Strahlenschutz orientieren sich an dem $CTDI_{vol}$ und dem DLP.

87) Welche Aussage ist falsch?

A) In der digitalen Bildgebung ist die Qualität eines Bildes durch den Kontrast der abzubildenden Strukturen im Verhältnis zum Ausmaß des Bildrauschens (contrast to noise ratio, CNR) definiert.

B) Eine Zunahme des Patientendurchmessers um 4 cm erfordert in der Computertomografie eine Verdopplung der Dosis, um die Bildqualität konstant zu halten.

C) Bei adipösen Patienten kann ein erhöhtes Bildrauschen teilweise akzeptiert werden und sollte nicht unkritisch durch eine Erhöhung der Dosis kompensiert werden, da das intrakorporale Fettgewebe zwischen den Organen als „endogenes" Kontrastmittel den Kontrast verbessert.

D) Der Röhrenstrom bzw. das mAs-Produkt beeinflusst die Dosis umgekehrt proportional.

E) Die Röhrenspannung erhöht die Dosis überproportional (Exponent ca. 2,5).

88) In welchem Zusammenhang steht der Pitch-Wert zur Strahlenbelastung?

A) In keinem Zusammenhang

B) Je größer der Pitch-Wert, desto größer die Strahlenbelastung

C) Je größer der Pitch-Wert, desto kleiner die Strahlenbelastung

D) Je kleiner der Pitch-Wert, desto kleiner die Strahlenbelastung

E) Der Pitch ist unabhängig von dem Tischvorschub.

89) Welche Aussage über den $CTDI_{vol}$ trifft zu?

A) Personendosis/Körpergröße

B) Äquivalentdosis · Scanzeit

C) Energiedosis/Zeit

D) Energiedosis/Schicht

E) DLP · Scanlänge

90) Welche Aussage über den $CTDI_{vol}$ trifft zu?

A) Personendosis · Körpergewicht

B) Äquivalentdosis · Scanzeit

C) Energiedosis · Zeit

D) Energiedosis · Schicht

E) DLP/Scanlänge

91) Welche Aussage ist falsch?

A) Der Tischvorschub bzw. Pitch ist ein Maß für die Geschwindigkeit, mit der sich die Patientenliege im Verhältnis zur Schichtdicke (bei Mehrzeilen-CT zur Gesamtkollimation, also der Breite aller Einzelschichtdicken zusammen) durch die Gantry bewegt.

B) Das CT-Bildrauschen ist proportional zu $\sqrt{1/\text{Schichtdicke}}$.

C) Isotrope Voxel von ca. 1 mm Kantenlänge ermöglichen multiplanare Rekonstruktionen (MPR) in jeder beliebigen Schichtebene ohne Verzerrungen oder Stufenbildungen.

D) CT-Untersuchungen mit Mehrzeilengeräten sollten initial mit einer großen Schichtdicke durchgeführt werden.

E) Die sliding-thin-slab (sts) Methode ermöglicht eine Reduktion des CT-Bildrauschens bei gleichzeitiger Verbesserung des Kontrasts wegen des reduzierten Partialvolumeneffektes aufgrund der primär dünnen Kollimation.

92) Welche Aussage ist falsch?

A) Der Einsatz der Formfilter erfordert eine präzise Positionierung des Patienten im Isozentrum.

B) Mit zunehmender Anzahl der Detektorzeilen nimmt der Effekt des Overbeamings ab und ist bei Mehrzeilengeräten mit einer Gesamtkollimation von mehr als 40 mm vernachlässigbar.

C) Die Breite des Overrangings und die damit erhöhte Dosisexposition des Patienten außerhalb des Scanvolumens vergrößert sich mit zunehmender Gesamtkollimation, also mit zunehmender Anzahl der Zeilen eines Mehrzeilengerätes.

D) Verfahren zur Dosisreduktion, die das Topogramm als Basis verwenden, erfordern eine präzise Positionierung des Patienten im Isozentrum (horizontale Seitenlaser auf Höhe der Mitte des Objektes).

E) Die Lage der Arme sollte bei der Durchführung des Topogramms und der Tomografie unterschiedlich sein.

93) Welche Aussage ist falsch?

A) Strahlenschutzabdeckungen sollten bei Verwendung einer automatischen Dosismodulation schon während der Durchführung des Topogramms aufgelegt werden, um Verfälschungen hinsichtlich der Bestimmung der regionalen Strahlenabsorption zu vermeiden.

B) Kantenbetonende Bild-Rekonstruktionsfilter erhöhen das Bildrauschen.

C) Kompensatorische Maßnahmen bei erhöhtem Bildrauschen können eine Verbreiterung der Fensterweite oder eine Erhöhung der rekonstruierten Schichtdicke sein.

D) Glättende Rekonstruktionsfilter vermindern das Bildrauschen und damit auch den Dosisbedarf.

E) Mit Hilfe der iterativen Rekonstruktion kann die Bilddatenberechnung aus den Rohdaten im Vergleich zur gefilterten Rückprojektion allein durch mathematische Verfahren verbessert werden.

94) Welche Aussage ist falsch?

A) Vorteile einer CT-Untersuchung mit einer geringeren Röhrenspannung sind eine Senkung der Dosisexposition bei sehr schlanken Erwachsenen oder Kindern als auch eine kontrastreichere Darstellung von Strukturen mit verstärkter Aufnahme jodhaltiger Kontrastmittel aufgrund der erhöhten Strahlenabsorption durch Jod im niedrigeren kV-Bereich.

B) Die einfachste Möglichkeit, signifikant Dosis einzusparen, ist die Vermeidung überflüssiger Kontrastmittelphasen.

C) Die erforderliche Bildqualität und die dafür notwendige Dosis sind unabhängig von der diagnostischen Fragestellung.

D) Die Vorgaben der Leitlinie der Bundesärztekammer zur Qualitätssicherung in der Computertomografie sind zu beachten.

E) Hinsichtlich der CT-Strahlenexposition hat das Bundesamt für Strahlenschutz (BfS) diagnostische Referenzwerte in Bezug auf den CT-Dosis-Index ($CTDI_{vol}$) und das Dosislängenprodukt (DLP) in Abhängigkeit von der Untersuchungsregion (pro Scanserie) für Erwachsene und Kinder publiziert, die im statistischen Mittelwert über eine Anzahl von zehn zeitlich aufeinander folgenden Strahlenanwendungen nicht überschritten werden sollten.

95) Welche Aussage ist falsch?
A) Der CT-Dosis-Index ($CTDI_{vol}$) bildet die mittlere Dosis in einer Schichtebene ab.
B) Der CT-Dosis-Index ($CTDI_{vol}$) ist abhängig von den Patienteneigenschaften.
C) Der CT-Dosis-Index ($CTDI_{vol}$) ist ein Parameter zur Abschätzung der Organdosis.
D) Das Dosislängenprodukt (DLP) repräsentiert die Gesamtexposition des Organismus und ist damit ein Parameter zur Abschätzung der effektiven Dosis.
E) Die einfachste Methode zur groben Abschätzung der effektiven Dosis ist die Verwendung von Konversionsfaktoren, die in Abhängigkeit von der Untersuchungsregion mit dem dokumentierten Dosislängenprodukt (DLP) einer Untersuchung multipliziert werden.

96) Welche Aussage ist falsch?
A) Die präzise Lagerung des Patienten mit der Körpermitte im Isozentrum kann vernachlässigt werden, wenn Formfilter oder eine automatisierte Röhrenstrommodulation zur Dosiseinsparung verwendet werden.
B) Bei CT-Untersuchungen des Schädels sollte eine Exposition der Augenlinse entweder durch eine Kippung der Gantry oder eine starke Neigung des Kopfes zur Brust mit Blickrichtung der Augen zu den Füßen vermindert werden.
C) Strahlenschutzmaßnahmen für den Hoden sind obligatorisch bei allen Röntgenuntersuchungen und damit besonders bei CT-Untersuchungen des Abdomens, des Beckens und der LWS (Leitlinie der Bundesärztekammer zur Qualitätssicherung in der Röntgendiagnostik).
D) Strahlenschutzmaßnahmen für den Hoden können die rein streustrahlungsbedingte Hodendosis (1–2 mGy) um bis zu 90 % reduzieren.
E) Die angelegte Hodenkapsel sollte weit nach kaudal gezogen werden und sich deutlich außerhalb des Scanvolumens befinden, um Aufhärtungsartefakte und eventuelle Fehlregulationen durch die automatisierte Dosismodulation zu vermeiden.

97) Welche Aussage ist falsch?
A) Bei topogrammabhängiger automatisierter Röhrenstrommodulation sollte das Strahlenschutzmaterial erst nach der Durchführung des Topogramms auf den Patienten aufgelegt werden.

B) Eine organbasierte Röhrenstrommodulation (ODM) mit Aussparung der kritischen Organe wie Augen, Schilddrüse oder Mammae im anterioren Winkelbereich ist – sofern verfügbar –Strahlenschutzauflagen im Untersuchungsbereich zu bevorzugen.

C) Die Methode der CT-Koronarangiografie eignet sich als Screeningmaßnahme bei asymptomatischen Patienten mit einem geringen oder nur mäßigen Infarktrisiko.

D) Im Vergleich zur konventionellen Durchleuchtung ist die lokale Strahlenexposition des Patienten bei der CT-Fluoroskopie ca. um den Faktor 10 erhöht.

E) Für den Untersucher besteht bei der CT-Fluoroskopie die Gefahr einer erhöhten Exposition der Hände bei Tätigkeiten im primären ungeschwächten Strahl mit potentieller deutlicher Überschreitung des Jahresgrenzwertes der lokalen Hautdosis von 500 mSv.

98) Welche Aussage ist falsch?

A) Sollten CT-Protokolle für Kinder nicht verfügbar sein, besteht die Möglichkeit, CT-Protokolle für Erwachsene an die Erfordernisse der Untersuchung eines Kindes anzupassen.

B) Die Anpassung der CT-Protokolle für Kinder erfolgt im Wesentlichen durch die Absenkung des Röhrenstroms.

C) Eine Absenkung der Röhrenspannung kann bei CT-Untersuchungen von Kindern die Strahlenexposition vergrößern.

D) Bei CT-Untersuchungen von Kindern sollten mehrphasige CT-Serien vermieden werden, sofern die diagnostische Fragestellung dies erlaubt.

E) Die Scanlänge sollte sowohl bei dem Topogramm als auch bei der Tomografie begrenzt werden.

99) Welche Aussage ist falsch?

Folgende Maßnahmen tragen zur Reduzierung der Strahlenexposition bei Kindern bei:

A) Vorsicht beim gleichzeitigen Einsatz von Bleiabdeckungen und automatisierter Röhrenstrommodulation

B) Kippung der Gantry zum Schutz der Linsen

C) Korrekte Positionierung des Patienten im Isozentrum, besonders bei der Anwendung einer automatisierten Röhrenstrommodulation oder Formfilter

D) Dosissparende Rekonstruktionsalgorithmen wie z. B. die Verwendung einer leistungsfähigen iterativen Rekonstruktion

E) Einsatz von CT-Geräten mit niedriger Dosisleistung und langen Scanzeiten

100) Welche Aussage ist falsch?

Folgende Maßnahmen tragen zur Reduzierung der Strahlenexposition bei CT-Untersuchungen von Kindern bei:

A) Einsatz von Formfiltern zur Reduktion der Dosis in den oberflächennahen peripheren Körperabschnitten (bow-tie-filter)

B) Maximierung von Overbeaming und Overranging

C) Beachtung der pädiatrischen diagnostischen Referenzwerte des Bundesamts für Strahlenschutz (BfS)

D) Dosisabschätzung über die größenspezifische „size-specific dose estimates" (SSDE)

E) Berechnung des erforderlichen Röhrenstroms in Abhängigkeit von der Dicke des Thorax bzw. des Abdomens über eine von der Organisation image gently zur Verfügung gestellte Excel-Tabelle zur Ermittlung eines Reduktionsfaktors

18.2 Die Lösungen

81) Antwort: D

82) Antwort E
Sowohl in der Computertomografie als auch in der MRT ist die Nierenfunktion hinsichtlich des Einsatzes von Kontrastmitteln relevant.

83) Antwort E
Die CT-Zahl wird üblicherweise in Hounsfield-Einheiten (HE) angegeben (Sir Godfrey Hounsfield, 1919–2004, Nobelpreis für Medizin 1979 gemeinsam mit Allan M. Cormack für die Entwicklung der Computertomografie; Sir Peter Mansfield, 1933–2017, Nobelpreis für Medizin 2003 gemeinsam mit Paul Christian Lauterbur für ihre Entdeckungen im Zusammenhang mit der Magnetresonanztomografie).

84) Antwort C
Die Darstellung kontrastarmer Objekte erfordert ein Fenster mit einer geringen Fensterweite.

85) Antwort B
Glättende Filter eignen sich gut zur Darstellung von Lebermetastasen.

86) Antwort C
Das Dosislängenprodukt (DLP) erhält man, indem man den $CTDI_{vol}$ mit der Scan-Länge der gesamten Untersuchung in der z-Richtung multiplziert.

87) Antwort D
Der Röhrenstrom bzw. das mAs-Produkt beeinflusst die Dosis proportional.

88) Antwort C

89) Antwort D

90) Antwort E

91) Antwort D
CT-Untersuchungen mit Mehrzeilengeräten sollten initial mit einer kleinen Schichtdicke durchgeführt werden.

92) Antwort E
Die Lage der Arme sollte bei der Durchführung des Topogramms und der Tomografie gleich sein.

93) Antwort A

Strahlenschutzabdeckungen sollten bei Verwendung einer automatischen Dosismodulation während der Durchführung des Topogramms noch nicht aufgelegt werden, um Verfälschungen hinsichtlich der Bestimmung der regionalen Strahlenabsorption zu vermeiden.

94) Antwort C

Die erforderliche Bildqualität und die dafür notwendige Dosis sind abhängig von der diagnostischen Fragestellung.

95) Antwort B

Der CT-Dosis-Index (CTDI$_{vol}$) ist unabhängig von den Patienteneigenschaften.

96) Antwort A

Die präzise Lagerung des Patienten mit der Körpermitte im Isozentrum ist zur Reduktion der Strahlenexposition von großer Wichtigkeit, wenn Formfilter oder eine automatisierte Röhrenstrommodulation zur Doseinsparung verwendet werden.

97) Antwort C

Die Methode der CT-Koronarangiografie eignet sich aufgrund der hohen Strahlenexposition nicht als Screeningmaßnahme bei asymptomatischen Patienten mit einem geringen oder nur mäßigen Infarktrisiko.

98) Antwort C

Eine Absenkung der Röhrenspannung kann bei CT-Untersuchungen von Kindern die Strahlenexposition verkleinern.

99) Antwort E

Einsatz von CT-Geräten mit hoher Dosisleistung und kurzen Scanzeiten.

100) Antwort B

Minimierung von Overbeaming und Overranging.

Vergleich der Nummern der Paragrafen der Röntgenverordnung (RöV), des Strahlenschutzgesetzes (StrlSchG) und der Strahlenschutzverordnung (StrlSchV)

Tab A.1 Vergleich der Nummern der Paragrafen der Röntgenverordnung (RöV), des Strahlenschutzgesetzes (StrlSchG) und der Strahlenschutzverordnung (StrlSchV) hinsichtlich vergleichbarer Inhalte (k.A.: keine Angaben)

Themen	Inhalte	RöV	StrlSchG	StrlSchV
Dosis- und Messgrößen	Expositionskategorien: Exposition der Bevölkerung, medizinische Exposition, berufliche Exposition	31a (5)	2	k.A.
	Personendosis	2 6 g)	175 (2) 4	Anlage 18 Teil A 1
	Ortsdosis	2 6 e)	k.A.	Anlage 18 Teil A 2
	Organ-Äquivalentdosis	2 6 d)	175 (2) 1	Anlage 18 Teil B 1
	effektive Dosis	2 6 b)	175 (2) 2	Anlage 18 Teil B 2
	Wichtungsfaktoren (Strahlung und Gewebe)	Anlage 3	175 (2) 2	Anlage 18 Teil C
	Qualitätsfaktor Q	2 6 a)	k.A.	Anlage 18 Teil D
	diagnostische Referenzwerte	16 (1)	86 7	125
Personendosimetrie	Ermittlung der Körperdosis (Personendosimetrie)	35	76 (1)	64-66
	Messgrößen für äußere Strahlung (Personendosimetrie)	2 6 g	175 (2) 4	Anlage 18 Teil A
	amtliche Personendosimetrie	35 (4) 1	k.A.	66(1) 1
	betriebliche Personendosimetrie	35 (4) 2	k.A.	66(1) 2
	Messstellen	35 (4)	169	172
	Strahlenschutzregister	35a	170	173
	persönliche Kennnummer im Strahlenschutzregister	k.A.	170 (3)	173

(Fortsetzung)

© Springer-Verlag GmbH Deutschland, ein Teil von Springer Nature 2019
J.-H. Grunert, *Strahlenschutz für Röntgendiagnostik und Computertomografie*,
https://doi.org/10.1007/978-3-662-59275-5

Tab. A.1 (Fortsetzung)

Themen	Inhalte	RöV	StrlSchG	StrlSchV
Strahlenschutzbereiche, Röntgenräume, Bestrahlungsräume	Überwachungsbereich	19 (1) 1	76 (1) 1	52 (2) 1
	Kontrollbereich	19 (1) 2	76 (1) 1	52 (2) 2
	Sperrbereich	k.A.	76 (1) 1	52 (2) 3
	Kennzeichnungspflicht der Strahlenschutzbereiche	19 (2)	76 (1) 2	53 (1)
	Kennzeichnung Kontrollbereich	19 (2)	76 (1) 2	53 (2)
	Kennzeichnung Sperrbereich	k.A.	76 (1) 2	53 (3) und (4)
	Zutritt zu Strahlenschutzbereichen	22	76 (1) 3	55
	Zutritt zum Kontrollbereich für schwangere Personen	22 (1) 2d	76 (1) 3	55 (2)
	Zutritt zum Kontrollbereich für stillende Personen	k.A.	76 (1) 3	55 (3)
	Röntgenräume	20	89 9	60
	Bestrahlungsräume	20 (5)	89 9	61
	sonstige Schutzvorkehrungen	21	79 (1) 3	70 (1), 75 (1)
Kategorien beruflich exponierter Personen	Kategorie A	31 (1) 1	79 (1) 5	71(1)1
	Kategorie B	31 (1) 2	79 (1) 5	71(1)2
Grenzwerte für beruflich exponierte Personen	Berufslebensdosis	31b	77	k.A.
	Jahresdosis	31a (1)	78 (1)	k.A.
	Personen unter 18 Jahren	31a (3)	78 (3)	k.A.
	Augendosis	31a (2) 1	78 (2) 1	k.A.
	Uterusdosis gebärfähiger Frauen	31a (4)	78 (4)	k.A.
	Grenzwert für ein ungeborenes Kind, das auf Grund der Beschäftigung der Mutter einer Exposition ausgesetzt ist	31a (4)	78 (4)	k.A.
	Überschreitung von Grenzwerten	31c	79 (1) 1, 167 (4)	73
ärztliche Überwachung beruflich exponierter Personen	ärztliche Überwachung beruflich exponierter Personen	37	79 (1) 6	77 (1)
	ärztliche Bescheinigung	38	79 (1) 6	79
	besondere ärztliche Überwachung	40	79 (1) 8	81
	ermächtigter Arzt	41	79 (1) 11	175

Tab. A.1 (Fortsetzung)

Themen	Inhalte	RöV	StrlSchG	StrlSchV
Schwangerschaft	Zutritt zum Kontrollbereich für schwangere Personen	22 (1) 2d	76 (1) 3	55 (2)
	Grenzwert für ein ungeborenes Kind, das auf Grund der Beschäftigung der Mutter einer Exposition ausgesetzt ist	31a (4)	78 (4)	k.A.
	Befragung zur möglichen Schwangerschaft vor einer Anwendung ionisierender Strahlung	23 (3)	k.A.	120 (1)
	Schutz von schwangeren und stillenden Personen	35 (6)	79 (1) 4	69
Fachkunde und rechtfertigende Indikation, berechtigte Personen	rechtfertigende Indikation	23	83 (3)	119
	Aufzeichnungspflicht für die rechtfertigende Indikation	28 (1) 4	85 (1) 1	k.A.
	erforderliche Fachkunde und Kenntnisse im Strahlenschutz	18a	74	47-50
	Anwendung der Strahlung durch berechtigten Personenkreis	24	86 6	145
Teleradiologie	Definition	2 24	5 (38)	k.A.
	Genehmigungspflicht für Teleradiologie	3 (4)	19 (2) 3	k.A.
	Durchführungsbestimmungen für Teleradiologie	3 (4)	14 (2)	123
medizinische Forschung	medizinische Forschung	28a–g	31–37	133–143
	Definition medizinische Forschung	2 8	5 (24)	k.A.
Organisation des Strahlenschutzes	Genehmigungs- und anzeigebedürftiger Betrieb von Röntgeneinrichtungen	3–4	19	k.A.
	Strahlenschutzverantwortlicher	13–15	69	k.A.
	Strahlenschutzbeauftragter	13–15	70	43
	Strahlenschutzanweisung	15a	73	45
	Unterweisung	36	76 (1) 4	63
	Arbeitsanweisungen	18 (2)	k.A.	121 (1)
	Medizin-Physikexperte	3 (3) 2c	14 (1), 86 10	131–132
Qualitätssicherung	Abnahmeprüfung	16 (2)	86 13	115
	Konstanzprüfung	16 (3)	86 13	116
	Prüfung durch einen Sachverständigen	18 (1) 5	172 (1) 1	88 (4)
	Sachverständiger	4a	172	177-183
	ärztliche/zahnärztliche Stelle	17a	86 9	128-130

(Fortsetzung)

Tab. A.1 (Fortsetzung)

Themen	Inhalte	RöV	StrlSchG	StrlSchV
Aufzeichnungen	Pflicht zur Aufzeichnung	28 (1)	85 (1)	k.A.
	Weitergabe der Bilder	28 (8)	85 (3) 3	127 (4)
	Aufbewahrung	28 (3)	85 (2)	127 (1)–(3)
	Aufbewahrung digitaler Bilddaten	28 (4)	85 (4)	127 (3)
	Röntgenpass	28 (2)	entfällt	entfällt
besonderes Vorkommnis	Meldung an die zuständige Behörde	42	90 (1) 4	108
	Kriterien	42	k.A.	Anlage 14 I 1

Gesetze, Verordnungen, Richtlinien, Leitlinien, Empfehlungen und Referenzwerte

Tab. A.2 Gesetze, Verordnungen, Richtlinien, Leitlinien, Empfehlungen und Referenzwerte

Name	Internetadresse	QR-Code der Internetadresse
Publikation 103 von 2007 der International Commission on Radiological Protection ICRP	http://www.icrp.org/docs/P103_German.pdf	
Richtlinie 2013/59/ Euratom des Rates vom 5. Dezember 2013	https://eur-lex.europa.eu/LexUriServ/LexUriServ.do?uri=OJ:L:2014:013:0001:0073:DE:PDF	
Gesetz zum Schutz vor der schädlichen Wirkung ionisierender Strahlung (Strahlenschutzgesetz, StrlSchG)	https://www.bgbl.de/xaver/bgbl/start.xav?start=%2F%2F*%5B%40attr_id%3D%27bgbl117s1966.pdf%27%5D#__bgbl__%2F%2F*%5B%40attr_id%3D%27bgbl117s1966.pdf%27%5D__1551456635249	

(Fortsetzung)

© Springer-Verlag GmbH Deutschland, ein Teil von Springer Nature 2019
J.-H. Grunert, *Strahlenschutz für Röntgendiagnostik und Computertomografie*,
https://doi.org/10.1007/978-3-662-59275-5

Tab. A.2 (Fortsetzung)

Name	Internetadresse	QR-Code der Internetadresse
Verordnung zur weiteren Modernisierung des Strahlenschutzrechts	https://www.bgbl.de/xaver/bgbl/start.xav?startbk=Bundesanzeiger_BGBl#__bgbl__%2F%2F*%5B%40attr_id%3D%27bgbl118s2034.pdf%27%5D__1551457002395	
Verordnung zum Schutz vor der schädlichen Wirkung ionisierender Strahlung (Strahlenschutzverordnung, StrlSchV, Artikel 1 der Verordnung zur weiteren Modernisierung des Strahlenschutzrechts)	https://www.bgbl.de/xaver/bgbl/start.xav?startbk=Bundesanzeiger_BGBl#__bgbl__%2F%2F*%5B%40attr_id%3D%27bgbl118s2034.pdf%27%5D__1551457002395	
Verordnung zum Schutz vor schädlichen Wirkungen nicht ionisierender Strahlung bei der Anwendung am Menschen (NiSV, Artikel 4 der Verordnung zur weiteren Modernisierung des Strahlenschutzrechts)	https://www.bgbl.de/xaver/bgbl/start.xav?startbk=Bundesanzeiger_BGBl#__bgbl__%2F%2F*%5B%40attr_id%3D%27bgbl118s2034.pdf%27%5D__1551457002395	
Röntgenverordnung (RöV)	https://www.bfe.bund.de/SharedDocs/Downloads/BfE/DE/rsh/1a-atom-recht/1A-14-RoeV.pdf?__blob=publicationFile&v=1	

Tab. A.2 (Fortsetzung)

Name	Internetadresse	QR-Code der Internetadresse
Leitlinie der Bundesärzte-kammer zur Qualitätssi-cherung in der Röntgendi-agnostik	https://www.bundesaerztekammer.de/fileadmin/user_upload/downloads/LeitRoentgen2008Korr2.pdf	
Leitlinie der Bundesärzte-kammer zur Qualitätssi-cherung in der Computer-tomographie	https://www.bundesaerztekammer.de/fileadmin/user_upload/downloads/LeitCT2007Korr-1.pdf	
Richtlinie zur Durchfüh-rung der Qualitätssiche-rung bei Röntgeneinrich-tungen zur Untersuchung oder Behandlung von Menschen (QS-RL)	https://www.bmu.de/fileadmin/Daten_BMU/Download_PDF/Strahlenschutz/qualitaetssicherungs_richtlinie_bf.pdf	
Richtlinie zu Arbeitsan-weisungen und Aufzeich-nungspflichten nach den §§ 18, 27, 28 und 36 der Röntgenverordnung und Bekanntmachung zum Röntgenpass	https://www.bfe.bund.de/SharedDocs/Downloads/BfE/DE/rsh/3-bmub/3_86.pdf;jsessionid=7D99FE9B42AB240B-BD2E2B8E56986D95.1_cid382?__blob=publicationFile&v=1	

(Fortsetzung)

Tab. A.2   (Fortsetzung)

Name	Internetadresse	QR-Code der Internetadresse
Richtlinie Fachkunde und Kenntnisse im Strahlenschutz bei dem Betrieb von Röntgeneinrichtungen in der Medizin oder Zahnmedizin	http://www.verwaltungsvorschriften-im-internet.de/bsvwvbund_22122005_RSII111603011.htm	
Richtlinie für die technische Prüfung von Röntgeneinrichtungen und genehmigungsbedürftigen Störstrahlern- Richtlinie für Sachverständigenprüfungen nach der Röntgenverordnung (SV-RL)	https://www.bmu.de/fileadmin/Daten_BMU/Download_PDF/Strahlenschutz/sv_richtlinie.pdf	
Qualitätssicherung durch ärztliche und zahnärztliche Stellen - Richtlinie zur Röntgenverordnung und zur Strahlenschutzverordnung	https://www.bmu.de/fileadmin/Daten_BMU/Download_PDF/Strahlenschutz/strahlenschutz_medizinische_qualitaetssicherung_bf.pdf	
Richtlinie für die physikalische Strahlenschutzkontrolle zur Ermittlung der Körperdosen	https://www.bmu.de/fileadmin/Daten_BMU/Download_PDF/Strahlenschutz/kontrolle_koerperdosen_aussere_exposition.pdf	

Tab. A.2 (Fortsetzung)

Name	Internetadresse	QR-Code der Internetadresse
Arbeitsmedizinische Vorsorge beruflich strahlenexponierter Personen durch ermächtigte Ärzte - Richtlinie zur Strahlenschutzverordnung (StrlSchV) und zur Röntgenverordnung (RöV)	https://www.bmu.de/fileadmin/bmu-import/files/pdfs/allgemein/application/pdf/ErmAerzte151203end.pdf	
Orientierungshilfe für bildgebende Untersuchungen, Empfehlung der Strahlenschutzkommission	https://www.ssk.de/SharedDocs/Beratungsergebnisse_PDF/2008/Orientierungshilfe.pdf?__blob=publicationFile	
DIN-Normen des Normenausschusses Radiologie	https://www.din.de/de/mitwirken/normenausschuesse/nar	
Bekanntmachung des Bundesamtes für Strahlenschutz über diagnostische Referenzwerte	http://www.bfs.de/SharedDocs/Downloads/BfS/DE/fachinfo/ion/drw-roentgen.pdf;jsessionid=281220E7F47FD2463F6C-BE060815FE74.1_cid374?__blob=publicationFile&v=9	

(Fortsetzung)

Tab. A.2 (Fortsetzung)

Name	Internetadresse	QR-Code der Internetadresse
Medizinproduktegesetz	https://www.gesetze-im-internet.de/mpg/	
Medizinprodukte-Betreiber-Verordnung	https://www.gesetze-im-internet.de/mpbetreibv/	

Stichwortverzeichnis

© Springer-Verlag GmbH Deutschland, ein Teil von Springer Nature 2019
J.-H. Grunert, *Strahlenschutz für Röntgendiagnostik und Computertomografie*,
https://doi.org/10.1007/978-3-662-59275-5